ma médecine naturelle

RIKA ZARAÏ

ma médecine naturelle

CARRERE

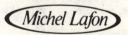

Éditions 13
9 Bis rue de Montenotte
75017 PARIS
Tél. : (1) 622.44.54

© Copyright Editions CARRERE-Michel LAFON.
Février 1985
Tous droits réservés, y compris l'U.R.S.S.

La loi du 11 mars 1957 n'autorisant, aux termes des alinéas 2 et 3 de l'article 41 d'une part, que les « copies ou reproductions strictement réservées à l'usage privé du copiste et non destinées à une utilisation collective » et, d'autre part, que les analyses et courtes citations dans un but d'exemple et d'illustration.

« Toute représentation ou reproduction intégrale ou partielle, faite sans le consentement de l'auteur ou de l'éditeur, ou de leurs ayants droit ou ayants cause est illicite » (alinéa premier de l'article 40). Cette représentation ou reproduction, par quelque procédé que ce soit, constituerait donc une contrefaçon sanctionnée par les articles 425 et suivants du Code Pénal.

I.S.B.N. 2-86804-060-3

« Ne faisons plus de notre corps une boutique d'apothicaire. »

(Molière).

PRÉFACE

Pendant plusieurs mois, je n'ai pas chanté. Abandonnant tournées, concerts et spectacles, j'ai écrit un livre.

Pourquoi?

Pour vous dire que l'on peut guérir, rajeunir, vivre autrement et mieux.

Cela ne dépend que de vous! J'y suis arrivée, vous pouvez le faire aussi!

Sachez qu'en chacun de nous sommeille un être que nous ne connaissons pas, ou pas assez. Nous devons tout entreprendre pour mieux le comprendre car il détient l'intelligence de notre subconscient, il possède toutes les forces que nous avons en nous mais dont nous ignorons jusqu'à l'existence.

C'est dans des conditions exceptionnelles que nous voyons les individus accomplir des exploits dont parle le monde entier. Pourquoi attendre une guerre, une avalanche ou une inondation pour découvrir que nous sommes capables de faire plus que nous ne le croyions, que nous sommes mieux que nous ne l'imaginions?

Utilisons dès à présent une parcelle de cette force afin de nous débarrasser des mauvaises habitudes qui encombrent notre vie, nous apportant maladies et malheurs.

Employons une étincelle de cette énergie pour acquérir d'autres habitudes qui nous permettront de vivre en pleine santé plus longtemps. Le jeu en vaut la chandelle et la récompense dépassera toutes vos espérances. N'hésitez donc plus et apprenez, à partir d'aujourd'hui, les règles d'une nouvelle et heureuse existence. Il suffit de se convaincre que l'on peut vivre autrement pour que cette certitude devienne... la seule manière de vivre!

Rika Zaraï

A LA DÉCOUVERTE DE LA MÉDECINE NATURELLE

Un certain 9 novembre

La Lincoln Continental, lourde et longue voiture américaine, glisse à travers un déluge de pluie et de vent. Paris est encore loin. Nous revenons d'un spectacle donné dans l'Est de la France. Mon amie Jocelyne est assise à mes côtés sur la banquette avant. Jean-Pierre Magnier, mon mari, conduit. Lorsque la tempête déporte la Lincoln, il se crispe davantage sur son volant.
— La grêle, murmure-t-il... Il ne manquait plus que ça !

Les œufs de pigeon s'abattent sur la carrosserie, frappant le pare-brise comme autant de cailloux redoutables.
— Je ne sens pas la voiture, répète Jean-Pierre. J'ai un terrible pressentiment. Il s'enferme dans un silence tendu, le regard vissé sur la route. La Lincoln semble patiner tantôt d'un côté, tantôt de l'autre. Je ne suggère même plus de faire contrôler la pression des pneus : ce serait la cinquième fois.

Nous approchons de Provins. Avant la ville, la chaussée accuse une dénivellation dangereuse, sur la gauche. A travers le brouillard, je distingue une maison et un précipice. Nous roulons au pas, cherchant l'axe de la voie. Soudain, une violente rafale nous déporte vers le ravin. Jean-Pierre est livide. Il braque violemment à droite, accélère à fond. Mais même les 36 CV de la Lincoln ne peuvent rien contre le vent qui souffle à cent quarante kilomètres à l'heure, ce vent terrible qui nous jette dans le précipice sur la maison.

Choc. Choc épouvantable. La voiture se fracasse contre le béton. Jean-Pierre bascule sur le volant, Jocelyne heurte le pare-brise et moi, après la fulgurance des images, j'oublie, je dors, je meurs.

Six jours dans le coma. Au terme de cette nuit sans fin, j'apprendrai l'étendue de la catastrophe. Jean-Pierre : les côtes et la clavicule gauche fracturées; le genou broyé, le nez et la mâchoire supérieure brisés; les lèvres déchirées, le front fendu, à nu. Jocelyne : lésions des mâchoires supérieure et inférieure, double fracture du fémur. Moi-même : deux vertèbres fêlées, plus une lombaire pulvérisée; tendons de la main gauche arrachés; poignet cassé; trois traumatismes crâniens.

Énumération clinique. A vous donner froid dans le dos. Ne croyez pas cependant que j'aime à m'encombrer l'esprit de souvenirs dramatiques. Depuis bien longtemps, j'ai adopté une règle d'or : je fuis autant que possible les accidents, les hôpitaux, les enterrements; je n'approche les catastrophes que si je puis aider ou consoler. Sinon, je m'abstiens. Les badauds? Très peu pour moi. Je vise un but vers lequel nous devrions tous tendre : nourrir notre esprit de représentations apaisantes, propices au bonheur. J'ai entrepris le récit de cet accident moins par goût du morbide que pour montrer de quelle manière le drame débouche parfois sur des enseignements essentiels, vitaux, qui permettent non seulement d'éviter d'autres bouleversements de même nature, mais encore de triompher d'un handicap, de le réduire malgré une guérison prétendument impossible.

Représentez-vous la force du choc, provoqué par une dénivellation cause de sept accidents (huit avec le nôtre); une maison aux murs consolidées par des propriétaires lassés de les voir s'effriter sous les heurts; une voiture aux flancs déchirés, raccourcie de plus d'un mètre malgré des tôles extrêmement robustes renforcées par des longerons en acier indéformable...

... Et imaginez-nous sur nos lits, Jean-Pierre et moi (Jocelyne fut immédiatement dirigée sur un hôpital spécialisé dans les soins de la mâchoire et les problèmes dentaires). Lui, a les côtes et la clavicule bandées, le nez encombré de tuyaux respiratoires. Moi, je suis dans le coma. Pour stopper l'hémorragie, les médecins de l'hôpital de Provins ont recousu les tendons de la main. Puis ils nous ont fait acheminer vers une clinique parisienne, où nous partageons une chambre et une formidable équipe d'orthopédistes. Lorsque je sors enfin du néant, je me retrouve allongée dans une coquille de plâtre qui immobilise mon corps : d'après les radios, le moindre mouvement peut me paralyser à vie. Mon poignet est également pris dans un plâtre. Je souffre moins de celui-ci que de la coquille qui, pareille à un berceau, m'enferme depuis la nuque jusqu'à la moitié des cuisses. Je suis comme une tortue renversée, immobile et sans défense.

J'ouvre les yeux. J'ignore où je me trouve. J'ignore même l'accident. Je m'endors à nouveau.

A ma fille Yaël, qui vient chaque jour, je dis :

— Pourquoi, ma chérie, as-tu attendu si longtemps pour me rendre visite ?
— Mais j'étais là hier !... Et encore avant-hier !

Je ne me souviens pas. Je ne me souviens de rien. Yaël pleure. Les jours se suivent, sombres, les plus terribles de mon existence. Sans mémoire, je survis dans un présent sinistre, rendu plus effroyable encore par la souffrance de Jean-Pierre. Après ses opérations du visage, du nez, on vient de lui reconstituer le genou. Celui-ci ne cesse d'enfler. Jean-Pierre ne parvient pas à dormir. Couchée dans ma coquille, j'attends le retour de ma mémoire, la soudure de mon poignet, la calcification de mes vertèbres – surtout la quatrième – autour de la moelle épinière. Et je ne comprends pas que, pour des raisons inconnues, mon corps se rebelle : il ne secrète pas le calcium dont j'ai tant besoin. Le professeur, les médecins, les infirmières et aides-soignantes m'entourent de prévenances, soulagent les douleurs de Jean-Pierre – mais ils ne peuvent rien contre cette évidence : je ne calcifie pas.

Quelques semaines plus tard, ne réalisant pas encore la gravité de mon état, je commence, avec Bruno Coquatrix, à dresser les plans de mon prochain spectacle à l'Olympia. Ignorant la vérité, je crois dur comme fer à une guérison proche. Je me vois déjà remontant sur scène. Mais voilà... Après les résultats des tomographies (radios permettant de vérifier en profondeur l'état des os), le corps médical admet que je ne puisse jamais remarcher. Doit-on courir le risque – immense – de remplacer la vertèbre écrasée par une prothèse ? Un médecin bien attentionné prend Bruno Coquatrix à part :

— Évitez de parler avec Rika Zaraï de son

prochain spectacle. Si son rêve s'écroule, il se peut qu'elle commette un acte désespéré.

Dès lors, Bruno prend du champ. Un matin, alors que j'échafaude toujours mes plans, il me dit :
« – Aussitôt que tu pourras utiliser tes gambettes, je te trouve une date... Fais-moi confiance. »

Confiance ? Mais comment pourrais-je le croire quand il parle les yeux humides ? Si au moins il était le seul ! Hélas, il y a les autres, aussi ! Jean-Pierre, par exemple. Oh, certes, soutenu par ses béquilles, il commence à remarcher. S'il a perdu douze kilos, si ses jambes sont aussi grosses que ses cannes, du moins parvient-il à se déplacer. Pourquoi, alors que tout s'arrange pour lui, me considère-t-il avec ce regard empli de chagrin ? Et pourquoi cette immense conspiration de gentillesse autour de moi ?

Sortie de mes rêves et récupérant peu à peu ma mémoire, je réalise un soir qu'autour de moi, « ils » pensent que je ne marcherai plus jamais. Plus jamais ! Alors, aussi sûrement qu'une embarcation frappant l'écueil, je sombre dans le désespoir. Pendant la journée, je feins de ne pas comprendre. Les nuits cependant sont cruelles. Sur l'écran de mes angoisses passe et repasse ma vie. Je me détache de mon passé pour inlassablement trébucher sur l'avenir. Comment Yaël et Jean-Pierre vivront-ils avec une mère et une épouse condamnée au fauteuil roulant ? Et les chansons ? et la scène ? Dans ma tête, hurlent les musiques des succès que j'ai chantés – « Exodus », « Hava nagila », « Tournez manèges », « Michaël », « Quand je faisais mon service militaire », « Le temps », « Casatchok »... –, comme si elles étaient interprétées par un grand orchestre de cuivres dont les musiciens seraient sourds.

Une nuit, je tends la main vers le tube de somnifères posé sur la table de chevet. Puis je me reprends. Mais les larmes glissent le long de mon visage, et j'étouffe mes sanglots pour ne pas réveiller Jean-Pierre qui souffre, qui souffrirait davantage encore s'il savait que j'ai tout compris.

Les jours passent. Épuisée par le chagrin, je commence presque à accepter mon corps mutilé. Mais soudain, une nuit, un miracle se produit : une lumière lointaine émerge, que j'attire à moi. Je la capte, la protège de mes mains et, jusqu'au matin, je la regarde. Quand l'aube naît, cette flamme, devenue espoir, a pénétré mon corps. A partir de cet instant, chaque parcelle de moi refuse et refusera ma condamnation. Résolue, je me promets de ne jamais accepter d'être handicapée. Décidée, je me jure de ne pas me rendre sans avoir livré bataille.

Je ne capitulerai pas.
Je n'abandonnerai jamais.
Je ne serai pas infirme.

Rika s'en va-t-en guerre

Le lendemain, j'ai téléphoné à Bruno Coquatrix :

— Indique-moi au plus vite la date de mon prochain spectacle.

Et comme il bredouillait misérablement, j'ai ajouté :

— J'ai besoin de cette date, plus que de n'importe quoi... Parce que je vais m'y accrocher et me battre.

Prudent mais gentil, Bruno m'a fixé un jour lointain. Au ton de sa voix, j'ai bien compris qu'il ne m'imaginait pas remontant sur une scène. Tant pis. A moi de lui prouver son erreur.

Au professeur qui testait les réflexes de mes doigts, j'ai dit :

— Ne vous inquiétez pas, professeur. Plus tard, à mon prochain spectacle...

Il s'est éloigné, les larmes aux yeux. Dès qu'il eut tourné les talons, j'ai empoigné le téléphone et appelé mon ami Raymond Dextreit. Les journaux lui avaient appris mon accident. Je lui ai demandé de venir me voir très vite. Il m'a promis d'être là le lendemain.

Avant de le rencontrer, je savais que Raymond Dextreit était végétarien, auteur d'une soixantaine d'ouvrages portant sur la médecine naturelle, et rédacteur en chef d'une revue au succès grandissant, « Vivre en harmonie », qu'il dirige depuis trente ans. Mais ce chef de file de la pensée harmoniste est aussi un être franc, amical, d'une logique confiante. Je n'avais pas oublié la première question qu'il m'avait posée lors de notre entrevue : « Comment vous alimentez-vous ? », non plus que la réponse qu'il avait apportée de lui-même :

— Nous sommes ce que nous mangeons. Si vous êtes malade, c'est parce que vous mangez mal.

Raymond Dextreit vint donc à mon chevet. D'entrée de jeu, je l'interrogeai :

— Expliquez-moi pour quelles raisons je ne calcifie pas. En dépit des piqûres de calcium et de l'excellent traitement médical que l'on me fait subir, la situation ne s'améliore pas. Pourquoi ?

Il parla longtemps. Lorsqu'il se tut, je connaissais les causes de mes insuffisances et savais comment y remédier.

Victime d'une mauvaise alimentation et d'une assimilation déficiente, mon corps manquait non seulement de calcium, mais encore de soufre, de fer, de phosphore, d'enzymes et de vitamines. L'accident ne faisait que révéler ce mauvais état de santé ; pour me soigner, je demandais à mon organisme un effort particulier qu'il était incapable de fournir. Constatant mon impuissance à calcifier, la médecine traditionnelle m'encourageait à prendre du calcium sous forme de médicaments. Or mon organisme se refusait à intégrer ce calcium artificiel et étranger ; il l'éliminait ou l'envoyait ailleurs, en des endroits de mon corps où il n'était pas nécessaire (ce phénomène explique que l'on découvre tant de calcium dans les urines de ceux qui absorbent des médicaments composés de ce produit). Notre organisme, en effet, ne peut digérer le calcium chimique ; pour l'utiliser, il lui faut aussi la présence de fer, de phosphore, de soufre et de beaucoup d'autres éléments vitaux.

Que me proposait donc la médecine naturelle, pour accélérer la calcification de mes vertèbres ? Tout simplement de ne plus compter sur des médicaments artificiels et d'encourager mon corps à reprendre du service, à fournir seul le calcium manquant.

Comment s'y prendre ? Comment obtenir l'amélioration de mon état général et le réveil de mes organes déficients ?

Pour y parvenir, il me fallait drainer mon corps afin de le débarrasser de toutes les toxines accumulées, puis m'alimenter avec une nourriture biologique contenant tous les éléments bâtisseurs et réparateurs; enfin, je devais recourir à divers remèdes qui accéléreraient cette calcification.

En écoutant Raymond Dextreit, je commençais à comprendre les règles essentielles de la médecine naturelle et les bienfaits qui devaient en résulter.

La médecine naturelle :
— bannit la pollution de notre milieu intérieur;
— draine notre organisme;
— assainit l'espace vital de nos cellules;
— stimule les organes affaiblis.

Grâce à elle :
— notre corps repousse les attaques de toutes les maladies;
— nos organes réparent les dégâts des fractures, des plaies, des accidents;
— notre organisme assure seul sa guérison, sans dépendre des médicaments.

Voici donc le traitement que la médecine naturelle vous recommande si vous souffrez de problèmes de décalcification.

Pour une bonne calcification

— Chaque matin, à jeun, boire une « macération œuf-citron [1] », qui accélère la calcification de manière exceptionnelle.
— Compléter par l'absorption, au petit déjeuner, d'une cuillerée à café « d'huile de pépins de courge [1] ».

---

1. Reportez-vous au chapitre *« La Tisanothérapie »*.

— Avant les deux repas principaux, boire un « cocktail-santé [1] » riche en divers minéraux et composé de navets, de carottes et de choux.

— Avant les deux repas principaux, boire « la tisane souveraine du foie » qui agit aussi bien sur le foie que sur la vésicule biliaire [2].

— Pendant la journée, absorber des jus de citrons ou des citronnades chaudes qui calcifient tout en assouplissant les artères [2].

— Chaque soir, appliquer un « cataplasme d'argile » sur l'endroit à calcifier afin d'activer en profondeur le réveil de l'organisme [3].

— Saupoudrez chaque jour les potages, les crudités et les yaourts de cinq cuillerées à café de blé germé, qui améliore l'état général et comble les carences en « matériaux » de construction [4].

— Manger beaucoup de fruits, de légumes crus, de céréales complètes, de fromages, de miel, d'œufs, de fruits secs et d'aromates.

La symphonie de l'espoir

Grâce aux conseils de Raymond Dextreit, je pus calcifier, refermer les blessures de ma colonne vertébrale et, surtout, marcher à nouveau. Mais, à l'époque, convaincre mon entourage de l'efficacité d'un tel traitement ne fut pas chose facile. Tandis que j'expliquais à ma famille les bienfaits de la médecine naturelle, je voyais les visages se fermer, les yeux s'écarquiller. Ces comportements marquaient l'in-

---

1. Reportez-vous au chapitre « *Alleluia pour les végétaux* », Cocktails santé.
2. Reportez-vous au chapitre « *La Tisanothérapie* ».
3. Reportez-vous au chapitre « *L'Argilothérapie* ».
4. Reportez-vous au chapitre « *17 000 ans nous contemplent* ».

crédulité jointe au désir de ne pas briser mon espoir. Ces personnes qui m'aimaient craignaient de me voir cultiver des chimères, monter sur une échelle dont je fusse retombée plus tard. J'acceptais la tendresse des miens mais refusais leurs doutes. Ne m'étais-je pas fait la promesse d'être forte? Ainsi, comme une litanie, comme une prière, je me répétais qu'aucun témoignage de désespoir, aucune pensée de doute, de découragement ne me traverseraient aussi longtemps que je n'aurais pas tout essayé. Je guérirais, voilà tout!

Au cours de la journée, ma famille et mes amis m'aidèrent à conserver l'espoir. Mais je ne savais tenir ma promesse la nuit. L'ombre s'appelait chagrin. Peuplées de doute, les heures nocturnes sabotaient mes résolutions les plus fermes. Pour les combattre, la grande musique me défendrait contre les sottes pensées : je décidai de composer une symphonie pour piano et orchestre.

Comment lire et écrire lorsqu'on est allongé, dans l'impossibilité de remuer la tête et le dos? Je dus mon salut à une paire de lunettes achetée à New York. Leur prisme spécial me permit de placer un cahier de musique sur mon ventre, et d'inscrire mes notes en ne bougeant que le bras et la main. La nuit, lorsque le cafard m'attaquait sournoisement, je prenais mon cahier et j'écrivais. J'écrivais des heures durant, semblable à une damnée, à une noyée s'agrippant à une bouée de sauvetage miraculeuse. Cet enfer m'apporta l'allegro et l'andante d'une symphonie dont j'achèverai certainement un jour le dernier mouvement.

Avec le matin, l'espoir revenait. Dans la journée, je suivais sérieusement mon traitement, buvant les macérations d'œuf-citron, l'huile de pépins de courge, les cocktails-santé, les citronnades et les tisanes diverses, n'absorbant que de la nourriture légère et biologique, principalement des fruits et des légumes crus, des céréales, du miel, du fromage et du blé germé. Yvonne, la mère de Jean-Pierre, préparait, râpait, pressait...

Vint le jour des cataplasmes d'argile qu'il fallait placer sous ma colonne vertébrale. Ma fille et mes beaux-parents s'y montraient réticents : ils craignaient une paralysie à vie. Quant au personnel de la clinique, il n'était pas question de le mettre dans la confidence. A force de persuasion, j'obtins qu'une opération à la « James Bond » fût montée. Un soir, après le dernier passage de l'infirmière, Yvonne sortit de son sac le premier cataplasme d'argile tandis que Marceau, son mari, exhibait une planche de bois courte et robuste. A l'aide de cette planche, il souleva doucement mon dos, veillant à ne déplacer aucune vertèbre, à ne pas vriller ou plier l'ossature. Il déposa le cataplasme d'argile au fond de ma coquille. Puis, recourant à sa planche, il replaça mon dos sur l'emplâtre sans qu'aucune vertèbre eût bougé. Nous prîmes l'habitude de renouveler l'opération chaque soir; le matin, nous procédions à l'inverse, ôtant le cataplasme que personne ne devait voir. Dans le même temps, le genou de mon mari recevait lui aussi sa calotte d'argile.

Nous attendîmes.

Après deux semaines d'applications quotidiennes, la jambe de Jean-Pierre commença à dégonfler et la douleur disparut. Le cœur battant, nous surveillâmes mes propres progrès. Qu'allait-il se passer? Nos efforts seraient-ils récompensés ou, au contraire, déboucheraient-ils sur une nouvelle impasse?

Une semaine, deux semaines, trois semaines... **Au bout d'un mois et demi,** je perçus des signes d'agitation dans le service. Enfin, on m'apprit que oui, miraculeusement, je commençais à calcifier. Les tomographies indiquaient un changement réel. L'espoir renaissait.

A ceux qui me soignaient sans relâche, s'attardant sur l'état de mon cœur, de ma tension, de ma respiration, je n'eus pas l'audace d'avouer que les progrès constatés provenaient moins des piqûres et des perfusions que de l'argile, de l'huile de pépins de courge... et du reste.

Alors, la médecine naturelle ne m'était pas aussi familière qu'aujourd'hui ; j'en ouvrais la porte sur la pointe des pieds sans oser m'en faire le héraut. Mais six semaines suffirent à nous persuader de son efficacité : ça fonctionnait ! Le verdict était clair, lumineux :

— Madame, vous pouvez rentrez chez vous.

Toutefois, il me fallait attendre sans bouger de ma coquille la fin de la calcification, et accepter un contrôle permanent. La récompense viendrait plus tard : munie d'un corset spécial, je pourrai me déplacer. Partiellement ou totalement ? Personne ne savait encore répondre à cette question... Dans l'ambulance qui me ramenait chez moi, aux côtés de Jean-Pierre qui pouvait désormais se passer d'une de ses béquilles, je jubilais. Un corset, quelle importance puisque j'allais marcher ! Dieu m'avait offert un corps capable de triompher des pires blessures ! Lorsque, étendue sur un brancard, j'aperçus l'herbe de mon jardin, je songeai qu'elle valait tous les derniers mouvements d'une symphonie inachevée.

Les petits pas

Je me suis retrouvée chez moi, dans ma chambre, allongée sur un lit d'hôpital loué pour l'occasion, avec toute ma famille autour de moi. Dans ma coquille de plâtre, j'ai regardé passer les semaines avec une impatience grandissante, exaspérée par la lenteur de la guérison, taraudée par une éternelle question :

– Comment marcherai-je et quand ?

Lorsque mon poignet perdit son plâtre et que je découvris une main raide, soudée à sa jointure, incapable de plier ou de bouger, je fus prise d'un nouveau vertige. Pratiquement paralysée de la main gauche, je ne savais qu'ébaucher un geste auquel les doigts ne répondaient pas.

Je recourus à l'argile, appliquant deux fois par jour un cataplasme sur mon membre mort. Le kinésithérapeute vint quotidiennement pour essayer de lui rendre la vie. Des semaines durant, il le massa. En vain. Un matin cependant, il força. La douleur fut si vive que j'en pleurai : je craignis qu'à nouveau, mon poignet ne se fût brisé. Mais non ! Sous les doigts du spécialiste, il commençait simplement à remuer ! Et peu à peu, à force de rééducation, d'argile et d'obstination, le petit mouvement à peine perceptible enfla, enfla... tant et si bien qu'au bout d'un an j'utilisais (prudemment) ma main gauche et qu'aujourd'hui, elle court sur l'ébène du piano avec presque autant de souplesse que naguère.

Vint l'heure du corset. Fabriqué dans des lamelles d'acier réunies entre elles par de larges bandes de cuir, il devait m'aider à tenir debout. Après, peut-être, si cette fonction n'avait pas été atteinte, je parviendrais à marcher. Sur ce point, personne ne pouvait encore se prononcer. Mais avant, il fallait que je me tienne à la verticale, le temps de prendre les mesures du corset.

On m'avait prévenue : « Après être restée si longtemps allongée, vous vous évanouirez certainement... Ne vous affolez pas, c'est normal! »

M'évanouir? il n'en était pas question. Je voulais tout au contraire vivre chaque seconde de cet événement tant attendu. Et je tins bon. Soulevée de part et d'autre, mes pieds ne touchant pas le sol, blanche mais heureuse, je restai suspendue les deux ou trois minutes nécessaires à l'opération. Puis, étendue à nouveau dans ma détestable carapace de plâtre, je touchai mon corps. Car j'avais réalisé que je n'avais plus ni poitrine, ni hanches, ni fesses. Je n'avais pas maigri : j'étais devenue plate, carrée, aussi informe que ma coquille. J'effleurai mes seins : ils étaient semblables à ceux d'un homme; les glandes mammaires avaient disparu sous les pectoraux. Comment ferais-je, plus tard, pour retrouver mon apparence normale?

Deux semaines ont passé, et le grand jour est arrivé. Le corset est là. Je l'observe avec des sentiments mitigés. Il sera tout à la fois ma prison et ma liberté. Courage. On m'y enferme, on me sangle fortement, puis on me redresse. Je ne peux m'asseoir, semblable à un tronc d'arbre. Soutenue par Jean-Pierre et le médecin, je pose un pied, puis un autre... Ça tangue. Ça chavire. Merveille et affolement : je suis comme un enfant qui apprend à marcher sans vouloir s'arrêter. Je traverse ma chambre une fois. Deux fois. Trois fois. A la quatrième, le médecin m'oblige à me coucher. Et je pleure, et j'enrage, mais je suis si heureuse! Dieu, merci, quel bonheur!

Balapapa

— Tu marches! s'est écrié Bruno Coquatrix.
— Je marche!
— Mais crois-tu vraiment que tu pourras te produire sur scène?
— Tu verras... A la date choisie, je danserai sur les planches de l'Olympia!

Il doutait. Pas moi. Même si je restais couchée la plus grande partie de la journée, ne m'accordant que quelques minutes de marche, j'étais certaine de réussir mon prochain spectacle. Cependant, incapable d'agir encore, je dis à Jean-Pierre : « A toi de tout préparer. »

Jean-Pierre n'est pas seulement mon mari : c'est également lui qui organise mes tournées, qui produit mes disques. A moi la musique, à lui l'infrastructure. Il se charge des neuf musiciens, des secrétaires, des trois tonnes de matériel, des transports, des véhicules. En outre, il choisit parmi toutes mes chansons celles que nous sélectionnerons ensemble pour les enregistrements. D'habitude, sa tâche est lourde. Pour cette occasion, il s'occupe de tout. Je ne puis l'aider. Un beau jour, il entre dans ma chambre et dit :

— On a écrit l'orchestration d'une nouvelle chanson : « **Balapapa** ». La musique est enregistrée. Il ne manque plus que ta voix.

J'hésite, mais il parvient à me convaincre. C'est ainsi que je me retrouve, avec ma coquille, dans une ambulance qui roule en direction du studio d'enregistrement.

Depuis dix ans, j'ai l'habitude de chanter devant un microphone. Jamais cependant il ne m'était arrivé d'en voir un par en dessous, d'être couchée sous lui. Je commence par maudire le sort qui m'a placée là, songeant que jamais je ne pourrai chanter dans cette position. J'observe les brancardiers qui attendent dans un coin de la pièce. A certains signes, je perçois l'inquiétude de mon entourage. Alors je me reprends : pourquoi devrais-je me plaindre quand le pire est derrière moi? Il me faut saisir cette occasion pour me surpasser. Aucune note triste ne s'échappera de ma gorge. Je ferai naître une musique qui triomphera de ma tristesse et de celle de tant d'autres.

Oubliant ma paralysie, je me mis à chanter de toute ma force, donnant la vie à une chanson heureuse : **Balapapa.**

Les problèmes d'enregistrement à peine réglés, se posèrent ceux de la tenue de scène et de la coiffure. Refusant de m'encombrer l'esprit avec ces sujets futiles (à l'époque, ils n'avaient aucune importance à mes yeux), je choisis un pantalon noir accompagné d'un poncho de même couleur, scintillant et suffisamment large pour cacher mon énorme corset. Mais que faire de mes cheveux châtains sur leurs vingt premiers centimètres, et roux, décolorés, à leurs extrémités? Je haussai les épaules : une queue de cheval résoudrait la question; un joli ruban séparerait ma teinte naturelle de ce plumeau orangé. Je serai donc Punk... avant l'heure!

A force de croire et de prier, arriva enfin le soir de la première. Gagnant la rue Caumartin en ambulance, je pénétrai dans ma loge, allongée sur une civière. L'équipe au grand complet m'attendait : le coiffeur et la maquilleuse allaient s'occuper du haut tandis que le kinésithérapeute masserait mes jambes. Puis on me sangla vigoureusement, dans mon corset-armure. Debout, je ressemblais à ces poupées russes et rondes, sans équilibre, prête à tomber au moindre coup de vent.

Vêtue de mon pantalon et de mon pancho de parade, je fus portée derrière le rideau fermé, au milieu de la scène. Ivre sans avoir bu une seule goutte d'alcool, je cherchais mon équilibre derrière cette tenture qui frémissait, irréelle, en vagues imperceptibles. J'entendais la musique de l'introduction du spectacle, jouée par mes musiciens, en place derrière moi : cette musique me semblait lointaine, venant d'une autre planète. Soudain, le silence tomba. Mon cœur se noua. Lentement, le rideau s'ouvrit. J'étais là, sur ces planches que je croyais à jamais perdues. Le public, frénétique, applaudissait pour m'encourager. Ma gorge et ma langue étaient de pierre, mon estomac fondu dans le plomb. J'ignore combien de secondes ou de minutes ont passé avant que les vibrations positives, les ondes magiques que me lançait le public eussent raison de ma frayeur. J'ai chanté en pleurant, j'ai pleuré en chantant, abandonnant craintes et détresse, semblable à un enfant perdu dans la nuit qui découvre enfin une lumière, une maison.

Le miracle de la médecine naturelle

Trente et un jours d'immobilité déchaînée. Trente et un jours face à des salles combles qui m'ont entendue chanter ma victoire sur le mauvais sort et les moments sans espoir. Et auparavant, quatorze longs mois pour me sortir de ce cauchemar.

Trois années se sont écoulées avant que je puisse me séparer de mon corset. Pourquoi l'ai-je gardé ? Après avoir écrit ces lignes, je suis montée au grenier, je l'ai pris et je l'ai jeté. Voilà. De ce drame, il ne reste plus rien : je marche, mon poignet et ma main gauche répondent, mes traumatismes crâniens sont ressoudés. Jean-Pierre a oublié depuis longtemps les douleurs de son genou et son visage meurtri. A quoi devons-nous ce miracle ? A la médecine naturelle, dont je suis devenue une adepte inconditionnelle. Grâce à elle, je me suis guérie de grands et de petits maux, j'ai rajeuni et je me sens aujourd'hui mieux dans ma peau qu'auparavant – comme nombre de mes amis à qui j'ai communiqué mes recettes.

De mon histoire, vous devez tirer un enseignement ; ne vous laissez pas abattre par aucun examen médical négatif ; aucune formule sanguine défaillante, aucune radio inquiétante ne doivent avoir raison de vous. Seule compte votre volonté. Devant la force vitale qui est en vous, tous ces indices menaçants capituleront, s'évanouiront, et votre état ira en s'améliorant. Si vous êtes assidu, persévérant, vous guérirez complètement.

Oui c'est possible. Tout dépend de vous et seulement de vous.

Si vous êtes trop fatigué, trop malade pour agir ou réagir, demandez son soutien à votre entourage. Vos parents, vos amis, ceux que vous aimez vous aideront à retrouver les forces que la nature vous avait données à votre naissance, mais que vous avez perdues depuis. Armez-vous aussi de pensées positives et imprégnez-vous de l'idée que vous allez guérir.

Alimentez-vous avec une nourriture saine :
— des fruits et des légumes crus,
— des céréales complètes,
— des fromages, des œufs et du miel.

Et faites appel aux plantes, aux tisanes, à l'argile, aux cataplasmes et à tous les autres remèdes mentionnés dans ce livre.

Aidez-vous. Et la médecine naturelle vous aidera !

BIEN
DANS SON CORPS

LA MÉDECINE NATURELLE : UNE PHARMACIE DANS LA CUISINE

Naguère, chaque matin me paniquait. Croyant que seule la malchance était responsable de nos maladies, je me demandais quelle infection allait me terrasser au cours de la journée. Même un « check-up » positif n'avait pas le pouvoir de me rassurer, et je courais d'un médecin à l'autre, d'un premier laboratoire à un deuxième. Désormais, c'est fini. L'angoisse m'a quittée.

J'ai enfin découvert le vrai, le formidable indice de la santé ainsi qu'une pharmacie unique et inégalable. L'un et l'autre m'ont sauvée!

L'indice : lorsque je siffle spontanément ou que je vocalise sous ma douche, c'est que je me porte comme un charme; mes cellules ne sont pas agressées par les toxines, les déchets n'encombrent pas mon foie et le sang circule librement.

La pharmacie : ma cuisine, tout simplement, elle recèle de remèdes miraculeux qui s'appellent plantes, légumes et fruits naturels. Inutile de partir dans des pays lointains pour soigner des maux qui peuvent être traités chez soi, avec des produits purs et non chimiques qui se trouvent à portée de notre main.

Bien sûr, je ne nie pas la rapidité d'intervention de certains médicaments chimiques. Ils nous apportent parfois une aide urgente que l'on ne saurait

MA MÉDECINE NATURELLE

refuser sous prétexte qu'elle est chimique. Lorsque la maison brûle, il faut appeler les pompiers et tant pis pour les dégâts causés aux meubles! Il est préférable de subir une intoxication médicamenteuse que de perdre la vie. Mais vous ne devez pas oublier que cette intoxication existe bel et bien et qu'aussitôt le danger écarté, il faut mettre à profit le répit obtenu pour consolider la maison sainement tout en reconstituant les meubles... Il s'agit alors de suivre un traitement naturel, et non toxique qui fera disparaître les symptômes de la maladie tout comme sa cause. En somme, un traitement guérisseur et salvateur, rendu possible grâce aux éléments offerts par la nature.

Ne croyez pas que, sous prétexte qu'ils sont fabriqués à grands frais par de grands laboratoires, les produits chimiques sont seuls efficaces et prêts à vous guérir. En vérité, lorsqu'un médicament soulage, c'est parce qu'il plagie un procédé naturel. C'est pourquoi, plutôt que de vous satisfaire de substances de remplacement, vous devez recourir aux denrées originales. Vous méritez les meilleures : plantes, fruits et légumes.

Des mots, me direz-vous? Les pages qui suivent vous démontreront le contraire. Et s'il vous faut un avant-goût de ce qui vous attend, une preuve par neuf, je vous indiquerai, dans le désordre, que le jus de navet ajouté à ceux de la betterave et du chou vous minéralisent et vous fortifient; que carottes, melons, cerises ou abricots vous rajeunissent (sans artifice et prolongent votre vie); qu'un cataplasme d'oignons crus appliqué sous la plante des pieds abaisse immédiatement la tension; qu'une macération d'œuf citron fait fuir la dépression... et qu'une pomme chaque matin, éloigne le médecin.

UNE PHARMACIE DANS LA CUISINE

Je vous propose un certain nombre de cures, toutes plus efficaces les unes que les autres, naturelles et non toxiques. Elles ne ressemblent en rien à ces traitements en forme de mirage, dépourvus du moindre contrôle, coûteux, aux résultats aléatoires et dangereux. Je vous le répète : les vrais prodiges se trouvent devant vous; ils ne demandent qu'à vous aider; leurs forces sont de véritables cadeaux qu'ils ont hâte de vous offrir. Les végétaux « phares » s'appellent carottes, choux, betteraves, navets, raisin, pommes, oranges, citrons – sans oublier le blé germé qui fait des merveilles. Ne snobez donc pas ces champions de la santé ainsi que leurs plus fidèles supporters – l'ensemble des plantes et des végétaux – sous prétexte qu'ils ne sont ni chers ni rares. Car derrière l'humble façade des aliments naturels, se dissimulent des sources d'énergie infinies que vous auriez tort de refuser.

Le hit-parade des aliments

Observons nos menus quotidiens : pain blanc, viande, graisse industrielle, sucre et sel blancs raffinés, conserves, produits surgelés, alcool, cigarettes... Tout cela contient-il des matières vivantes ? Comment voulez-vous entretenir la vie qui siège en vous en n'ingurgitant que des substances mortes ? Par quel miracle espérez-vous conserver la santé si vous ne consommez que des éléments pollueurs porteurs de troubles ? Bien des gens s'étonnent d'être malades. Moi, c'est plutôt le contraire qui me surprend. Je voue une admiration sans borne à notre organisme, capable de si bien se défendre contre les

MA MÉDECINE NATURELLE

agressions permanentes auxquelles il ne cesse de faire face.

Sans doute serez-vous d'accord avec ce postulat : seule la vie entretient la vie. Eh bien, contrairement à une opinion largement répandue, la vie ne réside pas dans le monde animal mais dans celui des végétaux. Les bêtes n'ont que leur chair morte à nous offrir. Certes, elle contient des protides, mais des protides usés, sans compter les poisons engendrés lors de sa digestion. Les plantes, elles, sont dépourvues de matières toxiques et leur présence nous garantie la vie et la santé. Leur germe constitue un sac bourré des provisions les plus concentrées, les plus pures. Ce germe représente en lui-même la vie future : c'est en lui que la plante puise l'énergie pour pousser et grandir. Tous les germes, ceux des céréales, des pois, des haricots, des lentilles, des noix, des noisettes et des amandes sont le nectar de la nourriture de l'homme. Dans les germes et dans les végétaux, se cachent tous les matériaux de construction nécessaires à l'entretien de la vie des humains.

Sans le savoir, nous assistons chaque jour à la mort de plusieurs millions de nos cellules. Celles-ci succombent sous le poids de l'usure de notre organisme, des accidents et des maladies. Pour les remplacer, notre corps fabrique immédiatement de nouvelles cellules, puisant dans les matériaux de construction que nous-mêmes lui fournissons. Si ces matériaux sont de bonne qualité, le corps les utilisera « sainement ». En revanche, si la marchandise est mauvaise, la sanction est immédiate : mal construit et mal entretenu, le corps devient la proie des maladies. Le phénomène est rigoureusement semblable à celui de toute construction. Imaginez que

UNE PHARMACIE DANS LA CUISINE

vous ayez confié l'édification de votre maison à une excellente équipe de maçons. Sur le terrain, ils attendent les camions de livraison qui leur apporteront les matériaux nécessaires à leur travail. Si ces produits sont inadéquats ou de mauvaise qualité, ne vous attendez pas à voir surgir de terre la maison de vos rêves. L'habitant, vous y passerez des instants désagréables : vous y aurez chaud l'été et froid l'hiver, vous y subirez l'assaut des décibels et assisterez à la fissuration des murs ainsi qu'à celle de vos espoirs.

Remplacez l'image de la maison par celle de votre corps, et vous comprendrez combien, faute d'y prendre garde, vous creusez vous-même votre tombe avec vos dents. A vous de décider d'ériger une citadelle indestructible au lieu et place de votre bâtisse lézardée.

Par où commencer? Par vos cellules, bien sûr. Offrez-leur des aliments, énergétiques, choisis selon des critères biologiques. Sachez que toute nourriture pauvre en matériaux de construction et riche en déchets souille votre organisme. Par conséquent : banissez-les. Choisissez, au contraire, des aliments bâtisseurs qui, ne polluant pas, ne fatiguent pas les organes digestifs non plus que ceux responsables de notre « propreté intérieure » (foie, reins, cœur, poumons).

Voici le hit-parade alimentaire que je vous propose. Les pages qui suivent illustrent ce choix; les lisant, vous constaterez combien mon classement n'a rien d'arbitraire. Semblable à un sondage véritablement scientifique, il repose sur des données irréfutables.

MA MÉDECINE NATURELLE

Les maillots jaunes

- Légumes.
- Salades.
- Fruits frais.
- Fruits secs.
- Miel.
- Céréales complètes.
- Huiles et graisses végétales.
- Fromages.
- Yaourts.
- Œufs et beurre frais.
- Levures biologiques.

Les lanternes rouges

- Viandes et charcuteries.
- Sucre blanc.
- Pâtes, pâtisseries et pain blanc.
- Graisses industrielles.
- Alcools.
- Conserves.
- Café, thé, Cacao, chocolat.
- Sel blanc.

UNE PHARMACIE DANS LA CUISINE

Pourquoi des « maillots jaunes », pourquoi des « lanternes rouges » ? Plaçons d'abord les « lanternes rouges » sur la sellette. Tout aliment auquel on fait subir des transformations, auquel on ajoute des colorants, additifs et autres substances de conservation chimique (conserves, produits congelés, charcuteries, soupes en sachets, sucre blanc et graisses industrielles) se digère difficilement et exige un surcroît de travail de nos organes digestifs. Le foie se fatigue moins à assimiler une carotte crue qu'une carotte sortie d'une boîte de conserve; en outre, autant la première est riche en substances vivantes, autant la seconde en est dépourvue.

Les « maillots jaunes » quant à eux, bénéficient de substances (parfois infinitésimales) dont la présence est indispensable à la croissance, à la digestion et au bon fonctionnement de l'organisme. Sans elles, nous ne pourrions pas vivre. Ces substances sont : les ferments, les vitamines (tout deux sont détruits par la cuisson et la congélation), les oligo-éléments, les sels minéraux, et la chlorophyle. Parmi les « maillots jaunes », les végétaux sont les aliments les plus « bâtisseurs », car eux seuls possèdent toutes ces substances, y compris la chlorophyle. C'est grâce à cette dernière que les plantes captent l'énergie solaire. Lorsque nous les mangeons, elles nous transmettent cette énergie cosmique qui stimule les nerfs, tonifie le cœur, combat la constipation et abaisse le taux de cholestérol.

En résumé, les végétaux nous apportent vitamines, sels minéraux, oligo-éléments, chlorophyle et ferments, sans nous encrasser avec des déchets et des toxines. D'où une pollution moindre pour nos viscères, qui travaillent sans fatigue. Au surplus, ils nous apportent aussi les fibres. Les fibres consti-

MA MÉDECINE NATURELLE

tuent les parois des cellules végétales qui sont indispensables au bon fonctionnement du tube digestif. Ces fibres agissent dans l'intestin comme une équipe de nettoyage, chacune d'elles balayant les parois de nos viscères. Elles se révèlent donc parmi les « championnes » de notre nutrition, surtout si l'on tient compte de cette relation valeur nutritive-pollution interne, aussi importante pour notre santé que cette autre correspondance, qualité-prix, l'est à la vie courante. Par conséquent, entre les viandes, les produits sucrés et gras, les farines blanches et les conserves d'une part, les fruits et les légumes crus, le miel, les céréales complètes, les fromages et les œufs d'autre part, le choix est clair. Les premiers, rappelons-le, abondent en déchets et toxines mais sont pauvres en vitamines, oligo-éléments, enzymes, sels minéraux, chlorophyles et fibres qui font justement la richesse des seconds. Pour préserver nos reins, notre foie et nos intestins d'une fatigue excessive, voire d'une mort prématurée, il convient donc de leur offrir des aliments « crus » le plus souvent possible. De même, il faut à tout prix éviter les denrées azotées, celles qui acidifient le sang (la viande par exemple). Un organisme acidifié se révèle propice au développement des maladies les plus graves, le cancer notamment.

Par conséquent : agissez avec prudence. Et n'oubliez pas que même les meilleurs aliments deviennent néfastes si on en abuse : dès lors qu'ils dépassent les besoins de l'organisme, ils se transforment en poisons. Mangez donc « intelligemment », et choisissez soigneusement vos plats; forts, de ces premiers conseils vous savez désormais quels aliments peuvent vous accompagner et quels aliments vous devez impérativement fuir.

ALLELUIA
POUR LES VÉGÉTAUX

Ni Mozart ni Beethoven n'ont écrit de symphonies célébrant la gloire des fruits et des légumes, et c'est bien dommage. Les plus grands artistes ont toujours chanté l'amour. Je vais entonner quant à moi un hymne à la vie et aux végétaux, tant ses derniers comportent de richesses, nous apportant paix et harmonie. Nuls compagnons ne sont plus généreux que ceux-là. Jamais ils ne provoquent le moindre scandale, jamais ils ne font la une des faits-divers; a-t-on déjà vu des manchettes de ce genre : « Un vol de vitamines et de sels minéraux a été commis par des fruits entrés par effraction »; « Un organisme est tombé malade, victime de légumes frais porteurs de toxines »? Non. Et pour cause.

« **Allegro** ». Avons-nous besoin de sucre, de protides, de vitamines – et lesquelles : A, B, C, D, E, K, U ? –, d'oligo-éléments, de sels minéraux ? A chaque fois, fruits et légumes répondent : « présents! » Et ils regorgent des enzymes, des ferments et des huiles essentielles. Alors pourquoi s'en passer ?

« **Andante** ». Si, par chance, vous bénéficiez d'un jardin potager, cueillez ou ramassez ses richesses non traitées et, dès le matin, recevez à travers elles le soleil que l'univers vous envoie. Faute de pouvoir les

MA MÉDECINE NATURELLE

cueillir tout frais, découvrez des agriculteurs qui vendent des fruits et des légumes non traités, ou des magasins qui vous garantissent leur qualité. N'oubliez jamais de bien les laver, sans cependant les laisser séjourner dans l'eau, où leurs sels minéraux se dissoudraient et votre évier serait le seul à en profiter.

« **Menuet** ». Accordez aux fruits la place qu'ils méritent dans votre existence. Offrez-leur de temps en temps un « tête-à-tête » exclusif. Et, dans tous les cas, commencez toujours vos repas par un fruit : ses substances précieuses se digèrent mieux en début d'un déjeuner ou d'un dîner qu'à la fin. Au restaurant, si le maître d'hôtel vous considère avec des yeux ronds parce que vous commandez d'abord un fruit, dites-lui que vous tenez la recette de... Michaël Jackson! Lorsque d'aucuns me font remarquer que je débute par le dessert, je réponds invariablement : « Eh oui! Je mange en hébreu! » (l'hébreu s'écrit de droite à gauche). Autre avantage de cette « inversion » : elle laisse moins de place aux aliments d'importance secondaire.

Deux ou trois fois par semaine, apportez à votre bureau quelques fruits frais et secs, qui remplaceront avantageusement les déjeuners pris sur le pouce, à la cantine ou au bistrot du coin. N'hésitez pas à « poser des lapins » aux lourds repas d'affaires. Faites tout pour vous excuser : prétexter une réunion au sommet et éclipsez-vous, votre sachet de fruits frais et secs à la main. Dans un endroit calme, assis tranquillement, assurez votre appareil digestif de vos bonnes intentions. Offrez-lui des fruits bien mastiqués, bien « salivés ». Il vous témoignera de sa

ALLELUIA POUR LES VÉGÉTAUX

gratitude en vous évitant aigreurs et lourdeurs durant toute la journée.

« **Presto** ». Faites des cures de fruits et de légumes (voir fin du chapitre).

Le sang adore la carotte crue et le teint n'est jamais aussi clair qu'après une absorption régulière de cerises. Disposez autant de fruits que vous le voudrez sur vos tartes, confectionnez des compotes – elles se digèrent très facilement –, cuisez vos légumes à l'étouffée. Cependant, n'oubliez pas que les végétaux crus sont les meilleurs : mangez-en le plus souvent possible; la nature vous les envoie porteurs de tant de richesses que vous seriez bien mal élevé de les refuser. Songez que les « docteurs végétaux » sont les médecins de la terre...

Les « docteurs végétaux »

Par leur seule présence, les végétaux font fuir un grand nombre de maladies. Ainsi :

– *L'acide urique* prend ses jambes à son cou à l'approche de l'oignon et du raisin.

– *L'albumine* fuit devant le haricot vert.

– *L'anémie* rougit à la vue des carottes, des raisins, des épinards, des betteraves, du cresson, des choux, des abricots, des pommes et des prunes.

– *Les troubles de la circulation et l'artériosclérose* craignent le citron, le persil, l'ail, la tomate et les poireaux.

MA MÉDECINE NATURELLE

— *L'arthrite et les rhumatismes* « craquent » à l'approche des citrons, fraises, framboises, raisins, cassis, pommes, poires, tomates, poireaux, haricots verts, oignons et céleris en branches.

— *L'asthme* s'évanouit au contact de la grenade.

— *Les calculs biliaires et urinaires* se désagrègent sous les coups des pissenlits, des tomates, des navets, des poireaux, des raisins, des pommes et des poires.

— *La cellulite* fond devant le citron.

— *La chute des cheveux* s'arrête net devant le cresson.

— *Le cholestérol* fuit à l'approche des artichauts et des pissenlits.

— *Un cœur fatigué* se fortifie en fréquentant souvent le céleri-rave, le raisin, la grenade et l'oignon.

— *Les spasmes* s'espacent, *l'excitation nerveuse* s'apaise et *l'insomnie* s'endort avec la laitue, la mandarine et la poire.

— *La constipation* se décrispe avec ses amis huile d'olive, poireaux, pruneaux, cerises, mûres, raisins et prunes.

— *La décalcification et la déminéralisation* claquent des dents quand carottes, poireaux, navets,

ALLELUIA POUR LES VÉGÉTAUX

choux, betteraves, amandes, épinards, raisins, pommes, fraises et cerises ouvrent la porte.

— *Le diabète* détale à la vue des oignons, artichauts, betteraves, olives, huile d'olive, noisettes, noix et amandes.

— *Les diarrhées* prennent la poudre d'escampette quand approchent carottes, citrons, cassis, myrtilles, grenades et abricots.

— *Les verrues et les durillons* s'attendrissent avec l'ail.

— *Les œdèmes se résorbent et la rétention d'eau s'évapore* quand oignons, poires, melons, pommes, cerises, pêches, fenouil, cresson et aubergines ouvrent le couvercle.

— *Les ulcères gastriques et les acidités d'estomac* se calment devant les carottes, les choux, les citrons, le raisin, les pommes, les tomates et l'ananas.

— *L'état précancéreux et cancéreux* appelle au secours ail et betterave rouge.

— *L'insuffisance hépatique se comble, l'engorgement du foie et de la vésicule se font ouvrir le passage* par les pissenlits, les asperges, les carottes, la chicorée, le céleri, les artichauts, les olives, les radis, l'huile d'olive et les pamplemousses.

— *L'insuffisance et les déséquilibres glandulaires se rétablissent sur le fil* du céleri en branches, de l'ail, des cerises, des poires et des fraises.

MA MÉDECINE NATURELLE

— *Les maux de gorge fument le calumet de la paix* avec les mûres, le cassis, l'ail, le thym et les algues.

— *Les hémorroïdes se font toutes petites* devant le melon et le raisin.

— *L'herpès s'aplatit* devant la pomme.

— *L'hypertension baisse le ton* devant ail, persil, citrons, cassis et poires.

— *Les fermentations s'assainissent* et *les infections intestinales* lèvent le siège quand surviennent les myrtilles, l'estragon, le citron, les pommes et les tomates.

— *La ménopause* recule surtout quand le cassis s'impose.

— *Le dépression nerveuse et les faiblesses des nerfs se mettent à genoux* devant les oranges, les betteraves, les pois, les navets, les oignons, les asperges, les poireaux, les amandes, les prunes, les dattes et autres fruits secs.

— *L'obésité se dégonfle* à la vue du poireau.

— *Les faiblesses du pancréas ne résistent pas* à l'attaque de l'aubergine.

— *Les maladies de la peau changent de couleur* avec les artichauts, les citrons, les concombres, le céleri-rave, les asperges et les radis.

ALLELUIA POUR LES VÉGÉTAUX

— *Les déficiences rénales filent à l'anglaise* avant l'arrivée des raisins, pommes, melons, céleri-rave et en branches, pissenlits, chicorée et salsifis.

— *Les rides deviennent plus lisses* au contact de la carotte.

— *L'urée perd son sang-froid* lorsqu'arrivent les artichauts, les tomates, les raisins et les myrtilles.

— *La faiblesse des vaisseaux s'amenuise* avec les oranges, les poivrons et le sarrazin.

— *Les affections des voies respiratoires et des poumons perdent leur souffle* à l'approche des radis, de l'ail, des navets et du cresson.

— *La prostatite et les affections urinaires implorent la pitié* des radis, des noix, du cresson, de l'oignon et des myrtilles.

Vous le voyez : tout au long de l'année, fruits et légumes combattent les maladies, soulagent nos organes et constituent de précieux alliés pour notre santé. Sans doute avez-vous entendu parler du cas de Yohana Brandt, retracé dans un livre mondialement connu (« La cure de raisins », traduit dans toutes les langues). Yohana Brandt est parvenue à se guérir du cancer en se nourrissant exclusivement de raisins. Ce fruit merveilleux bénéficie en effet de nombreuses qualités; contenant du calcium, du potassium, du magnésium, du fer, du sodium, du manganèse, de la silice, des vitamines A, B, C, des oligo-éléments et des ferments, il soigne de nombreux troubles. Mais le raisin n'est pas unique en son genre. La carotte est également un aliment miracle, aussi profitable à notre santé et à notre vue qu'à notre beauté. Et que dire du navet, superbe Prince vêtu d'un si pauvre habit? On le croit mou, fade, sans importance alors qu'il compte parmi les légumes qui nous fortifient et nous minéralisent le plus; en outre, il n'a pas d'équivalent dans la lutte contre la dépression. On pourrait ainsi allonger la liste à l'infini : il y a la pomme, qui abaisse le taux de cholestérol contenu dans le sang; le melon, l'abricot et les cerises, qui nous rajeunissent, le chou, la betterave, le citron, les prunes, autant de compagnons auxquels nous ne devrions jamais fausser compagnie...

Il va sans dire que tous ces éléments nobles qui n'encombrent ni ne fatiguent nos viscères exigent que nous les traitions avec égard. Apprêtez-vous donc à pénétrer avec respect dans le royaume des jus de fruits et de légumes.

Les cures de jus de fruits et de légumes

Avant toute chose, munissez-vous des outils nécessaires, à commencer par une centrifugeuse. Il s'agit là d'un investissement capital, que seules éviteront les rares personnes qui disposent d'assez de temps – et de patience – pour râper les végétaux à la main. Choisissez donc la centrifugeuse la plus perfectionnée, la plus robuste et n'économisez aucun effort pour comparer les rendements, les techniques, le confort et le niveau sonore (inutile d'entendre le hurlement d'une sirène à chaque fois

ALLELUIA POUR LES VÉGÉTAUX

qu'il s'agira d'extraire le jus d'une petite carotte).

Près des yeux, près du cœur : si vous disposez au fond d'un placard cette machine censée vous apporter de longues années de bons et loyaux services, jamais vous n'accomplirez correctement votre cure. Celle-ci rejoindra les bonnes résolutions non tenues, quelque part dans un coin de votre mémoire, où elle pèsera de tout le poids des mauvaises consciences. Par conséquent : placez votre centrifugeuse bien en vue, en ayant pris soin de prévoir suffisamment d'espace pour disposer autour d'elle, son aliment principal : les végétaux.

Poursuivons l'aspect pratique du problème. Le matin, avant de partir, (si vous partez!), sortez du réfrigérateur les fruits et les légumes dont vous aurez besoin. Ne les laissez pas séjourner dans l'eau, où leurs sels minéraux se dissoudraient, mais ordonnez-les à côté de l'évier. Ainsi, lorsque vous les retrouverez le soir, ils ne seront pas trop froids. N'oubliez pas qu'il est recommandé d'extraire le jus des fruits et des légumes à la température ambiante.

De retour chez vous, empressez-vous de laver vos végétaux. Inutile de préciser que ceux-ci doivent être de bonne qualité, sains et non fanés. Au couteau, extirpez les quelques imperfections de leur peau, puis extrayer le jus selon la cure choisie. Buvez sans attendre, en dégustant et en appréciant.

Même après une journée épuisante, ne cédez pas à la tentation d'acheter votre jus tout fait, en bouteille. Un principe identique régit toutes les cures : il faut puiser directement à la source. Si la Sécurité Sociale rembourse les séjours dans les villes d'eau, c'est parce qu'il est important de s'y rendre;

MA MÉDECINE NATURELLE

personne n'aurait l'idée de faire une cure d'eau de Vichy en restant chez soi, ses bouteilles à portée de la main! Il en est de même pour les cures de jus de fruits et de légumes. Mis en bouteilles, les végétaux perdent pratiquement la totalité de leurs propriétés. Après la cure, comparez leur efficacité et vous mesurerez immédiatement la différence qui existe entre des fruits en conserve et des fruits frais, bus immédiatement.

Faites vos cures selon vos besoins et dans les règles de l'art.

Par exemple, les samedi et dimanche, buvez un jus à onze heures et un autre à dix-huit heures – à moins que vous ne préfériez les boire avant vos deux repas.

De temps en temps transformez vos fins de semaine en « week-ends de mise en forme ». Guettez l'apparition sur les marchés des fruits et légumes nécessaires à vos cures et consacrez à chaque variété deux ou trois jours exclusifs :

— Le matin, mangez un ou deux fruits crus.
— A midi, buvez un jus au début du repas, puis mangez un fruit cru.
— Le soir, buvez un jus au début du repas, puis mangez un fruit cru.

Cette technique permet d'éliminer en deux ou trois jours une bonne partie des toxines et des matières non désirées par l'organisme. Grâce à elle, vous vous sentirez beaucoup plus léger!

ALLELUIA POUR LES VÉGÉTAUX

Les vacances d'hiver et les grandes vacances exigent une cure de dix jours la voici :

Les premiers trois jours :
Matin : Boire le jus d'un fruit et manger un ou deux fruits crus (il est préférable de s'en tenir à une seule variété).
Midi : Une demi-heure avant le repas, absorber la tisane « Foie fatigué » [1].
Boire le jus d'un fruit.
Manger un ou deux fruits crus.
Continuer avec des salades et des légumes crus, préparés en mélange ou en hors-d'œuvre et assaisonnés.
Soir : Mêmes indications qu'à midi.
Avant de se coucher : Prendre la « tisane laxative et dépurative du sang » [1]

Après ces trois jours purificateurs : continuer à s'alimenter de la même manière, en introduisant avec mesure dans les repas de midi et du soir des céréales, des fromages, des yaourts et des œufs.

Au bout de dix jours, semblable à une plante bien arrosée, votre corps aura retrouvé ses forces et fait son plein d'énergie. Vous n'aurez plus à craindre ni les boutons disgracieux, ni les réactions de votre peau aux premiers rayons du soleil. Partant pour les pays chauds et lointains, vous n'aurez plus à vous soucier de vos intestins : ils se porteront comme un charme. En fait, vous serez en pleine forme. Mais n'oubliez pas de bouger, de respirer à fond, de nager ou de skier. De retour chez vous, vous ressemblerez à un beau fruit lisse et doré.

1. Reportez-vous au chapitre « La tisanothérapie ».

MA MÉDECINE NATURELLE

Je ne saurais trop vous conseiller de renouveler cette cure à chaque changement de saison. Ainsi faisaient nos grands-mères. Imitons-les...

Les cocktails-santé

Qui dit cocktail dit alcool. Mais ne croyez pas que les cocktails-santé s'apparentent d'une manière ou d'une autre aux diverses préparations alcoolisées que vous avez dû boire en maintes occasions. Alors que celles-ci sont néfastes à la santé, les quelques recettes que je vais vous proposer vous guériront, au contraire, de bien des maladies. Donc, ni rhum, ni vodka, ni whisky, mais, dans le désordre : vitamines B1, B2, C, D, E, PP, U, calcium, potassium, magnésium, phosphore, fer, sodium, manganèse, silice, iode, arsenic, brôme, chlore, cuivre, zinc, alumine, nitre, soufre, pectine, papaïne, émulsine, chlorophyles, huiles essentielles... J'allais encore oublier la présence d'un élément radio-actif, le rubidium de la betterave, qui nous aide à nous défendre contre les infections les plus graves...

ALLELUIA POUR LES VÉGÉTAUX

LA CURE DE JOUVENCE

Pour rajeunir mes cellules, accroître leur longévité et leur force vitale, je leur propose ces différents cocktails, mélanges de jus aussi performants qu'efficaces. Je les alterne selon les saisons et mes humeurs (il est toujours bon de varier). Je les bois deux fois par jour. Comme je vous l'ai expliqué précédemment.

LES COCKTAILS JOUVENCE :

Carotte-chou-cresson :

Laver et peler : 4 carottes.
Laver : 2 feuilles de chou.
1 poignée de cresson.
Passer le tout dans la centrifugeuse.
Boire lentement.

Tomate-Épinard :

Laver : 2 tomates
1 poignée de feuilles d'épinards crus.
Passer le tout dans la centrifugeuse.
Boire lentement.

MA MÉDECINE NATURELLE

Melon-abricot-cerise-amande douce :

Prévoir :	3 amandes douces décortiquées.
Laver, éplucher et épépiner :	1/4 de melon.
Laver et dénoyauter :	3 abricots.
	10 cerises.

Passer le tout dans la centifugeuse.
Boire lentement.

Orange-citron-amande douce :

Prévoir :	3 amandes douces décortiquées.
Laver et éplucher :	une grosse orange.
Éplucher :	un petit citron.

Passer le tout dans la centrifugeuse.
Boire lentement.

ALLELUIA POUR LES VÉGÉTAUX

LA CURE ANTI-DÉPRIME

Pendant ma dépression nerveuse, j'ai découvert certains cocktails qui ont agi favorablement sur cette maladie. Ne croyez pas que mon « témoignage » soit unique en son genre. En vérité, je parle au nom d'une armée d'anciens déprimés qui ont également profité de ces mélanges. A votre tout de les essayer. Mais soyez persévérant et, assidu.

LES COCKTAILS BONNE HUMEUR :

Betterave crue-carotte-chou-amande :

Prévoir :   3 amandes douces décortiquées.
Lavez et peler :   1 betterave moyenne.
                    2 carottes moyennes.
Laver :   2 feuilles de chou.
Passer le tout dans la centrifugeuse.
Boire lentement.

Carotte-navet-poireau-amande douce :

Prévoir :   3 amandes douces décortiquées.
Laver et peler :   2 poireaux.
                    1 navet.
                    2 carottes.
Passer le tout dans la centrifugeuse.
Boire lentement.

MA MÉDECINE NATURELLE

Mandarine-citron-amande douce :

Prévoir : 3 amandes douces décortiquées.
Laver et peler : 2 mandarines.
1 petit citron.
Passer le tout dans la centrifugeuse.
Boire lentement.

Pomme-prune-raisin-abricot :

Laver et peler : 1 pomme.
Laver et dénoyauter : 4 prunes.
4 abricots.
Laver : 1 petite grappe de raisin (vingtaine de grains de raisin).
Passer le tout dans la centrifugeuse.
Boire lentement.

ALLELUIA POUR LES VÉGÉTAUX

LA CURE ÉNERGÉTIQUE ET ANTIFATIGUE

Avant chaque tournée d'été, chaque séance d'enregistrement, je suis cette cure. Je la conseille aux sportifs qui se préparent à une compétition, aux lycéens qui s'apprêtent à passer leurs examens, aux mamans qui attendent les peintres ou les déménageurs...

LES COCKTAILS TONUS :

Prune-pêche-amande douce :

Laver et dénoyauter :	4 prunes.
	2 pêches
Prévoir :	3 amandes douces décortiquées.

Passer le tout dans la centifugeuse.
Boire lentement.

Pomme-poire-amande douce :

Laver et épépiner :	2 pommes moyennes.
	1 poire.
Prévoir :	3 amandes douces décortiquées.

Passer le tout dans la centrifugeuse.
Boire lentement.

MA MÉDECINE NATURELLE

LA CURE DÉPURATRICE DU SANG

Aux premiers rayons du soleil, il n'est pas rare que nous soyons désespérés en nous découvrant des boutons sur le dos et une peau flasque. Avant même de nous offrir une bonne crème (je prépare toutes ces crèmes moi-même); il convient d'abord de soigner les boutons et d'embellir notre peau de l'intérieur. La situation ne s'améliorera pas sans que soient éliminées les substances qui nous ont intoxiquées. Inutile d'espérer partir en beauté vers le soleil sans drainage préalable...

LE COCKTAIL PURIFICATEUR :

Asperge-radis-concombre-céleri en branches-ail :

Laver et éplucher :   2 asperges.
                            1/2 concombre.
Laver :   5 radis.
                            2 branches de céleri.
Éplucher :   1 gousse d'ail.
Passer le tout dans la centrifugeuse.
Boire lentement.

ALLELUIA POUR LES VÉGÉTAUX

LA CURE DE BRONZAGE

Un urticaire dû aux premiers rayons du soleil, des taches blanches tranchant sur une peau à peine bronzée – à moins qu'il ne s'agisse de taches plus foncées – indiquent un désordre organique et... gâchent nos vacances. Si le soleil est bienfaisant pour notre corps, il faut savoir que sa lumière, aussi crue que celle d'un projecteur, éclaire le moindre signe de fatigue, le plus léger dérèglement du foie. C'est d'ailleurs ce dernier organe que nous devons incriminer si nous avons des problèmes de bronzage, et non pas le soleil. En clair : nous seuls méritons un blâme car nous sommes responsables de la fatigue de notre foie. Pour l'aider à éliminer (et, *a fortiori*, pour bronzer plus facilement), il convient de manger légèrement, de choisir une nourriture vitaminée... et de faire une bonne cure de ce cocktail.

LE COCKTAIL SOLEIL :

Carotte-artichaut-cresson-poireau-amande douce :

Laver et éplucher :	3 carottes.
	2 poireaux.
Laver et nettoyer :	1 fond d'artichaut frais.
Laver :	1 poignée de cresson.
Prévoir :	3 amandes douces décortiquées.

Passer le tout dans la centrifugeuse.
Boire lentement.

MA MÉDECINE NATURELLE

LA CURE ANTI-ANÉMIE

Qu'il s'agisse d'un membre de votre famille, d'un ami ou de vous-même, je vous conseille de boire ces deux cocktails en les alternant si vous souffrez d'anémie.

LES COCKTAILS COUPS DE FOUET :

Betterave-carotte-épinard :

Laver et éplucher :   1 betterave.
                     3 carottes.
Laver :   1 poignée de feuilles d'épinards crus.
Passer le tout dans la centrifugeuse.
Boire lentement.

Chou-poireau-carotte :

Laver et éplucher : 3 carottes.
                    1 poireau.
Laver :   2 feuilles de chou.
Passer le tout dans la centrifugeuse.
Boire lentement.

ALLELUIA POUR LES VÉGÉTAUX

LA CURE DE DRAINAGE

Lorsque vos reins ont besoin d'être drainés, ne recourez pas à des diurétiques dangereux qui les fatigueraient. Choisissez plutôt des diurétiques légers qui agissent en douceur.

LES COCKTAILS DIURÉTIQUES :

Ananas-melon :

Éplucher :	3 tranches d'ananas.
Laver, éplucher et épépiner :	1/2 melon.

Passer le tout dans la centrifugeuse.
Boire lentement.

Pomme-prune-raisin :

Laver et épépiner :	1 pomme.
Laver et dénoyauter :	3 prunes.
Laver :	1 grappe de raisin (20 grains).

Passer le tout dans la centrifugeuse.
Boire lentement.

MA MÉDECINE NATURELLE

LA CURE ANTI-ARTHRITE ET ANTI-RHUMATISMES

Quelle longue définition! Mais le temps paraît encore plus interminable à ceux qui souffrent de ces maladies. La cure que je vous propose a pour but de baisser le taux d'urée contenu dans le sang et d'améliorer la circulation sanguine. Il s'agit d'utiliser ces merveilleux serviteurs que sont les végétaux pour libérer notre sang des substances toxiques et dangereuses qui l'encombrent. Grâce à eux, la circulation sanguine gagnera en fluidité, améliorant d'autant la santé.

LES COCKTAILS RÉPARATEURS :

Tomate-persil-céleri en branches-oignon :

Laver :   1 tomate.
          quelques branches de persil.
          2 branches de céleri.
Éplucher : 1/2 oignon.
Passer le tout dans la centrifugeuse.
Boire lentement.

ALLELUIA POUR LES VÉGÉTAUX

Artichaut-asperge-radis-ail :

Laver et nettoyer :   1 fond d'artichaut frais.
Laver et éplucher :   2 asperges.
                     10 radis.
Éplucher :   1 gousse d'ail.
Passer le tout dans la centrifugeuse.
Boire lentement.

Ananas-cerise-amande douce :

Éplucher :   4 tranches d'ananas.
Laver et dénoyauter : 10 cerises.
Prévoir :   3 amandes douces décortiquées.
Passer le tout dans la centifugeuse.
Boire lentement.

Fraise-framboise-amande douce :

Laver :   15 fraises.
              15 framboises.
Prévoir :   3 amandes douces décortiquées.
Passer le tout dans la centrifugeuse.
Boire lentement.

MA MÉDECINE NATURELLE

Les substances guérisseuses des végétaux n'opèrent pleinement qu'accompagnées d'une réforme alimentaire. On ne guérit pas d'une grave maladie en absorbant seulement cent grammes de cerises. Cela dit, en se nourrissant régulièrement avec ces cent grammes de cerises, plus cent grammes de carottes, plus cent grammes de betteraves... on peut effacer les dégâts causés par une alimentation néfaste. Évitons donc de reproduire les erreurs passées et permettons à nos « génies verts » de déployer leurs formes salvatrices.

DIX-SEPT MILLE ANS NOUS CONTEMPLENT
OU
LES BIENFAITS DU PAIN COMPLET

Il y a trois mille six cents ans, les tribus d'Israël étaient prisonnières du grand pharaon d'Égypte, qui leur refusait le droit de rentrer sur leur terre de Canaan. Dieu, cependant, entendit les pleurs de ses fils. Il envoya Moïse, pour les libérer du pays d'Égypte. Une nuit, les hommes rassemblèrent les troupeaux et prirent les enfants sur leur dos; les femmes ramassèrent quelques vêtements, divers ustensiles et la pâte à pain préparée pour le lendemain. La précipitation du départ empêcha cette pâte de monter. Le lendemain, dans le désert, les fils d'Israël mangèrent un pain plat en forme de galette, un pain qui n'avait pas eu le temps de lever. Ainsi naquit la première « matza », galette dépourvue de levain, légère et friable. Depuis ce jour, le peuple juif du monde entier fête sa libération en mangeant la « matza » pour la Pâque.

Ce passage de la Bible m'a toujours intriguée. Selon mes calculs, Moïse avait quatre-vingts ans la nuit du grand départ vers la liberté. Comment trouva-t-il les forces pour marcher quarante ans dans le désert, tout en dirigeant les douze tribus ? Le secret réside sûrement dans son alimentation : eau fraîche, dattes et matzottes (pluriel de matza) de blé complet. Ces aliments consommés quotidiennement lui ont apporté une résistance et une vigueur exceptionnelles. Les matzottes qu'Oded, mon frère, et moi-même mangions en Israël n'avaient malheureusement pas la même qualité biologique.

Les matzottes, tendres souvenirs

Lors de la fête de Pâque, la tradition juive veut que les visites familiales se multiplient. A l'instar de ceux de nos amis, mes parents sortaient alors chaque soir pour se rendre chez les uns ou chez les autres. Les enfants devaient préparer eux-mêmes leur dîner avant d'aller se coucher. Précisons qu'à cette époque, les dîners en Israël ressemblaient aux petits-déjeuners européens. Pendant la semaine de Pâque, ils se réduisaient à une ou deux matzottes agrémentées de lait ou de chocolat chaud. Pourtant, pour mon frère Oded comme pour moi-même, ces repas tenaient beaucoup plus du festin de Lucullus que de la frugalité. Aujourd'hui encore, je me souviens de ces fêtes de Pâque au cours desquelles Oded et moi accomplissions la même cérémonie. Nous attendions avec impatience le départ de nos parents. Mon père était toujours prêt le premier. Il se tenait debout dans le couloir, vêtu d'un costume gris foncé égayé de fines rayures plus claires, des chaussures noires et brillantes aux pieds (il ne sortait jamais qu'avec des souliers impeccablement cirés). Dans la salle de bains, ma mère achevait de se préparer : légère poudre en guise de maquillage (elle ne cessait de répéter que la propreté constitue le meilleur des fonds de teint), un peu de rouge à lèvres – et c'est tout. Quand elle quittait enfin la salle de bains, toujours pressée, mon père ajustait sur ses épaules une fine écharpe de laine blanche. Après nous avoir prodigué les recommandations d'usage, nos parents

BIENFAITS DU PAIN COMPLET

s'éloignaient puis fermaient la porte derrière eux. Oded et moi écoutions leurs pas décroître dans l'escalier, nous regardant, complices : enfin seuls ! Nous riions déjà de la soirée que nous allions passer, nous racontant des histoires qui n'appartiendraient qu'à nous, dans un cadre très simple qui devenait magique grâce à notre seule imagination.

Dans la journée, notre chambre à coucher faisait office de salle d'étude. Le soir venu, tables, chaises, étagères et livres cédaient la place aux « lits-cages » dissimulés le reste du temps derrière un rideau de cretonne. Généralement, nous accomplissions ce changement de décor quotidien avec autant de plaisir qu'un soldat condamné à la corvée de patates. En revanche, lorsque nous étions seuls, c'était un réel plaisir. Après que les couvertures et les oreillers eurent trouvé leur place sur le matelas, Oded ouvrait la fenêtre tandis que j'éteignais les lumières (afin de nous protéger des moustiques). Nous nous lavions, passions nos pyjamas, puis je troquais ma très longue natte (qui me valait le surnom de « the Queen of China » – « la Reine de Chine ») contre deux tresses réservées à la nuit. Après quoi, nous tenant par la main, nous parcourions l'appartement afin d'être certains qu'aucun être indésirable ne s'y était dissimulé. Cette cérémonie accomplie, Oded et moi gagnions la cuisine. Je revois encore l'évier situé à gauche du réchaud, un réchaud à double feux et à naphte (dérivé du pétrole utilisé en Israël pour les besoins domestiques). A droite de l'entrée se trouvait un grand placard à vaisselle, prolongé par une petite table autour de laquelle deux sièges étaient disposés : celui d'Oded, coincé entre table et placard ; le mien, à l'angle de deux murs. Ces soirs de fête, mon frère était le

MA MÉDECINE NATURELLE

maître des matzottes, et moi préposée aux boissons.

Chaque matin, nous achetions du lait cru aux femmes arabes qui le vendaient sur le trottoir d'en face. Elles arrivaient juchées sur des ânes et s'annonçaient par un concert de clochettes qui tintaient, suspendues aux harnais de leurs montures. Elles décrochaient les jarres de lait que mon frère et moi allions chercher à tour de rôle. Pendant la semaine de Pâque, nos voisins arabes nous adressaient de grands sourires, heureux de constater que, pour cette occasion, notre consommation de lait quadruplait. C'est ce lait que je faisais bouillir dans une casserole émaillée tandis qu'Oded préparait les matzottes. J'y ajoutais sucre et cacao, surveillant attentivement les bouillons. Puis mon frère déposait sur la table un plat de matzottes et deux grands bols dans lesquels je versais le chocolat fumant. Nous nous asseyions ensuite face à face et débitions chaque fois une ou deux matzottes dans le chocolat. La fête se poursuivait avec les histoires que nous inventions, plus drôles et plus extravagantes les unes que les autres. Nos rires se perdaient dans la bouillie de matzottes, dont il nous arrivait de manger un paquet entier. Puis, lorsque le bruit de l'interrupteur électrique annonçait que nos parents approchaient de l'entrée, nous débarrassions la table, éteignions la lumière, gagnions nos chambres où, à la vitesse de l'éclair, nous remontions nos couvertures jusqu'aux oreilles. Retenant notre souffle, les yeux mi-clos, nous apercevions la silhouette de notre père qui se penchait sur nos deux lits avant de rassurer notre mère : « Ils dorment paisiblement, sois tranquille. »

L'ennui, c'est que le sommeil tardait à venir. Il

BIENFAITS DU PAIN COMPLET

était rare que nous nous endormions avant le petit matin. La digestion étant laborieuse, nous continuions à nous raconter nos histoires, pris de fou rire dont Oded et moi parlons encore. Il n'en reste pas moins vrai que durant ces fêtes de Pâque, sans le savoir nous nous empoisonnions la santé. Nous mangions alors des matzottes préparées selon les coutumes néfastes de notre siècle : faites de farine blanche et dépourvues de toute valeur nutritive. Nous aurions mieux fait de boire des jus de fruits frais, des infusions au miel et d'absorber les matzottes que partageaient Moïse et les douze tribus : grâce au blé complet avec lequel on les fabriquait, elles contenaient des éléments bâtisseurs et énergétiques.

De même qu'elles avaient permis aux anciens d'Israël d'effectuer la grande traversée du désert qui devait les conduire en Terre Promise. Ces matzottes nous auraient données à Oded et à moi une belle santé...

« Black is beautiful »

Depuis dix-sept mille ans, l'humanité cultive et vit grâce aux céréales complètes. Vivait, devrait-on dire. De nos jours, farine, pâtes et pain blancs appauvrissent notre santé tout en nous enrichissant – ne vous y trompez pas – de kilos superflus. En vérité, céréales et pains complets sont indispensables au maintien de la santé; en outre, ils ne font pas nécessairement grossir. Un abîme sépare ces produits naturels de couleur bis ou chamois, des farines, pâtes et pains blancs, qui demeurent des aliments « non complets ». Le même gouffre existe entre le

MA MÉDECINE NATURELLE

sucre blanc et le sucre non raffiné, ainsi qu'entre le sel blanc et le sel iodé non raffiné. Une folie bien perverse s'est emparée du monde moderne, qui aime que tout soit blanc : farine, sucre, sel et riz. Pourtant, « black is beautiful ». Avant que les hommes ne le dévitalisent, la nature nous offre un grain de blé complet, nourri par la terre, doré au soleil et ne manquant de rien. Observez-en le son, l'amande, l'enveloppe du germe, le germe lui-même, qui chantent à l'unisson. Chacune de ses parties est indispensable, et l'ensemble constitue une belle harmonie. C'est par une véritable inconscience meurtrière que nous, les humains, avons détruit cette magnifique architecture. Il semble que nous prenions un malin plaisir à décolorer le sucre, polir et glacer le riz, blanchir le sel et tuer le blé. Une telle aberration pèse lourd, très lourd sur le poids de notre santé – et même de notre économie.

Je ne suis pas, tant s'en faut, une nostalgique du passé. Si j'estime qu'il faut œuvrer pour revenir à une alimentation non transformée, naturelle, de celle qui a soutenu les hommes tout au long de leur histoire, c'est parce que les scientifiques ont prouvé combien les manipulations et les transformations des aliments de base sont dangereuses pour la santé du monde.

Commençons par le sel. Raffiné, il gagne la blancheur mais perd le magnésium vivant, si efficace contre le cancer et dont l'action est incomparablement plus bienfaisante que celle de tout magnésium chimique. Il perd également son iode, bénéfique à la thyroïde, son bromure, important pour les nerfs, et toutes sortes de catalyseurs comme le cuivre, l'or, le cobalt et le nickel.

Le sucre blanc quant à lui (sucre de betterave)

BIENFAITS DU PAIN COMPLET

appauvrit l'organisme en enzymes, vitamines et sels minéraux. Pour le digérer, notre corps est obligé de puiser dans ses propres réserves les précieuses substances qui manquent à ce sucre chimique. A chaque absorption de sucre blanc, notre cagnotte en enzymes, vitamines et sels minéraux diminue. Ce phénomène met notre santé en danger.

Poli et glacé, le riz blanc a perdu la presque totalité des vitamines et des sels minéraux qui se trouvent précisément à la surface du grain.
Blanchie à son tour, la farine de blé se prive du son, de l'enveloppe du germe de blé et du germe lui-même. Or des expériences menées en laboratoire ont prouvé que ce son, éliminé, compte un agent protecteur très actif contre le cancer. En outre, c'est encore le son qui nous préserve de la constipation et c'est en lui que se trouve le silice grâce auquel nous sommes réfractaires à la tuberculose. Autrement dit, toute la puissance énergétique et vitale du blé est comprise dans ce germe malheureusement absent de la farine blanche. En le rejetant, nous expulsons sans raison non seulement la vitamine E, essentielle contre le diabète, les maladies cardiaques et le cancer, mais encore toute la famille des vitamines B, indispensables à l'équilibre nerveux.

Le pain complet

Nous devons adopter le pain complet pour une double raison : d'abord parce qu'il entretient notre santé; ensuite parce qu'il économise nos deniers. Pourquoi, en effet, acheter du pain chez le boulanger et des vitamines chez le pharmacien quand le pain complet suffit à tous ces besoins ? Car il faut bien savoir (les recherches des laboratoires le prouvent) qu'en plus des richesses déjà citées, le blé non mutilé nous apporte les éléments susceptibles de nous protéger de la carie dentaire et de l'anémie tout en nous apportant les substances nécessaires à la régénération de notre peau, de nos cellules nerveuses et de nos cellules grises. Quel score pour un si petit grain ?

Souvent, je me pose une question : pourquoi ces arguments ne suffisent-ils pas à nous convaincre de délaisser le pain et les pâtes blanches au profit de produits complets aux valeurs alimentaires et vitales si essentielles ? Et pourquoi encore recourir à ces pains trompeurs, prétendument « au germe de blé » ou « au son » qui ne sont pas constitués avec de la vraie farine complète et biologique, seule apte à combler les carences ? N'oublions pas que la farine utilisée pour la fabrication de ces pains n'est pas une farine intégrale issue de la même plante. Elle résulte d'un mélange de :
  – farine blanche, provenant d'une destination « A »,
  – de son, issu d'une destination « B »,
  – de germes de blé, importés d'une destination « C ».

C'est pourquoi cette mixture ne peut offrir la force et la vitalité d'un vrai pain complet.

Une image vous fera mieux comprendre mon propos : comment peut-on attendre des performances exceptionnelles d'une voiture carrossée par Lamborghini, motorisée par Porsche et dont Renault

BIENFAITS DU PAIN COMPLET

aurait assuré la suspension ? Voilà qui est impossible. Un ensemble parfait bénéficie de parties qui correspondent entre elles tout en obéissant à des règles semblables. Il en est de même en matière de santé : pour être énergétique et nous profiter pleinement, une farine doit être issue d'une même plante et de grains de blé entiers et non mutilés. Seuls l'accord et l'harmonie existant dans la nature entre le germe, le son et les autres parties du grain nous donneront la force que nous sommes en droit d'attendre d'un aliment sain.

Et les boulangers ? me direz-vous... Eh bien les boulangers ne fabriquent et ne vendent que les produits que nous leur demandons ! A nous de leur dire que nous ne voulons plus de ces baguettes blanches composées avec de la levure chimique, immangeables quelques heures seulement après la sortie du four. Refusons cette mie caoutchouteuse qui nous ballonne et exigeons plutôt du pain fait avec de la vraie farine complète, biologique, provenant de la culture d'un blé non traité par des substances chimiques (engrais, pesticides, fongicides...). Demandons du pain au levain qui enrichit la pâte en acides aminés, évitons le pain cuit dans des fours aux fortes émanations de gaz et de mazout (cancérigènes en diable)... Soyons donc tenaces afin d'obtenir des boulangers qu'ils nous livrent du bon pain – qu'eux-mêmes, d'ailleurs, apprécieront.

Par chance, la nouvelle diététique tend à gagner du terrain, nous encourageant de consommer du pain complet limitant d'autant l'usage du pain blanc. Mes contemporains comprennent peu à peu que ce pain-là dilate l'estomac, qu'il ne contient pas d'éléments vivants assurant le bon entretien de la flore intestinale, qu'il est dépourvu de la cellulose

MA MÉDECINE NATURELLE

nécessaire à la consistance du bol fécal. De jour en jour, son usage s'amenuise comme une véritable peau de chagrin. Tant mieux! Et comme j'aime à enfoncer le clou, je préciserai encore que des études médicales pratiquées en Amérique ont démontré sans erreur possible qu'une population se nourrissant exclusivement de pain blanc souffre davantage d'appendicites et de maladies digestives que les autres. Et la preuve par neuf, enfin : les analyses des chercheurs du monde entier prouvent de manière définitive que moins on absorbe de fibres dans son alimentation, et plus on souffre de cholestérol et de maladies cardiaques.

Quelques conseils...

Ne traitons pas notre santé avec désinvolture. Dès lors qu'elle se trouve en jeu, il faut savoir changer et abolir des habitudes néfastes, ne pas s'y accrocher comme à une bouée crevée. Ouvrons donc notre table au pain, aux pâtes et aux pâtisseries composées exclusivement avec de la farine complète et biologique. Apprenons à découvrir d'autres céréales complètes que nous mangerons sous forme de bouillies, de galettes ou de crêpes. Ainsi éloignerons-nous les maladies.

Ne dites pas que sans votre baguette blanche du matin, vous êtes perdu. Grâce à un minimum d'efforts, vous dégusterez avec autant de plaisir du pain complet. Dans la vie, tout est affaire d'habitude. Changez d'habitudes si elles sont néfastes, et efforcez-vous d'acquérir des modes d'existence bénéfiques à votre santé. Si réellement le pain complet vous est totalement inconnu, commencez par en

BIENFAITS DU PAIN COMPLET

absorber de petites quantités; bientôt, sa saveur et sa valeur nutritive vous engageront à en réclamer davange. Après le petit-déjeuner, vous en consommerez à tous les repas... Il en sera de même pour vos enfants : leur offrir du pain complet au début de la journée revient à les doter d'un excellent carburant pour les heures qui vont suivre. Alors n'hésitez pas : octroyez-vous l'énergie, la force et la sérénité indispensable à l'existence.

Les céréales, aliment millénaire

Les céréales complètes sont indispensables au maintien de la santé. Au Moyen Age, les galettes de blé constituaient à la fois le pain et les assiettes de l'époque. On les déposait sur la table, puis on y versait la nourriture composée d'un plat unique. Après quoi les gens dégustaient leurs « galettes-assiettes » imbibées de sauce (ce qui leur offrait un double avantage : rien à saucer et pas de vaisselle!)

L'amour des hommes pour les céréales complètes remonte, on le sait, à dix-sept mille ans. Les peintures du tombeau de Ramsés III, réalisées à Thèbes il y a quatre mille cinq cents ans, attestent que les Égyptiens savaient déjà confectionner le pain grâce au blé. Quant aux légions romaines qui dominèrent le monde, elles se nourrissaient exclusivement de blé complet. Pourquoi, dans ces conditions, ne pas faire davantage confiance à l'Histoire en renouant avec les coutumes céréalières de nos ancêtres? Pourquoi ne déciderait-on pas de découvrir – ou plutôt de redécouvrir – l'avoine, le maïs, le millet, le riz, le seigle, l'orge, le sarrasin et le blé

MA MÉDECINE NATURELLE

germé ? Et pourquoi, enfin, n'ajouterait-on pas à notre alimentation – et à celle de nos enfants – ces céréales qui briseraient enfin le cercle vicieux : mauvaise nourriture – fatigue – maladies... ? Découvrons ensemble ces richesses de la nature.

L'avoine. – Les peuples nordiques recourent depuis longtemps à l'avoine qui, accélérant les fonctions de la glande thyroïde, réchauffe le corps. C'est pourquoi il est bon d'en consommer l'hiver. Si vous éprouvez quelques doutes sur ce point, songez à la carrure des Vikings ! Par ailleurs, anti-toxique, l'avoine est conseillée en cas d'urée, de diabète ou d'impuissance sexuelle. Contenant en outre une hormone de croissance ainsi que de nombreux sels minéraux et vitamines (notamment la vitamine D, anti-rachitique), cette céréale est particulièrement recommandée aux enfants. Consommez-la durant l'hiver, au petit déjeuner sous forme de porridge (bouillie de flocons d'avoine) ou en müesli (mélange de flocons d'avoine, de fruits secs ou frais et de miel).

Le maïs. – En été, toutes les artères des principales villes israéliennes sont envahies par des marchands ambulants qui font bouillir des épis de maïs dans de grands baquets. Lorsque j'étais enfant, ces marchands me connaissaient si bien qu'ils choisissaient toujours un bel épis, tiré de leur bassine à l'aide d'une longue fourchette. Puis ils salaient et enveloppaient le tout dans une feuille de maïs qui préservait mes doigts des brûlures. Je dégustais ce produit doré dont aujourd'hui encore, lorsque je

BIENFAITS DU PAIN COMPLET

l'évoque, le goût inimitable me remonte à la bouche.

Contrairement à l'avoine, le maïs est une céréale propre à l'été et aux saisons chaudes : calmant les fonctions de la glande thyroïde, il rafraîchit notre corps. C'est d'ailleurs pour cette raison qu'on le prisait initialement dans les régions chaudes du globe. Les Mayas, les Incas et les Aztèques furent les premiers à le cultiver, et donc à s'en nourrir. On doit à Christophe Colomb d'avoir à son tour découvert l'épi de maïs qui, depuis cette époque, a envahi le reste du monde en même temps que la tomate (eh oui !) et la pomme de terre. Ainsi constate-t-on que la mode de produits « made in America » ne date pas d'aujourd'hui !

Le maïs modérant la sécrétion de la thyroïde tout en apportant force et énergie, il est recommandé d'en donner à vos enfants au cours de l'été : rares sont ceux qui n'apprécient pas les épis bouillis et saupoudrés de sel marin non raffiné.

Le millet. — Nos ancêtres les Gaulois aimaient leurs druides, leurs menhirs... et le millet. A cette époque lointaine (comme à la nôtre), le millet forçait le respect pour toutes les richesses qu'il contenait : vitamine A, fer et magnésium, qui régénèrent nos cellules ; phosphore, qui active le travail intellectuel tout en prévenant déprimes et fatigues. La consommation régulière de millet protège des rhumes, des grippes et des bronchites, préserve nos dents des caries et nous offre une chevelure belle et saine. Le millet s'absorbe seul ou, comme le riz, en plat d'accompagnement.

MA MÉDECINE NATURELLE

Le riz. – Dans le monde, plus de la moitié des hommes se nourrit de riz. Née en Asie, sa culture s'est répandue à travers le globe en sorte qu'aujourd'hui, les riz camarguais et italiens sont aussi connus que les riz asiatiques. Quitte à me répéter, je rappellerai qu'à l'instar du blé, toutes les substances importantes du riz se trouvent à la surface du grain. Une fois poli, glacé et blanchi, le riz a perdu la plupart de ses qualités nutritives et énergétiques; blanc comme neige dans nos assiettes, il engendre le grossissement et la constipation. « Black is beautiful », ai-je dit. Choisissez donc du riz complet de couleur bis ou marron, dont les qualités nutritives et énergétiques demeurent intactes. Et n'oubliez pas : faites cuire le riz complet plus longtemps que le riz blanc, et mastiquez-le bien si vous voulez qu'il renforce vos gencives.

Le seigle. – Le seigle est tout spécialement recommandé à ceux qui souffrent d'artériosclérose, de troubles circulatoires, de tension artérielle ou d'un durcissement des artères. D'une part, le seigle a bon goût; de l'autre, il apporte un regain d'énergie. Rappelons qu'il est conseillé d'alterner pain complet et pain de seigle, de faire des petites cures du premier avant de revenir au second.

L'orge mondée. – L'orge mondée est sans conteste la plus vieille céréale du monde puisque, à en croire certaines fouilles archéologiques effectuées en Égypte, ses graines dateraient d'il y a... dix-sept mille ans. Le seul mérite de l'orge ne réside cependant pas exclusivement dans son grand âge. Si on la

BIENFAITS DU PAIN COMPLET

connaît si bien, c'est avant tout pour ses immenses qualités : elle calcifie notre squelette, rajeunit notre organisme et accroît le bien-être de nos cellules nerveuses.

Le sarrasin (blé noir). – Si nos amis bretons ont la tête dure, ils ont également beaucoup de bon sens, eux qui mangent du sarrasin en grande quantité. Car les laboratoires eux-mêmes utilisent beaucoup cette céréale dont ils extraient nombre de médicaments. Plutôt que de recourir aux produits pharmaceutiques, facilitons-nous l'existence en recueillant directement les bénéfices du sarrasin, que l'on peut manger sous forme de kasha, de galettes ou de crêpes. Ainsi, et à bon compte, trouverons-nous du fluor pour les dents et de la vitamine P qui fortifie les vaisseaux sanguins et les cellules nerveuses [1].

Le blé germé. – Le blé se déguste sous forme de pain, de pâtes, de galettes, de bouillies, mais aussi sous forme de blé germé. Le blé germé est tout à la fois un aliment et un remède. Je n'hésiterai pas à dire : un remède « miracle ». Je lui porte quant à moi une affection toute particulière car je ne connais pas meilleur fortifiant. C'est principalement grâce au blé germé que j'ai pu me sortir de ma dépression nerveuse. J'ajoute qu'il a prouvé son efficacité dans bien des cas, et qu'il soigne de très nombreuses affections. D'une manière générale, les phosphates

---

[1]. Pour accommoder le sarrasin et autres céréales à toutes les sauces, reportez-vous aux excellents ouvrages de Jeannette Dextreit : *A table* et *cuisine simple* (Éditions Vivre en harmonie).

MA MÉDECINE NATURELLE

organiques contenus dans le blé germé aident tous ceux qui manquent de tonus, qui souffrent d'un état général déficient ou qui doivent améliorer le fonctionnement de leur appareil digestif. En outre, cette céréale contient un magnésium extraordinairement riche, véritable agent anticancéreux! il renforce nos immunités naturelles, constituant un véritable soutien contre bien des maladies. Et ce n'est pas tout : le blé germé recèle également du calcium, du phosphore et de la vitamine B (plus spécifiquement de la vitamine B1), qui reconstituent tout le système nerveux, jusques et y compris le système nerveux cérébral; autant dire que nul remède ne vaut celui-ci pour les déprimés, les nerveux et les neurasthéniques.

Dans la hotte du blé germé, se trouve bien d'autres merveilles : la vitamine E, par exemple, qui lutte efficacement contre l'asthme, le diabète, les maladies cardiaques, la stérilité et certaines formes de cancer; la potasse, le fer et le zinc, qui reconstituent le sang et aident à lutter contre les anémies en permettant à l'oxygène parvenu dans nos poumons de se fixer dans notre sang, facilitant ainsi l'alimentation de toutes les cellules de l'organisme; une huile spéciale qui stoppe la constipation; la chaux, qui renforce le squelette. Bref, le blé germé est le meilleur fortifiant connu pour les enfants, les sportifs, les femmes enceintes, ceux qui souffrent de décalcification ou de déminéralisation.

Évidemment, tout cela ressemble à un véritable conte de fée : comment une si petite graine peut-elle accomplir tant de miracles? Plutôt que de vanter trop longuement les mérites du blé germé, je préfère vous laisser méditer sur le tableau suivant :

BIENFAITS DU PAIN COMPLET

Dans cent grammes de :	Pain blanc	Blé entier	Blé germé
		on trouve	
Magnésium	0,5 mg	133 mg	342 mg
Calcium	14 mg	45 mg	71 mg
Phosphore	86 mg	423 mg	1 050 mg

Ces chiffres démontrent clairement que le blé germé compte sept cents fois plus de magnésium, cinq fois plus de calcium et douze fois plus de phosphore que le pain blanc. Voilà pourquoi je considère cette céréale comme une fortifiant miracle.

Rien n'est plus simple que de préparer du blé germé. Il suffit d'acheter du blé biologique entier, vendu en sachets dans les magasins spécialisés, et de le faire germer dans un germoir ou dans une assiette creuse. Le germoir présente cependant un avantage : on peut y empiler plusieurs assiettes les unes au-dessus des autres. Présentation esthétique donc, exigeant un minimum de place, et dont le coût de revient est faible (les germoirs s'achètent en pharmacie).

Je prépare quant à moi le blé germé de la façon suivante :

— Je dispose cinq cuillerées à café de blé entier dans l'une des assiettes du germoir.

— Je trie le blé comme s'il s'agissait de lentilles et le rince abondamment, dans son assiette, sous un robinet d'eau tiède.

— Une fois rincé, je le recouvre d'eau tiède, puis du couvercle du germoir.

— Vingt-quatre heures plus tard, je le rince à l'eau froide et le laisse sans eau. L'hiver, je place le

MA MÉDECINE NATURELLE

germoir dans un endroit chaud de la cuisine; l'été, tout au contraire, j'évite la chaleur.

En été, au bout de vingt-quatre heures doivent normalement apparaître des petites pointes blanches dans le blé, preuve qu'il a germé et qu'il est apte à la consommation. Après l'avoir bien rincé, je mange entre une à cinq cuillerées à café de ce blé germé, soit dans la journée, soit le lendemain, mais jamais plus tard.

Le germoir est d'autant plus utile que l'on peut, grâce à lui, suivre une cure pendant trois semaines, consommant ce blé germé quotidiennement et le renouvelant chaque jour : il suffit de prévoir deux assiettes, une pour le jour même et l'autre pour le lendemain.

S'il faut 24 heures au blé pour germer en été, il exige deux fois plus de temps sinon davantage en hiver. Cependant, quelque soit la saison, n'oubliez pas de manger votre blé le jour même de l'apparition des pointes blanches, ou le lendemain au plus tard (après l'avoir rincé) : passé ce délai il n'est plus bon et il vous faudra le jeter.

Je ne saurais trop vous conseiller de suivre une cure de blé germé quatre fois par an, aux charnières des changements de saisons : automne-hiver, hiver-printemps, printemps-été, été-automne (cinq cuillerées à café chaque jour pendant trois semaines). Ces cures me donnent quant à moi un véritable coup de fouet tout en permettant à mon organisme de faire le plein de vitamines et des substances les plus précieuses. Elles ne sont jamais contre-indiquées, et rien ne vous empêche de consommer du blé germé après une maladie, une période de fatigue ou tout autre événement ayant éprouvé vos nerfs. J'ai déjà dit combien il m'avait été bénéfique lors de ma

BIENFAITS DU PAIN COMPLET

dépression nerveuse. Vous pouvez absorber cette céréale progressivement, en commençant avec une cuillerée par jour (dose minimum), puis doublant, triplant, quadruplant et quintuplant la dose. Vous pouvez également agir comme moi-même, saupoudrant de blé germé votre tartine de miel au petit déjeuner, ou en glisser dans les yaourts, les potages, les omelettes, les salades ou les crudités. N'oubliez pas que pour profiter pleinement des richesses du grain, il faut bien le mastiquer. Au cours de la journée, il m'arrive parfois d'absorber une ou deux cuillerées de blé germé que je mâche lentement. Cela vaut mieux que de sucer un bonbon ou un chewing-gum. Pris seul ou avec un fruit à 11 h et à 17 h, il efface la fatigue et donne un bon coup de punch. J'insiste cependant sur la mastication : sans elle, point de digestion. Nous obligeant à saliver et à mastiquer, le blé germé nous assure une digestion parfaite.

Un dernier point enfin. Nul doute que la curiosité vous conduira à regarder dans vos germoirs ou vos assiettes, afin de mieux comprendre la magie de cette petite pointe blanche qui pousse à l'extrémité de chaque grain. Et il est vraisemblable que vous vous demanderez comment autant de petits grains vitalisent à ce point. L'explication est simple : l'humidité et la chaleur éveillent des ferments qui, lors de la germination, libèrent les puissantes forces du germe. C'est pourquoi, en mangeant ces petits grains aussitôt qu'ils ont germé, nous absorbons tout leur potentiel énergétique.

Au moment de conclure, une interrogation me vient à l'esprit : et si la potion magique d'Astérix le Gaulois n'était pas tout simplement à base de blé germé ? Il faudrait demander au druide...

NOS AMIS PROTIDES ET GLUCIDES

Les bons aliments contiennent des matériaux de construction indispensables à l'entretien, voire à la réfection de notre vie. Les aliments néfastes comptent parfois quelques éléments nutritifs, mais leur assimilation impose à notre organisme une contrepartie fâcheuse : l'encrassement et la fatigue des organes digestifs. Ainsi en est-il de la viande et du sucre blanc, qu'il convient d'éviter. Pourquoi, en effet, nous encombrer de toxines et nous fatiguer inutilement alors que nous disposons d'un vaste choix d'aliments nutritifs et non polluants ?

Les éléments essentiels dont nous avons besoin sont, rappelons-le, les protides, les glucides, les lipides, les vitamines, les sels minéraux, les oligo-éléments, les ferments et enzymes, enfin, la chlorophyle.

Du rapport entre la viande et les bons protides

Les protides sont les « bâtisseurs » de notre corps. Pendant longtemps, on a pensé que ces chers protides ne se trouvaient que dans la viande. Puis on a découvert que le soja, les morilles, les légumes secs, les amandes, les fromages, les pains et les céréales complètes, les œufs et les fruits secs en contenaient tout autant, sinon davantage (voir tableau). D'où cette question fondamentale : est-il indispensable de

MA MÉDECINE NATURELLE

manger de la viande pour recevoir sa ration quotidienne de protides ?

Je le répète : la viande nous offre non seulement des protides, mais aussi des toxines et des déchets dont l'élimination impose à notre organisme une fatigue aussi dangereuse qu'inutile. Autrement dit : la viande contient des protides, de seconde main ayant déjà servi aux animaux qui, grâce à elles, ont construit leurs propres tissus. Ces protides usagés et fatigués ; ne sont que des protides d'occasion.

Au surplus, la chair animale nous encombre des hormones et des antibiotiques avec lesquelles les bêtes ont été gavées. Autant de raisons pour lesquelles leur digestion coûte cher à notre organisme. Chaque jour, notre foie et nos reins s'épuisent inutilement à neutraliser ces poisons. Mieux vaut, par conséquent, opter pour la consommation des

Dans cent grammes de	On trouve (protéines en grammes)
Champignons	35-36
Légumes secs	20-25
Cantal, Port-Salut, Roquefort	23-29
Amandes	20-21
Viande	15-20
Noix et noisettes	16-17
Jaune d'œuf	16
Farine d'avoine	15
Pâtes complètes	13

NOS AMIS PROTIDES ET GLUCIDES

protides issus de sources plus pures et plus nobles, choisir des matériaux de construction dont la qualité soit supérieure, la toxicité en moins.

Ce tableau [1] démontre que la viande n'arrive qu'en cinquième position quant à la quantité de protéines qu'elle contient ; du point de vue qualitatif, elle se situe la bonne dernière.

Bien que connaissant les méfaits de la viande, il n'est pas facile de s'en débarrasser (non plus d'ailleurs que d'autres produits toxiques comme le chocolat, l'alcool, les cigarettes et le café). L'amateur de viande est semblable au buveur d'alcool. Après avoir consommé, l'un et l'autre ressentent une sorte d'euphorie temporaire, qui ressemble à la force; mais dès lors que cette force a disparu, il s'ensuit une grande fatigue. Il n'est pas aisé de renoncer aux poisons auxquels le temps nous a habitués sans un plan d'attaque efficace. Pas question d'agir sur un coup de tête, et d'abandonner la viande brutalement pour plonger dans le végétarisme. Une telle décision doit avoir été mûrie et n'intervenir qu'après réflexion tant il est vrai qu'une expérience ratée laisse un goût d'échec qui compromet à jamais la réussite de la tentative. Il est donc préférable de préparer un véritable programme de « sevrage » grâce auquel on pourra supprimer la viande de son mode d'alimentation, totalement ou au moins partiellement.

Commencez par vous déshabituer en douceur. Réduisez vos quantités de consommation quotidienne puis, au bout de quinze jours, renoncez à la viande une fois par semaine. Vous constaterez, à l'issue de vos repas, que vous somnolerez moins, que

---

1. = Extrait de *Vivre sain,* par Raymond Dextreit, éditions Vivre en Harmonie.

MA MÉDECINE NATURELLE

vous aurez gagné en légèreté et que, enfin, vous ne souffrirez d'aucune aigreur (du côté de vos rhumatismes, ça ira beaucoup mieux aussi). Peu à peu, l'amélioration de votre état général vous donnera le courage de ne plus consommer de viande que quatre, puis trois fois par semaine. Pour autant, n'oubliez pas de la remplacer par d'autres aliments porteurs de protides non polluants. Ainsi, méthode et patience aidant, parviendrez-vous à délaisser la viande complètement.

Hélas, vous êtes peut-être amateur au point de ne pouvoir vous passer de votre steak quotidien; à moins que vous ne pensiez choquer votre entourage – social ou familial – en changeant vos habitudes. En ce cas, sachez qu'il ne faut pas consommer plus de 100 grammes de viande par jour et jamais plus de cinq jours par semaine. Les chairs les plus nocives sont celles du cheval, du porc et du gibier. Plus la viande est jeune (comme l'agneau), plus elle est blanche (comme le poulet, le veau ou le lapin), et moins elle est toxique (relativement). Quant aux sauces grasses qui souvent l'accompagnent, songez qu'elles accroissent encore les difficultés de la digestion. Celle-ci ne s'opère qu'en la présence indispensable des enzymes et des ferments. Comme la viande n'en compte pas, notre corps se voit contraint – j'insiste! – de les puiser dans ses propres réserves, s'appauvrissant d'autant en substances précieuses. N'oubliez donc pas de consommer des végétaux crus qui en contiennent à profusion. Notez aussi que la digestion des viandes et des céréales est incompatible. Autrement dit, si vous tenez à votre entrecôte, n'y mêlez pas des pâtes ou des légumes secs, mais plutôt des végétaux cuits. Essayez cependant de vous orienter vers un choix d'aliments qui, loin

NOS AMIS PROTIDES ET GLUCIDES

d'encrasser votre organisme, lui apporteront tout au contraire leurs forces salutaires.

Du rapport entre les sucres et les bons glucides

Les protides sont donc essentiels à notre existence (rappelez-vous : le soja et les morilles plutôt que la viande). Il en est de même des glucides (hydrates de carbone). Tout comme une voiture a besoin d'essence pour rouler, notre organisme ne saurait fonctionner sans sucres et amidons. C'est grâce à eux que nous travaillons, courons, chantons, agissons. Il n'existe pas de vie sans sucre.

Cependant, il y a sucre et sucre. Les meilleurs, ceux dont notre corps profite le plus facilement, sont les sucres qualifiés de « simples » car ils n'exigent pas de digestion : nous les absorbons sans fatigue tout en bénéficiant de leur pleine énergie. Ces sucres simples se rencontrent dans :
- le miel
- les fruits secs sucrés
- Les fruits frais

Les sucres « composés », que l'organisme doit digérer afin de profiter de leur énergie, se trouvent dans :
- toutes les céréales (notamment les pâtes et le pain complets)
- les lentilles
- les racines des légumes
- le lait

Le sucre blanc. Lorsque je révisais mon baccalauréat, mon père pénétrait dans ma chambre sur la

MA MÉDECINE NATURELLE

pointe des pieds, déposait sur la table un sucrier rempli de morceaux de sucre blanc, et murmurait : « Mange, c'est bon pour l'intelligence », avant de repartir tout aussi discrètement qu'il était entré. Plus tard, je renouvelais les conseils de mon père, à ma fille qui passait à son tour des examens : « Prends-en, disais-je, c'est excellent pour l'effort intellectuel. »

Or qu'en est-il en réalité ? Depuis toujours, on ne cesse de répéter que le sucre est indispensable, que sans lui il n'y a ni énergie, ni vie. D'innombrables campagnes publicitaires nous rappellent que le sucre est nécessaire aux sportifs, aux enfants et aux vieillards. Pire qu'un mensonge, ces publicités exploitent une demi-vérité (ce qui explique que la légende du bon sucre blanc soit si tenace). Pourquoi demi-vérité ? Parce que le sucre est essentiel à l'entretien de la vie – mais pas le sucre blanc !

Les sucres simples, on l'a vu, constituent de véritables cadeaux-santé pour notre organisme. Les sucres « composés » nous sont également profitables puisque, riches en vitamine B, sels minéraux et autres enzymes, ils assurent leur propre digestion. Ce sont donc des sucres « bien élevés », qui ne « volent » rien dans notre cagnotte durant la digestion qui n'agressent pas l'organisme par une trop grosse quantité de sucre et n'affolent pas notre pancréas. Se digérant lentement, ils n'envoient dans notre sang qu'une petite quantité de sucre à la fois. Distillée peu à peu, cette énergie nous offre du tonus et coupe la faim durant de longues heures (notons, en passant, que les diabétiques peuvent également absorber cette « force douce » qui ne nuira pas à leur pancréas).

Le sucre blanc, quant à lui, appartient à une

NOS AMIS PROTIDES ET GLUCIDES

troisième catégorie que j'appellerai celle des « sucres voleurs ». Il me fait penser à ces personnes qui s'invitent quotidiennement chez vous sans jamais apporter la moindre fleur et à qui on finit par fermer la porte après s'être aperçu qu'ils dérobaient tantôt une petite cuillère, tantôt un bibelot. Ainsi en est-il du sucre blanc : il vient toujours les mains vides; point de vitamines, d'enzymes ou de sels minéraux entre ses mains. Pis encore : il se fait digérer en volant dans nos propres réserves la vitamine B1 et d'autres richesses. Il s'introduit chez nous comme un éléphant dans un magasin de porcelaine, ignorant le calme et l'harmonie. Produit chimiquement pur, il a le triste avantage de se distiller d'un seul coup, envoyant dans notre sang trop de sucre à la fois. Le corps s'emballe et panique : « Que faire avec tant de sucre ? » Dès lors, les cellules s'irritent et hurlent : « C'est trop concentré, ça nous brûle ! » Du coup, dans l'affolement, foie, pancréas et reins essaient de l'éliminer du corps. Chaque fois que vous avalez un morceau de sucre blanc, ce scénario se reproduit. Mais les méfaits ne sont pas terminés pour autant, la digestion de ce sucre donne naissance au dangereux acide oxalique que le foie doit éliminer au prix d'une nouvelle fatigue.

La manière dont il est fabriqué devrait à elle seule nous dégoûter à tout jamais de convier ce produit chez nous. On obtient le sucre blanc en râpant les betteraves dont on extrait le jus. Après quoi, on mélange ce jus à la chaux, puis à l'anhydride carbonique. On l'épure grâce à de l'anhydride sulfureux et en le filtrant sur du « noir » animal (composé de débris d'os calcinés d'animaux). Suit une très longue ébullition qui permet la concentration. Le raffinage est facilité par divers produits

MA MÉDECINE NATURELLE

chimiques comme l'alcool isopropylique ou l'acétate de sodium. Devenu un produit chimiquement pur (à 100 %), le sucre blanc nous agresse sans nous apporter aucun élément vitalisant. On comprend dès lors la brutalité de ses actions ainsi que sa nocivité.

Pour toutes ces raisons, je me fais l'avocat général du sucre blanc... et vous laisse seuls juges ! Les témoins à charge, cependant, sont nombreux. Aux États-Unis et même en France, les médecins sont catastrophés par l'augmentation, chez les enfants, de maladies rhumatismales et cardiaques. Et chacun se demande si le sucre blanc et les sucreries ne seraient pas responsables de ce phénomène.

Appelons les mamans à la barre, et donnons la parole à la partie civile. Mesdames, vous pensez sans doute bien faire en ajoutant une cuillerée de sucre dans le biberon de votre bébé. Sachez cependant que vous créez ainsi une double irritation : intestinale et hépatique. Et si, rouge et irrité, votre enfant pleure des heures durant, ne cherchez pas le coupable plus longtemps : il s'agit bel et bien du sucre blanc.

Par ailleurs, il est absolument vrai que les bonbons et autres sucreries faites à base de sucre blanc sont néfastes à la dentition. En effet, pour digérer le sucre blanc contenu dans ces poisons, le corps de l'enfant recourt au calcium des dents qui s'en trouvent dès lors privées. Sachez en outre qu'à la toxicité du sucre, s'ajoute celle des composants de ces bonbons : acides tartrique et citrique, acétate d'amyle, gomme dissoute et sulfate de cuivre.

Conclusion de la cour après délibération : les campagnes publicitaires vantant les mérites du sucre pèchent par omission. Elles ont raison de

NOS AMIS PROTIDES ET GLUCIDES

prétendre que cette substance nous est indispensable, mais elles ne précisent pas quelles sortes de sucres nous sont profitables et quelles sortes nous sont nuisibles. Nous condamnons à la réclusion perpétuelle les sucres blancs, fatigants et agressifs, pour recommander les sucres naturels issu du miel, des fruits et des céréales. Une mention particulière doit être faite pour le sucre de canne.

Le sucre de canne. Fabriqué de la même manière que le sucre blanc, le sucre de canne échappe cependant au raffinage. Ainsi conserve-t-il sa couleur rousse et quelques sels minéraux. Pas suffisamment cependant pour prétendre au titre de produit naturel. Autrement dit : utilisez-le comme condiment et ne le laissez pas vous envahir. Préférez-lui le miel, que vous mettrez sur votre table à la place du sucrier. Faites l'expérience pendant quelques semaines : Vous verrez combien c'est facile. Procurez-vous les adresses de magasins spécialisés. Alternez toutes les sortes de miels, jusqu'à ce que vous trouviez « le vôtre ».

Le miel. Jamais nous ne remercierons assez l'abeille qui, aimant les fleurs, les plantes et les arbres non pollués, y puise le nectar avec lequel elle fabrique le miel, aliment naturel qui, à l'instar d'une bonne huile d'olive, remplit deux fonctions : il nourrit et il guérit. Le miel remporte haut la main la médaille d'or des sources de sucre « simple »; au surplus, il est également premier sur le podium des sels minéraux, des oligo-éléments, des ferments et des vitamines. Bref, quel accumulateur !

Pour bien profiter de cet aliment miracle, il convient de l'acheter dans les magasins spécialisés qui vendent du miel naturel, puisé directement à la ruche et non chauffé. Évitez le miel chauffé qui a perdu ses enzymes et ses vitamines et ne touchez pas au miel contenant des antiseptiques chimiques (totalement hypnotisés par la chimie, les hommes en ajoutent partout). Ne sous-estimez pas l'intelligence de l'abeille qui, pour permettre au miel de rester un long moment dans les alvéoles de la ruche sans « pourrir », y adjoint un antiseptique naturel autorisant une longue conservation.

Il existe autant de variétés de miel que de plantes butinées, chez lesquelles l'abeille se procure miellée et nectar. En les mélangeant dans son jabot, elle les transforme en miel, riche en diverses vitamines (notamment les vitamines A et B), en sels minéraux et en ferments. Cependant, les miels issus de la lavande, du romarin, de la bruyère, du thym, du tilleul ou d'autres sortes de plantes, n'agissent pas de la même manière sur l'organisme. Ainsi :

– soignez vos problèmes d'**estomac**, d'**intestin**, d'**amaigrissement** et de **dépression** avec le *miel de sarrazin* ;

– combattez **rhumes** et **bronchites** en recourant au *miel de thym* et de *serpolet* ;

– réduisez la **fatigue**, les « **coups de pompe** » ou une **surcharge du foie** à l'aide du *miel de romarin* ;

– surmontez les **insomnies**, les **nerfs qui lâchent** ou le **cœur qui s'emballe**, en recourant au *miel de tilleul*.

A condition d'être naturels, crus et sans suppléments chimiques, tous les miels sont bons. Ils peuvent, ils doivent remplacer le sucre, produit artificiel et qui agresse l'organisme. Utilisez le miel dans la confection de vos gâteaux et pâtisseries,

NOS AMIS PROTIDES ET GLUCIDES

ajoutez-le à vos boissons. Mieux : glissez-en un flacon dans votre sac lorsque vous déjeunez ou dîner à l'extérieur de chez vous. « Quoi ? » me direz-vous, emporter ma cuisine avec moi ? » ! Eh bien oui. Comparez donc la nocivité du sucre aux bienfaits du miel, et vous serez convaincu. Tout est question d'organisation. En France comme à l'étranger, il m'arrive souvent, au restaurant, de sucrer mes boissons avec du miel que je sors d'un petit pot de verre (par exemple un mini pot à moutarde bien lavé). Et si vous n'êtes pas décidé, ouvrez donc votre sac et vous constaterez qu'il contient nombre d'objets lourds et inutiles. Pourquoi ne pas troquer ces objets contre un flacon de miel, une petite cuiller (n'oubliez pas que, comme tant d'autres aliments concentrés, le miel se déguste à la cuiller et non à la louche !) ou un sachet de fruits secs ?

La figue sèche. La figue est riche en sucres « simples », assimilables, je le rappelle, sans digestion. Elle apporte les vitamines A et B à nos cellules qui se reconstituent grâce à elles. Lorsque je manque de temps pour prendre un repas ou que la qualité biologique des mets qui me sont servis me paraît douteuse, je mange les quelques fruits secs que j'ai pris soin d'emporter avec moi. La figue a bon goût ; en mastiquant et en salivant comme il convient, il est facile de tirer le bénéfice de ses vitamines. Cela dit, j'en mange peu en raison de ses richesses caloriques.

Les raisins secs. Le raisin est un fruit merveilleux ; frais ou sec, il dissimule un trésor de sels minéraux, de vitamines A et B... Bref, voici une autre source de sucre simple, très efficace pendant

MA MÉDECINE NATURELLE

les périodes d'examen ou d'études (mamans : prenez note!) ou lorsqu'il s'agit de fournir un effort physique. Je vous déconseille toutefois d'absorber en une seule fois cinq cents grammes de raisins secs sous prétexte qu'un devoir difficile vous attend... Lorsque je me rends à une soirée ou que, plus allègrement, je « saute » un repas, je déguste les quelques raisins secs (et pourtant si moelleux!) que je dispose quotidiennement dans un petit sachet de plastique, avec d'autres fruits secs, comme la figue. Bien mastiqués, ils se révèlent aussi efficaces, aussi dynamisants que ce tigre qu'un publicitaire ingénieux a un jour glissé dans son moteur...

Les dattes. Je vous confie un secret : j'adore les dattes – à condition qu'elles soient naturelles et moelleuses. En Israël, elles sont vendues par les femmes arabes, véritables princesses orientales vêtues d'amples robes noires aux arabesques vives. Telle Perette et son pot de lait, mais avec plus de majesté, ces femmes portent sur leur tête des plateaux de paille tressée où s'entassent des centaines de dattes moelleuses. Mon amie Aviva et moi-même les dégustions près de la maison. Assises sur un gros rocher, nous nous imaginions en plein désert, dans une oasis lointaine.

Quelques années plus tard, à Paris, j'achetai dans une épicerie un paquet de dattes. En l'ouvrant, je découvris des fruits immangeables noyés dans une gélatine sucrée! Pendant longtemps, je crus que les dattes françaises étaient ainsi, dures et sans goût...

Et pourtant, les dattes, les bonnes, les vraies, recèlent d'inestimables trésors. D'abord, car elles protègent du cancer – les Arabes vivant dans le

NOS AMIS PROTIDES ET GLUCIDES

Sahara ne sont pas atteints par cette maladie : leur alimentation, dattes et eau puisée dans un sol riche en magnésium, les en protège – ; ensuite parce qu'on trouve dans les dattes le phosphore, le calcium, le fer et les vitamines A, B et B2 qui conviennent aussi bien aux nerveux, aux anémiques, aux personnes décalcifiées qu'aux vieillards et aux plus jeunes, victimes d'acné. Enfin, les dattes naturelles sont excellentes pour la peau.

Vive les dattes, donc, vive le miel et vive tous les fruits secs qui remplacent avantageusement les repas pris sur le pouce, à la cantine ou au bistrot du coin.

Voici un exemple de menu que je ne saurai trop vous conseiller :

Mêlez dix amandes douces décortiquées à trois dattes moelleuses et quelques raisins secs; puis mastiquez soigneusement ces fruits par petites bouchées. Achevez ce « déjeuner » par une infusion chaude de thym miellé [1] (préparée chez vous dans une bouteille Thermos), que vous avalerez par petites gorgées. N'oubliez pas d'ouvrir largement les fenêtres si vous vous trouvez dans un bureau enfumé et imposez-vous calme et décontraction. Pensez combien il fait bon vivre!

---

1. Reportez-vous au chapitre la « tisanothérapie ».

ILS COURENT
ILS COURENT
LES LIPIDES

Imaginez un industriel qui nourrirait ses machines avec un mazout de mauvaise qualité. Celles-ci pétaraderaient, fumeraient avant de prendre le chemin de la casse.

Nous sommes les industriels de notre corps. Et si nous n'offrons pas à ce dernier un fuel de bonne qualité, soit des lipides de premier ordre, notre organisme aurait tôt fait de rejoindre à son tour l'assemblée des vieilles carcasses.

Qui dit lipide dit matière grasse. Qui dit matière grasse fait penser au cholestérol. Celui-ci est-il aussi néfaste qu'on le prétend ? Oui et non. En fait, il est à la fois très utile et très dangereux : tout dépend de sa quantité ; à petite dose, il est salutaire ; à haute dose, il devient un véritable poison. Quand notre machine organique fonctionne normalement, le cholestérol, présent et actif, achemine vers le foie des substances importantes tout en nous défendant par son action anti-toxique. Lorsque les rouages s'emballent et que le cholestérol commence à prendre une place excessive, il nous joue des tours pendables : soit qu'il se durcisse, se transformant en calculs biliaires, soit qu'il se dépose à l'intérieur des artères, les raidissant et réduisant leur calibre. Dès lors, le sang circule difficilement, et l'artériosclérose apparaît.

La graisse animale, les huiles raffinées que l'on trouve dans le commerce et le sucre blanc sont

ILS COURENT LES LIPIDES

responsables de l'accumulation abusive du cholestérol. En revanche, les matières grasses de bonne qualité ne créent aucune hypercholestérolémie. D'où la nécessité de ne recourir qu'à de bonnes sources de lipides :
– huiles de première pression à froid,
– graisses végétales non hydrogénées,
– beurre frais
– tahina,
– purée d'amandes douces,
– fruits secs oléagineux (amandes, noix, noisettes, cacahuètes),
– olives,
– œufs
– fromages.

L'huile : une amie qui ne vous veut pas toujours du bien

Rien n'est plus facile que d'entrer dans une épicerie ou une grande surface, de tendre la main vers la première bouteille d'huile venue et de la déposer dans son cabas. Après tout, la télévision, la radio et les placards publicitaires nous ont tant vanté les qualités de ce liquide « doré » et « appétissant », « sain », « digeste » et « bourré de vitamines », que nous achetons sans prendre garde. Méfiez-vous cependant des apparences : les bonnes mines sont souvent trompeuses. L'huile communément vendue dans le commerce cache bien son jeu. Maintes fois transformée, elle se présente à nous avec fierté et allant, sachant parfaitement que si nous connaissions les secrets de sa fabrication, nous lui tournerions le dos.

MA MÉDECINE NATURELLE

Pour obtenir un rendement maximum et pouvoir en extraire jusqu'à la dernière goutte, on chauffe les graines productrices d'huile, puis on leur adjoint un solvant chimique : l'hexane. On traite l'huile ensuite, par l'acide phosphorique, et on la neutralise par la soude. Sa décoloration s'opère au charbon et à la terre activée à l'acide sulfurique. Après quoi, on la désodorise à la vapeur chauffée à deux cent vingt degrés. Imaginez quels résidus dangereux résultent de tous ces traitements !

Sur les rayonnages, parade donc ce liquide aux étiquettes alléchantes, appelé « huile raffinée », en vérité produit dévitalisé ne contenant plus aucun ferment, aucune vitamine. Quel dommage, surtout si l'on songe que toutes ces richesses existaient à l'origine !...

L'huile de paraffine. On la croit honnête alors qu'elle ne cesse de commettre contre nous des hold-up caractérisés. Elle se présente comme « amaigrissante » parce que dépourvue de calories, oubliant de préciser qu'étant totalement dévitaminée, elle nous dérobe les vitamines de notre corps. En outre, empêchant le carotène de se transformer en vitamine A, elle nuit à notre santé et à notre capacité de bronzer. Bref : l'huile de paraffine est particulièrement traître. Je m'explique. Chacun sait que notre corps a besoin de diverses vitamines, et que certaines d'entre elles , par exemple les vitamines A, D, E et K, présentent la particularité de se dissoudre dans la graisse. Pénétrant sournoisement dans notre organisme, l'huile de paraffine absorbe et vole ces vitamines. Inutile de chercher à les récupérer : personne n'y parviendrait. En effet, incapable de digérer l'huile de paraffine, notre corps assiste, impuis-

ILS COURENT LES LIPIDES

sant, à l'évacuation de cette kleptomane qui emporte avec elle toutes nos précieuses vitamines. Pour toutes ces raisons, vous devez condamner à perpétuité cette fausse amie. Je précise que sa présence nous interdit notamment d'entreprendre toute cure interne d'argile, sauf à risquer des troubles intestinaux graves. Bannissez-la, oubliez-la et prenez garde à ses consœurs.

La margarine. D'aucuns recourent à la margarine pour faire baisser leur taux de cholestérol. Drôle d'idée. Vous devez savoir que la margarine est composée d'huiles animales (notamment d'huile de baleine) ou d'huiles végétales. Sa fabrication repose essentiellement sur le principe de l'hydrogénation, qui solidifie les huiles fluides. L'hydrogénation s'effectue le plus souvent en présence d'un catalyseur (nickel réduit) qui enlève à la margarine sa mauvaise odeur tout en lui laissant ses résidus dangereux. De plus, cette opération exige des températures élevées (180°) qui peut laisser des substances cancérigènes dans l'huile. Enfin, l'hydrogénation détruit les acides gras essentiels (sorte de vitamines) qui nous sont nécessaires. Vous comprenez qu'après être passée par ces divers tamis, la margarine ne bénéficie plus d'aucune vitamine. En revanche, elle s'est « enrichie » parfois de diacétylène de synthèse (avec lequel on l'aromatise), de mono ou di-glycérides et d'acide ascorbique (qui sert d'antioxygène et d'émulsifiant). Bref, ce produit complique la digestion et accroît le cholestérol...

A l'issue de cette analyse, je ne peux vous prodiguer qu'un conseil : si vous voulez suivre un régime sans graisse, mieux vaut ne consommer qu'une toute petite quantité d'huile d'olive de pre-

MA MÉDECINE NATURELLE

mière pression à froid qui, en agissant bien sur votre foie, vous aidera à maigrir.

Les huiles de première pression à froid (sans solvants chimiques). Je parlerai sans détours : ces huiles propres à la consommation et avantageuses pour notre santé sont les meilleures. Dans leur fabrication, broyage des graines, pressage à froid et filtrage n'entre aucun solvant chimique et le pressage par la chaleur n'a pas droit de cité. Ainsi obtient-on des huiles excellentes dont la diversité tient au choix des graines.

— L'huile de noix est délicieuse avec les crudités.

— L'huile de tournesol est la plus connue et la plus neutre du point de vue de la saveur.

— L'huile de sésame est un peu épaisse pour les salades, mais recommandée pour les pâtisseries et la cuisson en général.

— L'huile d'olive est la meilleure de toutes, à la fois pour son goût et pour les bienfaits qu'elle procure à notre santé. Obtenue par une première pression à froid, elle conserve ses vitamines A, E, C, F ainsi que les ferments qui la rendent si digeste. Outre ses avantages « alimentaires », l'huile d'olive n'a pas son pareil pour guérir les maladies propres au foie, à la vésicule biliaire et aux intestins. Et, surtout, riche en vitamine F (qui régénère l'épiderme), elle est excellente pour les massages et les bronzages.

Comme toute l'alimentation biologique, les huiles « saines » s'achètent dans les magasins spécialisés. Je sais très bien qu'il est souvent plus facile de faire ses courses près de chez soi. Mais le détour

ILS COURENT LES LIPIDES

vous profitera largement. Et même si les huiles vierges – ou tout autre aliment biologique – coûtent plus cher que les produits courants, vous les utiliserez en moindre quantité et les comptes finiront par s'équilibrer. Réduisez donc votre consommation et n'achetez que de bons produits naturels et vivants.

Au bon beurre

En Normandie, non loin du Mont Saint-Michel, mes beaux-parents possèdent une petite maison qui se dresse au milieu des champs. Les premiers temps, lorsque je m'y rendais, je croyais naïvement que je me procurerais facilement des œufs et du beurre frais dans la ferme voisine. Autant chercher de la neige en plein Sahara! Car, semblable à beaucoup d'autres fermiers, Armand, notre sympathique voisin, vend son lait à la coopérative où il achète un beurre pasteurisé, certes joliment emballé, mais dépourvu de vitamines. Sa femme, ses enfants et petits-enfants en mangent. Armand, lui, y a renoncé depuis des années. Avec son accent paysan si charmant, il m'a expliqué que son foie ne digérait pas le beurre. Comme je le comprends! Et comme je regrette qu'il ne fabrique pas lui-même son propre beurre, dont foie et pancréas se régaleraient. Car pour constituer une bonne source de matières grasses, le beurre ne doit pas être pasteurisé. Hélas, après avoir subi cette opération, le pauvre attend dans le froid, pendant des mois, sinon des années qu'on veuille bien le consommer. C'est pourquoi, à mon tour, j'y ai renoncé. Mais rassurez-vous : j'ai découvert des produits de remplacement!

MA MÉDECINE NATURELLE

Sésame ouvre-toi : la tahina

En Israël, les gens mangent de la purée de grains de sésame, appelée « tahina ». J'adore la tahina. J'aime en tartiner mon pain complet, y tremper mes crudités ou encore la mélanger à ma salade de tomates. Le matin, lorsque l'envie me prend de manger salé, je remplace la graisse végétale par la tahina. Si je préfère le sucre, je la troque contre du miel.

Ah, les amandes!

La purée d'amandes douces se substitue également – et avec profit – au beurre. Elle contient non seulement des enzymes, des sels minéraux et des vitamines, mais encore une substance spéciale qui nous aide à digérer les céréales. Tout comme la tahina, la purée d'amandes douces se tartine sur des tranches de pain complet (en fine couche cependant : gare aux calories!). J'en mange souvent le matin tout en buvant lentement une infusion de thym miellé. Ainsi suis-je d'attaque pour bien commencer la journée. Je ne saurais trop recommander aux mamans d'offrir des tartines semblables à leurs enfants : elles donnent de la force et de l'énergie, le matin mais également au moment du goûter, lors des pique-niques et en maintes autres occasions.

D'une manière plus générale, il faut savoir que tous les fruits oléagineux sont riches en matières grasses mais aussi en protéines d'excellente qualité. Il est bon d'en consommer chaque jour en petite quantité. Je me permets d'insister : très concentrées,

ILS COURENT LES LIPIDES

les substances précieuses qui s'y trouvent fatiguent le foie si elles sont absorbées en doses excessives. En outre, amandes, noix, noisettes et cacahuètes ne doivent pas ajouter leurs propres protéines à celles de la viande, du poisson, du fromage ou des œufs. Autrement dit : consommez-les à part, comme « anti coups de pompe » par exemple, ou à la fin des repas végétariens. J'adore, quant à moi, croquer quelques fruits secs vers onze heures ou dix-sept heures. Et, comme vous le savez, en répétition ou en voyage, il m'arrive d'échanger un repas contre ces fruits secs accompagnés d'un ou deux fruits de saison. Imitez-moi : conservez toujours sur vous un petit sachet en plastique contenant une dizaine d'amandes ou de noisettes et quelques cerneaux de noix.

Olives : noires de préférence

Excellentes pour la santé, les olives noires battent les olives vertes d'une tête : ne subissant aucun traitement chimique, elles sont plus naturelles. Habituez-vous à en ajouter quelques-unes à vos salades...

Œufs : d'où vient la poule ?

Bonnes sources de matières grasses, les œufs apportent en outre des protides (protéines) et des hydrates de carbone : trois éléments nutritifs essentiels. Au surplus, ils contiennent des vitamines, des sels minéraux et des oligo-éléments. Excellent aliment, donc, et très concentré. Tout le problème tient en ceci : que dissimule la coquille ? L'œuf a-t-il

MA MÉDECINE NATURELLE

été pondu par une poule élevée au néon ? En ce cas, abstenez-vous. De nos jours, l'alimentation poulaillère est riche en antibiotiques, en poudre d'os et de sang, et en huile de foie de morue. Pour être réellement de qualité, l'œuf doit être l'enfant d'une poule nourrie au grain et à la verdure; il faut également qu'elle ait couru librement dans la basse-cour. A vous de découvrir un fermier qui n'aura pas construit une HLM pour ses volailles...

Fromages : empêchez-les de courir...

Il y a dix-huit ans de cela, mes parents ont débarqué pour la première fois à Paris. Je voulais leur montrer une ville inoubliable. Nous sommes passés du sommet de la Tour Eiffel aux tréfonds des catacombes, sans oublier la montagne Sainte-Geneviève et le bateau-mouche sur la Seine. Puis, sans moyens mais ne reculant devant aucun sacrifice, je les ai emmenés dîner à la Tour d'Argent. Je nous revois encore installés à une très belle table de cet illustre restaurant, admirant Notre-Dame d'un œil et le menu de l'autre. A l'époque, j'ignorais jusqu'aux termes de « médecine naturelle ». Éblouie par la renommée de la Tour d'Argent, j'ai voulu que mes parents goûtent à son plat le plus fameux : le canard au sang. Survient le maître d'hôtel, digne et compassé. Il nous explique les secrets de ce « plat merveilleux ». Mes parents l'écoutent avec attention avant de déclarer tout net qu'ils « prendront autre chose ». Et ma mère d'ajouter ahurie, (en hébreu) : « C'est un plat digne des barbares ! » J'étais rouge de honte et, surtout, déçue. Nous avons choisi des plats d'une extrême simplicité : entrées banales, grillades-légu-

ILS COURENT LES LIPIDES

mes, salades. J'attendais la fin du repas : avec les fromages, pensais-je, Paris remontera dans leur estime.

On nous apporte le plateau. Magnifique, bien sûr, avec ses quarante variétés de fromages. Mon père regarde, se penche puis se tourne vers moi, lâchant : « On se croirait au petit déjeuner ! » Les fromages ont rejoint le canard au sang dans le panier de mes désillusions. Tant pis pour moi si j'avais oublié qu'en Israël, effectivement, les fromages se dégustent au petit déjeuner. Je ne leur ai jamais avoué qu'ils venaient de manger la grillade la plus chère du monde.

Je n'ai pas choisi cette anecdote au hasard. D'instinct, mes parents ont senti ce jour-là que la viande fait mauvais ménage avec le fromage. De même, il ne faut pas en consommer après avoir mangé des œufs : le foie en pâtirait. Le fromage, en effet, constitue une excellente source de matière grasse; c'est un aliment très riche. Il ne faut donc pas en abuser. Par ailleurs, les meilleurs fromages sont les fromages de chèvre et les fromages à pâte ferme; on peut évidemment choisir des fromages à pâte molle, à condition qu'ils ne « courent pas tout seuls ». Trop fermentés, ils sont néfastes à notre santé.

A cet égard, j'achèverai ce chapitre par une autre histoire qui, celle-là, date d'il y a vingt ans. A l'époque, je vivais avec une bande de copains très gais, mais complètement fauchés. Un matin, je découvre dans ma boîte aux lettres la confirmation d'une excellente nouvelle : je vais enregistrer mon premier disque.

Je préviens immédiatement les amis. Réaction unanime : « On fête l'événement ». Oui, mais où ?

MA MÉDECINE NATURELLE

Finalement, aucun de mes compagnons n'ayant de domicile fixe, nous décidons que ma chambre fera office de palace. Le palace en question : deux mètres sur trois, sixième étage sans ascenseur. L'escalier, cependant, ne pose aucun problème : on est assez jeunes pour descendre et remonter autant de fois que nécessaire. Non. La difficulté réside plutôt dans l'état de nos finances. Le constat est simple : même si nous partageons tout, nous demeurons très pauvres. Après réflexion, nous décidons que j'offrirai la salade, le pain et le café; Luc se chargera du fromage, André, du vin, et Pia, Danoise d'origine, apportera peut-être une tarte. Peut-être car travaillant comme jeune fille au pair à Paris, elle devra attendre le départ de sa patronne (très sévère!) pour faire cuire sa pâtisserie.

Je dresse la table... au sol, puisque je ne dispose d'aucune table. Je déplie une nappe, j'installe quatre sets de paille recouverts de serviettes décorées, censées indiquer la place des convives. On se partagera mes deux assiettes et mes deux verres. Qu'importe la pauvreté si la bonne humeur est de la partie!

Luc et André arrivèrent les premiers, l'un avec camembert et Roquefort, l'autre avec une bouteille de vrai Bordeaux. C'était Byzance! Pia survint quelques instants plus tard, une tarte à moitié cuite dissimulée dans un papier journal. « Désolée, dit-elle, ma patronne est rentrée plus tôt que prévu. » Nous éclatâmes de rire, puis nous nous assîmes. La salade fut appréciée, le vin également. Quant aux fromages...

« Où les as-tu mis? me demanda Luc.
— Eh bien figure-toi que tes fromages, mon pauvre ami, n'étaient pas très bons. »

ILS COURENT LES LIPIDES

J'étais quelque peu gênée. « Mais où sont-ils ? insista Luc.
— Tu vois... Enfin... Bref, tu t'es fait rouler.
— Rouler ?
— Oui. On t'a vendu un Roquefort moisi et un camembert qui devait être pourri tellement il sentait mauvais.
— Mais où les as-tu mis ?
— A la poubelle, voyons ! »
Éclat de rire général. J'étais très vexée. Il fallut à mes amis infiniment de patience pour m'expliquer qu'en France, on mange des fromages qui sentent très forts et qui, parfois, sont même moisis. Je me suis dit alors que la France, quand même, était un pays bien bizarre...

IL N'Y A QUE LE FOIE QUI SAUVE

NOM : Foie
AGE : Varie selon nos bonnes ou nos mauvaises habitudes.
PROFESSION : Premier ministre de notre république cellulaire libre.
SIGNE PARTICULIER : A peine plus gros qu'un livre il sait accomplir simultanément plusieurs opérations qu'aucun laboratoire, aucun ordinateur, aucune usine chimique, fut-ce la plus grande, ne seraient à même d'entreprendre.

Parmi tous nos organes, c'est le cœur qui est le plus encensé. A preuve : le nombre de chansons écrites en son honneur. Pourtant, les actions biologiques du foie comme sa participation dans les manifestations de la vie sont plus importantes que celles du cœur. En un dixième de secondes à peine, il est capable d'effectuer sans erreur quelques centaines de transformations chimiques simultanément. De lui dépendent la digestion, la qualité de notre sang, la richesse de notre mémoire et la force de nos muscles. Ce premier ministre a donc un pouvoir considérable et, comme de juste, parfaitement méconnu. Plus palpitantes que la meilleure intrigue de Sherlock Holmes, ses actions devraient nous tenir en haleine pour la seule raison que notre santé comme notre vie en dépendent.

IL N'Y A QUE LE FOIE QUI SAUVE

Les neuf propriétés du foie

— Le foie sécrète quotidiennement entre un demi-litre et un litre de bile. Ce liquide au goût amer, d'une belle couleur jaune, nous permet essentiellement de digérer les graisses; par ailleurs, il désinfecte nos intestins et nous protège contre la diarrhée et la constipation.
Un foie fatigué ne sécrète pas assez de ce liquide miracle. Conséquences : la digestion des matières grasses devient plus difficile; mal évacuées, les substances nocives séjournent dans les intestins, exposant l'organisme aux dangers résultant des diarrhées et de la constipation.

— Le foie transforme et « humanise » toutes les substances pénétrant dans notre corps pour qu'elles nourrissent nos cellules sans les blesser.
Un foie fatigué laisse passer dans l'organisme des matières non transformées ou mal assimilées qui nous encrassent.

— Le foie reçoit la totalité des matières digérées et les contrôle rigoureusement : il rejette les excédants et les résidus alimentaires; il intercepte, neutralise et expulse vers l'intestin toutes les substances toxiques; il détruit les bactéries; il attend que les éléments nutritifs aient été transformés par l'action des ferments et enzymes pour leur accorder le droit de passage dans notre sang.
Un foie fatigué assure imparfaitement la défense de notre corps. Il laisse pas-

MA MÉDECINE NATURELLE

ser dans le sang des matières non contrôlées, encore chargées de toxines et de bactéries nocives. S'ensuivent maladies et empoisonnement.

— Le foie neutralise aussi bien les poisons dûs à l'activité cellulaire ou musculaire que les poisons venus de l'extérieur : alcool, médicaments, viande, charcuterie, etc.
Un foie fatigué se trouve dans l'incapacité d'accomplir des heures supplémentaires; il élimine donc mal ces poisons qui nous intoxiquent. Par ailleurs, un grand nombre de cellules hépatiques sont tuées au contact de l'alcool, des médicaments ou d'autres substances chimiques. Une telle hécatombe quotidienne rétrécit et durcit le foie qui risque alors d'être atteint par la cirrhose.

— Le foie régularise la circulation sanguine de la même manière qu'un barrage ordonne le cours d'un fleuve. Semblable à une éponge, il réduit les congestions sanguines qui pourraient gêner le fonctionnement du cœur, absorbant jusqu'à un litre et demi de sang enfin d'assurer une circulation normale. Lorsque la congestion s'est dissipée, il restitue ce sang à l'organisme.
Un foie fatigué manque de la souplesse nécessaire pour se « gorger » d'une telle quantité de sang. Dès lors, l'organisme perd un précieux régulateur de sa circulation.

IL N'Y A QUE LE FOIE QUI SAUVE

— Le foie dose la quantité d'hormones du sang, métabolise graisses et protides, stocke les vitamines et le sucre en sorte qu'ils soient toujours prêts à reprendre du service. En outre, il fixe les matériaux de construction nécessaires à la réfection et à la consolidation des parties du corps victimes de lésions et d'usure. Enfin, il élimine l'excès de cholestérol.

Un foie fatigué laisse vieillir notre corps sans lui apporter les hormones qui lui sont indispensables. Il ne digère plus les graisses et les protides qui nous font défaut. Les vitamines et le sucre ne parviennent plus à être stockés, si bien que notre cagnotte de ces substances essentielles reste vide. Enfin, les parties lésées et usées de notre organisme ne se consolident ni ne se reconstruisent, et le cholestérol envahit nos vaisseaux.

— Le foie assure la permanence de notre température interne.

Un foie fatigué ne remplit plus sa fonction thermique, nous conduisant à souffrir du froid comme de la chaleur.

— Le foie produit un certain nombre de substances essentielles au sang : la prothrombine et la fibrine, qui lui permettent de coaguler ; l'héparine, qui le rend fluide ; la globuline, élément qui le protège et le défend contre diverses infections.

Un foie fatigué nous prive des substances nécessaires à la coagulation, nous expose aux dangers de l'hémorragie et

111

MA MÉDECINE NATURELLE

laisse notre sang s'épaissir (au plus grand dommage des vaisseaux et du cœur). Il nous abandonne, sans protection, à la maladie.

— Le foie est responsable de l'équilibre sanguin; il régularise la teneur en fer de nos globules.
Un foie fatigué ne peut intervenir pour soulager la souffrance de nos cellules, affamée par un sang déséquilibré et anémié.

Un livre ne suffirait pas à décrire avec précisions les opérations, transformations, reconstitutions, fixations et synthèses élaborées par le foie, organe hors de pair. Pénétrer le mystère de ses actions revient à saisir le miracle de la vie. *A contrario,* l'énumération des maladies résultant directement ou indirectement d'un dérèglement du foie donne froid dans le dos. Parmi celles-ci :

— Mauvaise digestion
— Constipation et diarrhées
— Appendicite
— Diabète
— Obésité ou maigreur
— Anémie
— Collibacillose
— Inflammation, fermentation et spasmes intestinaux
— Frilosité
— Déminéralisation
— Troubles de l'ouïe et de la vue
— Maladie de la peau et problèmes de pigmentation

IL N'Y A QUE LE FOIE QUI SAUVE

- Artériosclérose et rhumatismes
- Hypertension artérielle
- Sinusite, rhume et bronchite chronique
- Asthme, rhume des foins, autres manifestations allergiques
- Jambes enflées ou rouges
- Déséquilibre glandulaire
- Faiblesse musculaire
- Pieds plats
- Varices, hémorroïdes
- Stérilité et impuissance
- Cellulite
- Dépressions
- Règles problématiques
- Paralysie par sclérose
- Tuberculose
- Cancer

Par chance, la nature a bien fait les choses : un certain nombre de signes nous avertit que la santé de notre foie décline et que nous sommes déjà sur la mauvaise pente. Grâce à eux, nous devons être capables de déceler notre fatigue hépatique. Ces signes sont les suivants :
- Langue pâteuse et haleine forte.
- Nausées ou sensation de « mal au cœur ».
- Ballonnements et gaz putrides.
- Migraines et lourdeurs de la tête.
- Insomnies et troubles du sommeil.
- Urines chargées ou trop claires.
- Teint jaune et regard trahissant la fatigue.
- Nez rouge et taches foncées sur le visage.

MA MÉDECINE NATURELLE

Pour éviter que ces oiseaux de mauvais augure ne fassent leur nid dans notre organisme et afin de ne pas nous laisser abîmer par ces affections, il convient d'agir avant que le foie, organe vital, ne se dégrade, nous entraînant aussitôt dans la ronde infernale des maladies. Apprenons donc à démasquer ses ennemis et à connaître ses amis.

Les amis du foie sont nos amis. Quant à ses ennemis...

NON : *Le sucre blanc raffiné, produit chimiquement « pur », agresse et affole le foie et le pancréas par sa seule concentration. Ne contenant aucun des ferments nécessaires à sa bonne assimilation, il contraint le foie à combler cette carence au prix d'un travail supplémentaire qui le conduit à fournir lui-même les substances déficitaires. Je rappelle qu'il faut bannir ce sucre blanc de notre table, et utiliser le sucre roux (de canne) comme condiment plutôt que comme aliment.*

OUI : *Le miel, les fruits (notamment le citron) et les fruits secs sucrés remplaceront donc avantageusement le sucre blanc. Ils apaisent les troubles hépatiques et favorisent le fonctionnement du foie (surtout le citron, qui le draine et le stimule tout particulièrement.*

*

NON : *Le sel blanc raffiné est un autre corps chimiquement pur (le chlorure de sodium). Tout*

IL N'Y A QUE LE FOIE QUI SAUVE

comme pour le sucre et la farine blanche, le raffinage le prive de tout élément vivant. Bien sûr, ce sel s'écoule toujours facilement de la salière.

OUI : Mais s'il ne sèche pas, notre organisme ne s'y trompera pas, lui préférant le sel de mer non raffiné, porteur de vie.

*

NON : *Les huiles raffinées, la margarine et les graisses animales sont néfastes à notre santé. Les premières sont fabriquées selon des procédés qui détruisent les enzymes et les vitamines présentes tout en laissant probablement des traces des catalyseurs et des corps chimiques utilisés, si dangereux pour le foie. Quant aux graisses animales, elles accélèrent la nécrose des cellules hépatiques.*

OUI : Les huiles de première pression à froid, sans solvants chimiques et luttant efficacement contre le cholestérol méritent largement leur place dans votre cuisine – surtout l'huile d'olive, remarquable pour le foie : emulsionnée avec du citron, elle expulse les calculs biliaires [1].

*

NON : *Les conserves. Je l'ai dit : pour conserver les aliments sans qu'ils se gâtent, il faut les cuire plusieurs fois et leur adjoindre certaines*

---

1. Reportez-vous au chapitre « La tisanothérapie » : Calculs biliaires, engorgement du foie.

substances chimiques. A l'issue de ce traitement, ils ne comptent plus aucune valeur alimentaire biologique, et nous empêchent d'utiliser quelques-unes des vitamines contenues dans les aliments crus.

OUI : Les légumes crus et cuits, carottes, betteraves, choux, artichauts, céleri, pissenlit, poireau et ail fluidifient la bile, soignent la jaunisse et rétablissent les fonctions hépatiques.

*

NON : *Le pain blanc, les pâtes et les pâtisseries blanches cachent bien leur jeu. Leurs diverses préparations, toutes plus appétissantes les unes que les autres, dissimulent l'absence de substances vivantes et de vitamines due, on l'a vu, à la disparition du germe, de l'enveloppe du blé, ainsi qu'au son si vitalisant. En revanche, ces produits sont riches en colorants, parfums chimiques et alcools divers. La présence d'autant d'éléments néfastes jointe à une carence en vitamines, ferments et sels minéraux, fatigue le foie, qui ne peut plus assurer la digestion et la neutralisation.*

OUI : Les pâtes alimentaires et le pain complet doivent constituer la base de votre nouvelle alimentation. En effet, les vitamines et les acides aminés que l'on trouve dans la farine non blutée protègent la cellule hépatique contre les agressions toxiques.

IL N'Y A QUE LE FOIE QUI SAUVE

*

NON : *Les viandes et les charcuteries. Rappelons qu'ils sont chargés de protides de mauvaise qualité, « de deuxième main » car déjà utilisés par les animaux dont ils sont issus. Ces protides accompagnent des toxines et des déchets dont l'assimilation épuise grandement nos organes digestifs. Si vous ne pouvez vous passer de viande, supprimez les charcuteries (dont les diverses substances chimiques surmènent et meurtrissent notre foie) et disciplinez-vous afin de ne pas dépasser une ration de cent grammes par jour. N'oubliez pas que comme tous les aliments azotés, la viande acidifie le sang et qu'un organisme acidifié devient un terrain propice au développement de maladies aussi graves que le cancer.*

OUI : *Les céréales complètes, le soja, les morilles, les légumes secs, les fromages et les œufs remplaceront avantageusement viandes et charcuteries. Leurs protides purs sont de première qualité; ils permettent au foie de se reconstituer sans pollution.*

*

NON : *Les aliments chimiques, les médicaments, l'alcool et le tabac. A leur contact meurent un grand nombre de cellules hépatiques tandis que les vaisseaux sanguins se durcissent et deviennent plus fragiles, perdant une partie de leur capacité circulatoire. Mal oxygéné et mal nourri, le foie souffre et se sclérose. Il manque de la force suffi-*

MA MÉDECINE NATURELLE

sante pour éliminer les cellules endommagées, chasser le cholestérol excédentaire, élaborer certaines vitamines et filtrer les substances nocives. Peu à peu, l'intoxication générale s'installe.

OUI : Les aliments naturels nous aideront à nous désintoxiquer. Si nous échangeons les poisons alimentaires contre les éléments bâtisseurs contenus dans l'alimentation biologique, le foie se reconstituera et fonctionnera de nouveau.

*

NON : *Le surmenage et la sédentarité, la fatigue physique ou intellectuelle, l'angoisse ou la peur constituent autant de poisons qui intoxiquent nos cellules. Le manque d'exercice est partiellement responsable de la constipation comme des insuffisances respiratoires. Dans ces conditions, le foie ne parvient plus à expulser de notre organisme une trop grande quantité de déchets. Leur accumulation peut atteindre la moelle épinière, la durcir, conduisant à la paralysie.*

OUI : Le repos et les exercices physiques alternés nous sauveront de ce danger. Lorsque le foie bénéficie du temps nécessaire à l'élimination des substances néfastes, l'organisme se désintoxique plus facilement. Les exercices physiques approfondissent notre capacité respiratoire, grâce à laquelle nous nous débarrassons des déchets gazeux. Ils sont donc nécessaires à la purification du corps et du foie.

IL N'Y A QUE LE FOIE QUI SAUVE

*

Toutes ces règles, tous ces principes vous paraîtront peut-être ardus et astreignants. Songez cependant qu'ils constituent la base d'une connaissance qui nous est vitale. Écrivant ces phrases, je ne puis m'empêcher de penser à mon ami Raphaël, un poète de grand talent que j'ai rencontré il y a quelques années, après avoir lu un de ses recueils. Raphaël souffre d'un dérèglement du foie qui a débouché sur une tuberculose. Depuis un an, il n'écrit plus et passe le plus clair de son temps entre les cliniques et les maisons de repos. J'ai bien essayé de lui prodiguer toutes sortes de conseils. En vain : la médecine naturelle l'indispose. Il prétend que plutôt que de disperser ses dernières forces à préparer des tisanes, appliquer des cataplasmes ou chercher des aliments biologiques, il préfère les garder pour sa poésie. Sauf que sa trop grande faiblesse se met en travers de ses idées, l'empêchant de s'exprimer comme jadis. Le cas de Raphaël illustre ce que je n'ai cessé de vous répéter depuis le début de cet ouvrage : les maladies nous handicapent, freinent notre épanouissement et contrecarrent la réalisation de nos rêves. Le fait de connaître les mécanismes par lesquels notre santé se dérègle nous permet d'apprendre les mille et une manières de la sauvegarder, voire de la reconquérir. De la même façon qu'un bon artisan travaille avec de bons outils, nous devons améliorer l'état de notre principal outil : le corps. Si Raphaël avait suivi ces quelques principes, nul doute qu'il nous eût aujourd'hui régalé de sa poésie. En recouvrant la santé, nous libérons des forces enfouies en nous; dès lors, il est possible de mettre ces forces au service de nos idées créatives.

MA MÉDECINE NATURELLE

L'outil, c'est donc le corps. La pièce angulaire de ce dernier, c'est la glande hépatique, à la fois gare de triage, centre distributeur, usine chimique et centre antipoison de notre organisme. Nous devons donc la protéger jalousement et graver en lettres d'or dans notre « carnet-santé » les dix ordonnances qui sauveront notre foie :

Table des lois

● Tu ne le fatigueras point en lui apportant une alimentation emplie de déchets et de toxines ;

● Tu ne l'empoisonneras pas en le privant des aliments riches en cellulose, laquelle accélère l'évacuation des déchets ;

● Tu ne l'endommageras jamais avec l'alcool et le tabac ;

● Tu n'affaibliras pas ses défenses en absorbant uniquement des aliments acides et azotés ;

● Tu ne le détruiras pas avec des aliments dénaturés et des médicaments chimiques ;

● Tu ne le surmèneras point par un excès de nourriture ;

IL N'Y A QUE LE FOIE QUI SAUVE

● Tu ne lui demanderas pas d'heures supplémentaires en lui administrant des aliments difficiles à digérer;

● Tu ne le dessécheras pas avec une circulation déficiente qui ne l'arrosera pas en sang nouveau;

● Tu ne l'étoufferas point en lui faisant manquer d'oxygène;

● Tu ne l'encrasseras jamais en lui refusant des journées de diète hydrique qui lui permettront de souffler, de se reposer.

LE CODE DE LA VIE SAINE

Apprendre une nouvelle manière de vivre lorsque les mauvaises habitudes sont profondément ancrées en nous, ne semble évidemment pas facile. Parfois, nous croyons que nous n'y arriverons jamais. Rien n'est plus faux. Avec un peu de bon sens et de persévérance, chacun parviendra à venir à bout des difficultés. Ce pour une excellente raison : les bonnes règles de santé deviendront une seconde nature. Apprenons donc à respecter un certain nombre de ces règles, toutes plus essentielles les unes que les autres.

Les règles d'or du marché

Oubliez dès à présent votre ancienne façon de vous alimenter et abandonnez pain blanc, viande, charcuterie, graisses industrielles, sucre et sel blancs raffinés, conserves, cigarettes et alcool. Ces produits ne comptent aucune substance vivante et bénéfique à la reconstitution. Remplacez-les par des légumes et des fruits de saison non abîmés ni fanés mais, au contraire, frais, sains et mûrs. Achetez également du pain complet, des œufs et du beurre frais « fermier », de bons miels et d'excellents fromages. Accordez aux grains et aux germes des plantes une place de choix dans votre alimentation, car ils concentrent en leur sein les éléments les plus puissants et les plus vitalisants. Rappelons en effet que le germe est le garde-manger, le sac à provision de la future petite

LE CODE DE LA VIE SAINE

plante, qui puise en lui l'énergie propice à sa pousse. Pour cette raison, les germes et les grains des céréales, des pois, des haricots, des lentilles, des noix, des noisettes et des amandes constituent le nectar de toute nourriture (encore une fois : n'abusez pas d'aliments concentrés). Absorbez donc chaque jour votre ration de germes vivants et dynamisants : une dose de céréales complètes (sarrasin, millet, orge, riz, maïs, avoine, blé...) ou une dose de légumineuses (pois, haricots, lentilles, marrons...) quelques fruits oléagineux (amandes, noix, noisettes, noix de cajou, pignons...). Soyez sûr qu'après avoir fait chaque jour votre plein de ferments, de sels minéraux, de vitamines, d'oligo-éléments et de chlorophile, vous résisterez à toutes les agressions et à tous les germes nocifs.

Les règles d'or de la cuisine

Les aliments crus conservent intacts l'ensemble de leurs valeurs nutritives et digestives. Nous devons donc « manger cru » autant que possible. La chaleur, en effet, est responsable de bien des transformations de notre nourriture. Elle détruit la quasi totalité des ferments, faute desquels la digestion ne peut s'accomplir. Les ferments se trouvent dans les aliments crus : c'est pourquoi nous les digérons si bien. En consommant trop de plats cuits et en boudant la nourriture crue, nous nous privons de la ration indispensable de ferments. Dès lors le foie est mis à contribution : il doit combler les carences par sa propre production, se fatiguant d'autant.

Par ailleurs, il faut savoir que la cuisson fait disparaître la plus grande partie des vitamines et des sels minéraux. C'est pourquoi il convient de respecter certaines règles lorsqu'on se trouve derrière ses fourneaux :

— Ne brutalisez pas vos aliments; cuisez-les à feu doux plutôt que sous une flamme trop vive qui calcinerait vos plats en peu de temps.

*

— Pour le bien de votre organisme comme pour celui de votre portefeuille, économisez gaz, eau et électricité.

*

— Équilibrez votre balance vitaminique et tenez vos comptes à jour : compensez chaque absorption de plat cuit par la consommation d'un plat cru. Autrement dit, avant chaque plat de frites ou de pâtes (complètes), mangez obligatoirement une salade.

*

— Utilisez beaucoup d'aromates. Comme le sel, ajoutez-les après le temps de cuisson.

*

— Cuisez vos légumes de manière à les manger « al dante » – un peu croquants et tellement meilleurs au goût ! – et non en purée.

LE CODE DE LA VIE SAINE

*

Les modes de cuisson (des moins nocifs aux plus pernicieux).

– *La cuisson à l'étouffée.* Placés dans une casserole en fonte émaillée bien fermée, les aliments cuisent à feu doux, dans leur propre jus, dans le jus d'un légume disposé au fond de la casserole (lit d'oignons ou de tomates) ou dans un peu d'huile de première pression à froid. Ce mode de cuisson garde la saveur des aliments et détruit moins que d'autres leurs qualités biologiques.

– *La cuisson à l'étouffée* (après avoir saisi les aliments dans un corps gras très chaud). Une fois saisis, les aliments cuisent dans très peu d'eau. Méthode acceptable.

– *La cuisson à l'air chaud.* Placés au four, les aliments cuisent grâce à la circulation d'un air très chaud. N'abusez pas de ce mode de cuisson.

– *La cuisson au grill ou à la rôtissoire.* Les aliments cuisent dans un minimum de matières grasses et dans leur propre jus. Là encore, n'abusez pas.

– *La friture.* Les aliments sont frits dans un corps gras très chaud. Il ne faut jamais que les graisses surchauffent ou noircissent, cet excès de chaleur entraînant l'apparition de substances cancérigènes. Attention ne pas en user trop souvent.

— *La cuisson à l'eau.* Les aliments sont disposés dans l'eau amenée à ébullition; ils y séjournent plus ou moins longtemps. Un grand nombre de substances indispensables à la santé se perdent dans l'eau. Dommage que ce mode de cuisson soit utilisé si souvent !

— *La cuisson à la vapeur.* Placés au-dessus de l'eau, les aliments cuisent grâce à la vapeur dégagée. Une fois encore, un certain nombre d'éléments vitaux se perdent dans l'eau. Méthode à ne pas recommander.

— *La cuisson à la vapeur sous pression* (en cocotte-minute ou autoclave). Les aliments cuisent trop vite, à une température trop élevée. De toutes, c'est cette méthode qui détruit le plus la valeur biologique de vos mets.

Vous connaissez maintenant les caractéristiques des divers modes de cuisson. A vous de choisir les moins nocifs, ceux qui meurtriront le moins votre nourriture.

Les règles d'or de la table

Rappelez-vous que la façon de manger compte tout autant que la manière dont vous préparez vos

LE CODE DE LA VIE SAINE

aliments. Respectez donc les quelques principes suivants.

— Nous sommes ce que nous mangeons, avons-nous dit. Choisissez donc des aliments biologiques cuits selon le mode de cuisson le moins nocif.

— N'oubliez pas que la digestion commence dans la bouche. Ne mangez pas trop vite et n'avalez pas « tout rond ». Efforcez-vous de bien mastiquer. Fuyez le bruit et l'excitation, mangez dans le calme et la paix.

— Ne mangez pas à la cadence d'une marche militaire. Préférez un rythme « slow », et déposez fourchette et couteau après chaque bouchée. Savourez votre nourriture les mains dans votre giron. Cette manière de se nourrir permet de maigrir rapidement : plus on mastique, et moins on avale en grosses quantités.

— Sachez que la digestion accapare soixante-dix pour cent de notre énergie nerveuse. En mastiquant beaucoup, nous facilitons la digestion tout en sauvegardant nos batteries et en économisant nos forces.

— Ne vous énervez pas avant et après les repas (et, si possible, à aucun moment de la journée) sous peine de perturber la digestion. Sous l'effet de la colère, nos glandes sécrètent des poisons et les

MA MÉDECINE NATURELLE

injectent dans notre circuit sanguin, empoisonnant ainsi toutes nos cellules.

— N'imitez pas les Cosaques, qui avalent leurs aliments brûlants. L'excès de chaleur durcit les papilles gustatives et les empêche de fonctionner correctement.

— N'absorbez pas d'aliments glacés : ils fendillent l'émail des dents et perturbent la digestion.

— Commencez chaque repas en mangeant un fruit mûr non abîmé. Je vous rappelle que le sucre des fruits se digère mieux au début des repas et qu'ainsi ils nous font moins grossir. Si vous n'avez pas très faim, restez-en là. Il est inutile de manger « parce que c'est l'heure ». Si l'appétit ne vient pas, mettez vos organes digestifs au repos et faites le plein d'oxygène en marchant.

— Après le fruit, choisissez les crudités et les salades. Optez pour des produits de bonne qualité que vous laverez sans les peler : la majorité des substances vivantes des végétaux se trouvent près de la peau.

— Céréales et légumes cuits viendront après les salades. Préparez-les de la manière la plus saine. Une fois encore, ne vous forcez pas à manger si vous n'avez pas faim.

LE CODE DE LA VIE SAINE

— Sachez que même les meilleurs aliments sont mauvais quand on en abuse. Dès lors qu'ils dépassent les besoins de l'organisme, ils deviennent de véritables poisons. Je vous conseille donc de rester sur votre faim et de sortir de table avant d'être repu. Ainsi éviterez-vous la somnolence et cette sensation de lourdeur que l'on éprouve après un repas trop copieux. Vous aurez gagné en légèreté et en dynamisme pour toute la journée.

— Personne n'y pense, mais n'oubliez pas qu'il n'est pas difficile de jeûner de temps à autre pendant un jour ou deux à condition de boire beaucoup. Le jeûne permet de reposer les organes digestifs, d'éliminer un grand nombre de toxines, de purifier et de rajeunir le corps. En vous offrant chaque mois un « week-end purificateur », vous vous assurerez une longévité accrue.

Menu d'une bonne journée d'alimentation

Petit déjeuner
— Fruits frais.
— Pain complet et miel – ou « müesli » (flocons d'avoine gonflés dans du lait d'amandes et agrémentés de fruits secs et crus) – ou bouillie de blé.
— Infusion de thym au miel – ou infusion de romarin au miel.

MA MÉDECINE NATURELLE

Déjeuner
– Fruit de saison.
– Légume cru entier, coupé ou râpé, assaisonné d'huile obtenue par une première pression à froid, de sel marin non raffiné, d'un peu de jus de citron, d'ail ou d'oignon, de divers aromates – ou plusieurs légumes crus (en hors-d'œuvre ou mélangés) assaisonnés de la même manière.
– Un plat de céréales complètes accompagné d'une salade verte.
– Fromages ou fruits secs ou pâtisserie maison.
– Citronnade chaude.

Dîner
– Fruits frais de saison.
– Un plat de diverses crudités mêlées (utilisez toujours des légumes de belle qualité et de saison), assaisonnées de la même manière que les salades du déjeuner.
– Potage de légumes – ou plat de légumes cuits – ou plat à base d'œuf.
– Lait caillé – ou fruits secs.
– Citronnade chaude.

MENUS ET RECETTES POUR L'ANNÉE

A force de vivre loin de la nature, vous avez peut-être oublié quels fruits et légumes on trouve sur le marché aux différentes époques de l'année. Je vous propose donc un calendrier mensuel qui vous sera très utile.

Afin de vous mettre sur la bonne voie, je vous indique, pour chaque mois, trois menus types correspondant aux trois repas d'une journée.

N'oubliez pas de recourir le plus souvent possible aux salades et aux crudités et d'adjoindre à ces plats les légumes « pilotes » : **carottes, choux, navets, betteraves, poireaux, céleris** et, évidemment, **ail et oignons**. Rappelez-vous qu'il est important de consommer crus : les betteraves, les choux-fleurs et les épinards.

Pensez également aux aromates qui mettent de la lumière dans votre cuisine : **angélique, anis, basilic, cannelle, câpres, cerfeuil, ciboulette, coriandre, cornichons, cumin, échalotes, estragon, gingembre, girofle, laurier, menthe, moutarde, muscade, origan, paprika, persil, piment, romarin, safran, sarriette, sauge, thym** et **vanille**.

JANVIER

Fruits frais	Fruits secs	Légumes	
Ananas	Abricots	Ail	Olives
Citrons	Amandes	Aromates	Pissenlits
Clémentines	Dattes	Avocats	Pommes de terre
Mandarines	Figues	Batavia	Poireaux
Oranges	Noisettes	Bettes	Potirons
Pamplemousses	Noix	Betteraves	Radis noirs
Pommes	Pruneaux	Brocolis	Radis roses
Poires	Raisins	Carottes	Scaroles
		Céleri	Tomates
		Champignons	Topinambours
		Chicorée	
		Choux	
		Choux de Bruxelles	
		Choux-fleurs	
		Endives	
		Fenouil	
		Haricots secs	
		Laitue	
		Lentilles	
		Mâche	
		Navets	
		Oignons	

MENUS POUR UNE JOURNÉE

Petit déjeuner : Un fruit
Un yaourt aux raisins secs
Deux tranches de pain complet au miel
Une infusion de thym miélée

Déjeuner Un fruit
Une salade de choux (rouges et verts) crus
Croquettes de flocons d'avoine (voir recette)
Fromage

Dîner Un fruit
Une salade Carmine (voir recette)
Potage : crème de brocolis
Cake

CROQUETTES DE FLOCONS D'AVOINE

Pour quatre personnes
— Deux tasses de flocons d'avoine
— Deux œufs
— Un oignon
— Quatre cuillerées à soupe de parmesan râpé
— Une demi-tasse de graines moulues de tournesol
— Une tasse de lait d'amande (une cuillerée à soupe de purée d'amande dans une tasse d'eau)
— Huile d'arachide vierge 1re pression à froid
— Persil, paprika, thym et sel marin non raffiné.

Préparation :
— Dans une terrine, faire gonfler les flocons d'avoine dans le lait d'amande pendant cinq minutes.
— Ajouter l'oignon haché, le parmesan, les graines de tournesol, le persil haché, le paprika, le thym. Saler. Remuer le tout.
— Laisser reposer trente minutes.
— Incorporer les œufs battus.
— Faire les croquettes avant de les passer dans l'huile d'arachide pour les frire cinq minutes de chaque côté.
Servir chaud.

SALADE CARMINE

Pour quatre personnes
— Quatre poignées de mâche
— Deux betteraves crues
— Quatre belles carottes crues
— Deux œufs durs
— Trois noix
— Un citron
— Quatre cuillerées à soupe d'huile de noix vierge 1re pression à froid
— Échalote, estragon
— Sel marin non raffiné.

Préparation :
    — Râper finement les betteraves et les carottes, les mélanger et les disposer au centre du plat.
    — Disposer la mâche autour, en couronne.
    — Décorer la mâche avec les œufs durs coupés en lamelles.
    — Faire l'assaisonnement : dans un bol, mettre l'huile de noix, le jus de citron pressé, les noix concassées, l'échalote et l'estragon hachés, et mélanger. Saler. Verser sur le plat.
    — Servir aussitôt.

FÉVRIER

Fruits frais	Fruits secs	Légumes	
Ananas Citrons Clémentines Mandarines Oranges Pamplemousses Poires Pommes	Abricots Amandes Dattes Figues Noisettes Noix Pruneaux Raisins	Ail Aromates Avocats Bettes Betteraves Brocolis Carottes Céleri Champignons Choux	Choux de Bruxelles Choux-fleurs Endives Fenouil Haricots secs Laitue Lentilles Mâche Navets	Oignons Olives Pissenlits Poireaux Pommes de terre Potirons Scaroles Tomates Topinambours

MENUS POUR UNE JOURNÉE

Petit déjeuner : Un fruit
Trois tranches de pain complet au fromage blanc
Une infusion de romarin miélée

Déjeuner Un fruit
Une salade mixte
Des pommes de terre farcies au millet (voir recette)
Des fruits secs.

Dîner Un fruit
Un potage : crème de céleri
Des blinis avec des endives braisées (voir recette) + une salade verte

POMMES DE TERRE FARCIES AU MILLET

Pour quatre personnes
– Quatre grosses pommes de terre
– Deux tasses de millet
– Cinquante grammes de gruyère râpé
– Persil et sel marin non raffiné.

Préparation :
— Laver puis faire cuire quatre grosses pommes de terre (avec leur peau) pendant vingt minutes.
— Quand elles sont cuites, les refroidir sous l'eau froide.
— Couper les pommes de terre dans le sens de la longueur puis les évider en laissant une paroi d'un centimètre tout autour.
— Remplir les pommes de terre avec le millet cuit (dans deux fois son volume d'eau salée).
— Parsemer les pommes de terre farcies de gruyère râpé et passer au four pendant dix minutes.
— Au moment de servir, saupoudrez les pommes de terre de persil haché.
— Servir chaud.

BLINIS AUX DEUX FARINES

Pour quatre personnes
— Deux cent cinquante grammes de farine de blé complet tamisée
— Deux cent cinquante grammes de farine de sarrasin
— Deux œufs
— Vingt olives noires
— Un verre de lait d'amande (une cuillerée à soupe de purée d'amande dans un verre d'eau)
— Deux cuillerées à soupe d'huile végétale vierge 1re pression à froid
— Une gousse d'ail, du persil, du sel marin non raffiné (une demi-cuillerée à café).

Préparation :
   — Dans un saladier, mélanger les farines. Faire un puits et y mettre les jaunes d'œufs et le sel. Malaxer.
   — Verser le lait d'amande, peu à peu, tout en mélangeant avec une spatule.
   — Battre les œufs en neige et les incorporer à la pâte — qui doit être plus consistante que la pâte à crêpe.
   — Introduire l'huile végétale sans cesser de tourner le mélange; laisser reposer deux heures au frais.
   — Dénoyauter les olives et les passer au mixer avec l'ail et le persil.
   — Faire les blinis (comme des crêpes) et étaler la préparation ail-olives-persil hachés à leur surface. Les plier en deux.
   — Manger les blinis froids ou chauds en accompagnement, avec des endives braisées par exemple.

MARS

Fruits frais	Fruits secs	Légumes		
Ananas	Abricots	Ail	Choux de Bruxelles	Olives
Citrons	Amandes	Aromates	Choux-fleurs	Pissenlits
Oranges	Dattes	Artichauts	Cresson	Poireaux
Pamplemousses	Figues	Avocats	Endives	Pommes de terre
Poires	Noisettes	Bettes	Fenouil	Potirons
Pommes	Noix	Betteraves	Haricots secs	Radis noirs
	Pruneaux	Brocolis	Laitue	Radis roses
	Raisins	Carottes	Lentilles	Salsifis
		Céleri	Mâche	Tomates
		Champignons	Navets	Topinambours
		Choux	Oignons	

MENUS POUR UNE JOURNÉE

Petit déjeuner : Un jus de fruit
Une omelette aux pommes (voir recette)
Une infusion de sauge miélée

Déjeuner Un fruit
Une salade composée
Un chausson aux légumes (voir recette)
Une compote

Dîner Un fruit
Un potage : crème de poireaux
Une gratinée de choux-fleurs + une salade verte
Un yaourt.

OMELETTE AUX POMMES

Pour quatre personnes
– Cinq cents grammes de pommes
– Trois œufs
– Une cuillerée à soupe de semoule de sucre de canne
– Trois cuillerées à soupe d'huile végétale vierge 1re pression à froid.

Préparation :

— Faire revenir et cuire pendant dix minutes (à feu doux) de fines tranches de pommes.

— Battre les œufs, y ajouter le sucre et verser le tout sur les pommes.

— Remuer et laisser cuire comme une omelette.

— Servir l'omelette pliée en deux.

CHAUSSON AUX LÉGUMES

Pour quatre personnes
- *Un chou-fleur*
- *Un bulbe de fenouil*
- *Trente olives noires*
- *Quatre cents grammes de farine complète tamisée*
- *Cent cinquante grammes de graisse végétale*
- *Un verre de bouillon de légumes*
- *Deux pincées de sel marin non raffiné.*

Préparation :
— Dans une terrine disposer la farine complète, la graisse végétale ramollie et le bouillon. Saler. Faire la pâte brisée.
— Laisser la pâte reposer au moins deux heures.
— Étaler la pâte en lui donnant une forme ronde ; déposer sur une partie la purée faite avec le chou-fleur et le fenouil, auxquels seront ajoutées les olives noires émincées.
— Fermer le chausson et le mettre à four moyen pendant quarante minutes.
— Servir chaud.

AVRIL

Fruits frais	Fruits secs	Légumes	
Ananas	Abricots	Ail	Oignons
Citrons	Amandes	Aromates	Olives
Fraises	Dattes	Artichauts	Oseille
Oranges	Figues	Asperges	Petits pois
Pamplemousses	Noisettes	Avocats	Pissenlits
Pommes	Noix	Bettes	Poireaux
	Pruneaux	Betteraves	Pommes de terre
	Raisins	Brocolis	Radis noirs
		Carottes	Radis roses
		Céleri	Salsifis
		Champignons	Tomates
		Chicorée	
		Choux	
		Choux de Bruxelles	
		Choux-fleurs	
		Cresson	
		Endives	
		Épinards	
		Fenouil	
		Fèves	
		Haricots secs	
		Laitue	
		Lentilles	
		Navets	

MENUS POUR UNE JOURNÉE

Petit déjeuner : Un jus de fruit
Un muesli (voir recette)
Une infusion de thym miélée

Déjeuner Un fruit
Des asperges aux fines herbes
Du riz « Grand-mère » (voir recette) + une salade verte
Fromage blanc

Dîner Un fruit
Un artichaut
Un potage : crème d'oseille
Une tarte au citron

MUESLI

Pour quatre personnes
— Dix bonnes cuillerées de flocons d'avoine
— Huit tasses de lait d'amande (une cuillerée à soupe de purée d'amande pour une tasse d'eau le tout bien remué)
— Cent grammes de raisins secs (de figues ou de dattes)
— Cinquante grammes d'amandes râpées (ou de noix ou de noisettes)
— Une petite pomme râpée.

Préparation :
— Dans un plat creux, diposer les flocons d'avoine et verser le lait d'amande dessus. Remuer et laisser gonfler pendant cinq minutes.
— Ajouter les raisins secs égouttés (mettre les raisins secs la veille à tremper dans une tasse d'eau), les amandes et la pomme râpées. Mélanger le tout.
— Le muesli se mange froid ou chaud.

RIZ GRAND-MÈRE

Pour quatre personnes
— Douze cuillerées à soupe de riz complet
— Huit cents grammes de petits oignons
— Deux cents grammes de champignons frais
— Quatre cuillerées à café de farine de blé
— Huit cuillerées à café de crème fraîche
— Deux jaunes d'œufs
— Quatre gousses d'ail
— Quatre cuillerées à soupe d'huile d'olive vierge 1re pression à froid
— Deux cuillerées à café de sel marin non raffiné.

Préparation :
— Cuire le riz à l'eau salée. Quand la cuisson est terminée, ne pas l'égoutter. Laisser le peu d'eau de cuisson qui reste.
— Huiler une casserole, y jeter les oignons et laisser cuire à l'étuvée sur feu doux pendant vingt minutes.
— Ajouter les champignons coupés en lamelles et laisser étuver encore cinq minutes. Saler. Parfumer avec la muscade. Retirer du feu mais garder au chaud.
— Saupoudrer de farine et tourner le mélange vivement.
— Dans un bol, bien mélanger la crème fraîche et les jaunes d'œufs, puis mêler aux oignons en remuant bien le tout.
— Verser le riz (avec son peu d'eau de cuisson) dans le plat avant de le napper avec la sauce champignons-oignons.
— Servir aussitôt et chaud. Ce plat ne peut pas être réchauffé.

MAI

Fruits frais	Fruits secs		Légumes	
Ananas	Abricots	Ail	Choux-fleurs	Oignons blancs
Cerises	Amandes	Aromates	Concombres	Olives
Citrons	Dattes	Artichauts	Courgettes	Oseille
Fraises	Figues	Asperges	Cresson	Petits pois
Oranges	Noisettes	Avocats	Fenouil	Poireaux
Pamplemousses	Noix	Bettes	Fèves	Pommes de terre
Pommes	Pruneaux	Betteraves	Haricots secs	Radis roses
	Raisins	Carottes	Laitue	Rhubarbe
		Céleri	Lentilles	Romaine
		Champignons	Navets	Tomates
		Choux		

MENUS POUR UNE JOURNÉE

Petit déjeuner : Des fruits rouges
Trois tranches de pain complet tartinées à la purée d'amandes
Une infusion de romarin miélée

Déjeuner Un fruit
Une salade de romaine au roquefort
Des crêpes farcies aux poireaux (voir recette)
Une mousse de citron

Dîner Un fruit
Une salade de carottes râpées
Des fèves à la tomate
Des sablés aux pignons (voir recette)

CRÊPES FARCIES AUX POIREAUX

Pour quatre personnes
– Pâte à crêpes : — Sept bonnes cuillerées à soupe de farine complète tamisée
— Un quart de litre de lait d'amande
— Une cuillerée à soupe d'huile végétale vierge 1re pression à froid
— Une pincée de sel marin non raffiné.
– Farce : — Trois cents grammes de poireaux
— Cinq cents grammes de fromage de Ricotta
— Cent grammes de gruyère râpé
— Deux cuillerées à soupe d'huile végétale vierge 1re pression à froid
— Muscade, poivre, sel marin non raffiné.

Préparation :
  — **Dans un saladier, mélanger la farine, le lait, les œufs, l'huile. Saler.**
  — **Laisser reposer la pâte pendant trois heures.**
  — **Faire les crêpes.**
  — **Cuire les poireaux à l'étouffée, les égoutter et les hacher.**
  — **Dans une poêle huilée, faire dorer le hachis de poireaux.**
  — **Dans une terrine, mettre les poireaux, le ricotta (passé au tamis) et trois cuillerées à soupe de gruyère râpé. Mélanger longtemps et goûter pour rectifier l'assaisonne-

ment. Ressaler si c'est nécessaire, et parfumer avec la muscade.

— Fourrer chaque crêpe avec deux cuillerées à soupe de la farce, les rouler et les disposer dans un plat allant au four.

— Parsemer avec le gruyère qui reste, couvrir le plat de papier d'argent et mettre à four chaud pendant cinq minutes pour réchauffer et faire fondre le gruyère.

— Servir chaud.

SABLÉS AUX PIGNONS

Pour quatre personnes
- *Deux cent cinquante grammes de farine complète*
- *Deux cents grammes d'huile végétale vierge 1re pression à froid*
- *Cent vingt-cinq grammes de miel*
- *Un œuf*
- *Cinquante grammes de pignons râpés*
- *Une pincée de sel marin non raffiné.*

Préparation :

— Dans un saladier, travailler l'huile et le sucre puis ajouter l'œuf, le sel et la farine. La pâte doit être très consistante.

— Saupoudrer la pâte des pignons râpés et bien mélanger.

— Séparer la pâte en petites boules et les aplatir légèrement.

— Disposer les sablés sur une plaque à four, sans matière grasse, et les passer trente minutes à four moyen.

— Sortir du four. Laisser refroidir.

— Déguster ou conserver les sablés dans une boîte hermétique métallique.

JUIN

Fruits frais	Fruits secs	Légumes	
Abricots	Amandes	Ail nouveau	Courgettes
Ananas	Dattes	Aromates	Cresson
Bananes	Figues	Artichauts	Épinards
Cerises	Noisettes	Asperges	Fèves
Citrons	Noix	Avocats	Frisée
Fraises	Raisins	Batavia	Haricots verts
Framboises		Bettes	Laitue
Melons		Carottes nouvelles	Lentilles
Oranges			Mangetouts
Pêches abricots		Champignons	Navets nouveaux
Pêches blanches		Choux-fleurs	
Poires		Concombres	
Prunes			

Oignons blancs	Pommes de terre
Olives	Radis roses
Petits pois	Rhubarbe
Poireaux	Romaine
Poivrons	Tomates

MENUS POUR UNE JOURNÉE

Petit déjeuner : Des fruits rouges
Un yaourt
Une tranche de pain complet tartinée à la mélasse
Une infusion de sauge miélée

Déjeuner Un fruit
Une salade frisée aux noix
Des gnocchis au basilic (voir recette)
Un flan à la rhubarbe

Dîner Un fruit
Une salade de tomates
Des poivrons de printemps (voir recette)
Des abricots cuits

GNOCCHIS AU BASILIC

Pour quatre personnes
- *Neuf cents grammes de semoule fine de blé dur*
- *Deux cents grammes de farine complète*
- *Trois œufs*
- *Quatre cents grammes de bouillon de légume*
- *Sauce tomate (fraîche)*
- *Trois cuillerées d'huile d'olive vierge 1re pression à froid*
- *Basilic*
- *Quatre pincées de sel marin non raffiné.*

Préparation :
— Dans un saladier, mélanger la semoule, la farine, ajouter le bouillon, les œufs et le sel. Faire une pâte lisse et ferme.
— Rouler la pâte en cylindres de la grosseur d'un doigt, et les découper en tronçons de trois centimètres.
— Faire cuire les gnocchis dans l'eau bouillante salée pendant trente minutes. Les égoutter.
— Pendant la cuisson des gnocchis, préparer une sauce de tomates fraîches : peler six belles tomates mûres. Les couper en tranches grossières et les mettre dans une poêle huilée; faire cuire doucement à l'air. Saler et remuer pendant la cuisson.
— Servir les gnocchis chauds nappés de sauce tomate parsemée de basilic haché.

POIVRONS DE PRINTEMPS

Pour quatre personnes
– Quatre poivrons rouges charnus
– Un grand bol de riz complet cuit
– Deux jaunes d'œufs cuits
– Un yaourt
– Vingt-quatre olives noires
– Trois cuillerées à soupe d'huile d'olive vierge 1re pression à froid
– Estragon et sel marin non raffiné.

Préparation :
— **Laver les poivrons et les couper dans le sens de la longueur.**
— **Retirer les pépins et les queues.**
— **Dans une cocotte huilée, mettre les poivrons à frire.**
— **Les sortir quand ils sont dorés.**
— **Dans un saladier, mélanger le riz cuit, les jaunes d'œufs émiettés, les olives dénoyautées et l'estragon haché, le yaourt et le sel.**
— **Remplir de la farce ainsi préparée les moitiés de poivrons.**
— **Servir froid.**

JUILLET

Fruits frais	Fruits secs	Légumes		
Abricots	Amandes	Ail	Choux nouveaux	Oignons
Bananes	Dattes	Aromates	Choux-fleurs	Olives
Brugnons	Figues	Artichauts	Concombres	Petits pois
Cassis	Noisettes	Aubergines	Courgettes	Poireaux
Citrons	Noix	Avocats	Cresson	Poivrons
Fraises	Raisins	Batavia	Épinards	Pommes de terre
Framboises		Bettes	Haricots beurre	Radis noirs
Groseilles		Betteraves	Haricots verts	Radis roses
Melons		Carottes	Lentilles	Scarole
Nectarines		Céleri	Navets	Tomates
Oranges		Champignons		
Pêches abricots				
Pêches blanches				
Poires				
Prunes				

MENUS POUR UNE JOURNÉE

Petit déjeuner : Une salade de fruits frais
Une tranche de pain complet tartinée à la purée de noisettes
Une infusion de thym miélée

Déjeuner Un fruit
Une salade composée
Des aubergines de Galilée (voir recette)
Du fromage caillé

Dîner Un fruit
Une salade de concombres
Un taboulé à la menthe
Des pêches à la crème d'amandes (voir recette)

AUBERGINES DE GALILÉE

Pour quatre personnes
— Quatre aubergines
— Quatre tomates
— Quatre oignons
— Quatre cuillerées à soupe de raisins secs
— Douze cuillerées à soupe d'huile d'olive vierge 1re pression à froid
— Quatre gousses d'ail
— Huit pincées de sel marin non raffiné.

Préparation :
    — Ouvrir les aubergines dans le sens de la longueur.
    — Retirer la pulpe en laissant une épaisseur raisonnable pour ne pas que la peau se déchire.
    — Hacher la pulpe, les tomates, les oignons.
    — Dans un récipient, mélanger le hachis aux raisins secs et saler.
    — Remplir les aubergines de ce mélange et les reformer.
    — Dans une cocotte huilée, disposer les quatre aubergines reconstituées et les faire cuire (à feu moyen) à l'étouffée. Ajouter l'ail pilé.
    — Servir chaud ou froid.

PÊCHES A LA CRÈME D'AMANDES

Pour quatre personnes
— Quatre grosses pêches
— Une grosse banane
— Deux œufs
— Cent grammes d'amandes en poudre
— Cent grammes de semoule de sucre de canne
— Une cuillerée à soupe d'huile végétale vierge 1re pression à froid
— Un jus d'orange.

Préparation :
— Dans une terrine, travailler les jaunes d'œufs avec la poudre d'amandes puis le sucre et l'huile.
— Ajouter les blancs battus en neige (fermes) et le jus d'orange.
— Placer les pêches épluchées et coupées en quartiers au fond d'un saladier.
— Recouvrir les pêches de fines rondelles de banane.
— Napper avec la crème d'amandes.
— Mettre au frais pendant quatre heures.
— Servir.

AOÛT

Fruits frais	Fruits secs	Légumes	
Abricots	Amandes	Ail	Navets
Bananes	Dattes	Aromates	Oignons
Brugnons	Figues	Artichauts	Olives
Citrons	Noisettes	Aubergines	Petits pois
Groseilles	Noix	Avocats	Poireaux
Melons		Batavia	Poivrons
Nectarines		Bettes	Pommes de terre
Pastèques		Betteraves	Radis roses
Pêches abricots		Carottes	Tomates
Poires		Céleri	
Prunes		Champignons	
Raisins		Concombres	
		Courgettes	
		Fèves	
		Frisée	
		Haricots beurre	
		Haricots verts	
		Laitue	
		Lentilles	

MENUS POUR UNE JOURNÉE

Petit déjeuner : Des fruits rouges
Un yaourt aux amandes et aux figues sèches
Une infusion de romarin miélée

Déjeuner Un fruit
Une salade de mesclun
Une polenta gratinée (voir recette)
Un yaourt

Dîner Un fruit
Une salade mixte
Un flan aux courgettes (voir recette)
Des sablés aux noix

POLENTA GRATINÉE

Pour quatre personnes
– Seize cuillerées à soupe de farine complète de maïs (polenta)
– Quatre cuillerées à soupe de gruyère râpé
– Quatre cuillerées à soupe d'huile d'olive vierge 1re pression à froid
– Quatre bols de bouillon de légume
– Deux gros oignons
– Muscade, persil
– Une cuillerée à café de sel marin non raffiné.

Préparation
— Faire chauffer le bouillon de légumes. Pendant l'ébullition, jeter en pluie la farine de maïs et saler.
— Remuer sans arrêt, jusqu'à ce que la polenta se détache des parois de la casserole. Retirer du feu et laisser refroidir.
— Dans une grande poêle, faire dorer les oignons émincés à feu doux.
— Ajouter à la polenta le gruyère râpé, la muscade et remuer.
— Poser la polenta sur une planche en bois, l'aplatir à l'aide d'une spatule pour qu'elle forme une masse compacte. La découper en tranches.
— Passer les tranches dans la poêle avec les oignons. Si plusieurs poêlées sont nécessaires, mettre le plat au four tiède afin que les tranches déjà passées à la poêle restent chaudes.
— Servir chaud, en parsemant les tranches de polenta de persil haché.

FLAN AUX COURGETTES

Pour quatre personnes
– Un kilo de courgettes
– Deux cent cinquante grammes de lait d'amande
– Cent vingt grammes de gruyère râpé
– Trois œufs
– Sel marin non raffiné.

Préparation :
— Dans un fait-tout, faire cuire les courgettes à l'étouffée.
— Les écraser à la fourchette, pour faire sortir l'eau. Égoutter la pulpe à la passoire.
— Dans une terrine, mélanger les œufs, le lait et le fromage, et ajouter la pulpe des courgettes. Saler et remuer le tout.
— Dans un plat à four huilé, verser le mélange.
— Faire dorer à four moyen pendant vingt-cinq minutes.
— Servir chaud.

SEPTEMBRE

Fruits frais			Légumes	
Ananas Bananes Brugnons Citrons Figues Fraises Framboises Melons Mûres Nectarines Noisettes Noix Pamplemousses Pastèques	Pêches abricots Pêches blanches Poires Prunes Quetsches Raisins Reine-claudes **Fruits secs** Abricots Amandes Dattes	Ail Aromates Artichauts Aubergines Avocats Batavia Bettes Betteraves Carottes Céleri Champignons	Choux Concombres Courgettes Épinards Fenouil Frisée Haricots beurre Haricots verts Laitue Lentilles Mâche	Maïs Oignons Olives Navets Poireaux Poivrons Pommes de terre Radis noirs Radis roses Scaroles Tomates

MENUS POUR UNE JOURNÉE

Petit déjeuner : Des fruits rouges
Trois tranches de pain complet tartinées au fromage blanc
Une infusion de sauge miélée

Déjeuner Un fruit
Une salade de maïs (voir recette)
Une ratatouille
Un yaourt

Dîner Un fruit
Une soupe à l'aïl
Des bettes à la tomate + une salade verte (voir recette)
Des noisettes fraîches

SALADE DE MAÏS FRAIS

Pour quatre personnes
— Quatre épis de maïs nouveau
— Quatre petits poivrons verts
— Quatre tomates « olivette »
— Quatre oignons blancs
— Un citron
— Quatre cuillerées d'huile d'olive vierge 1re pression à froid
— Coriandre, sel marin non raffiné.

Préparation :
— Dans une casserole d'eau bouillante, faire pocher les épis de maïs pendant dix minutes.
— Dans un saladier, égrener les épis, mettre les tomates coupées en tranches, les poivrons coupés en dés (ou en lamelles) les oignons émincés et le coriandre haché.
— Faire l'assaisonnement en mélangeant l'huile d'olive, le jus de citron et le sel. Verser sur la salade. Remuer.
— Servir aussitôt.

BETTES A LA TOMATE

Pour quatre personnes
– Un kilo de bettes
– Douze tomates
– Douze gousses d'ail
– Quatre cuillerées à soupe d'huile d'olive vierge 1re pression à froid
– Persil, sel marin non raffiné.

Préparation :
 — Dans le fond d'une cocotte huilée, déposer les tomates coupées en tranches épaisses.
 — Disposer dessus les bettes coupées en morceaux de quatre centimètres ainsi que l'ail pilé. Saler. Couvrir et laisser cuire une heure à feu moyen (à l'étouffée).
 — Servir chaud, en parsemant de persil haché.

OCTOBRE

Fruits frais	Fruits secs	Légumes		
Amandes Ananas Châtaignes Citrons Figues Melons Mirabelles Mûres Noisettes Noix Pamplemousses Pastèques Poires Pommes Raisins	Dattes Pruneaux	Ail Aromates Artichauts Aubergines Avocats Batavia Bettes Betteraves Carottes Céleri Champignons	Choux Choux-fleurs Courgettes Endives Épinards Fenouil Haricots verts Laitue Lentilles Mangetouts Navets	Oignons Olives Poireaux Poivrons Pommes de terre Potirons Radis noirs Radis roses Salsifis Scarole Tomates

MENUS POUR UNE JOURNÉE

Petit déjeuner : Un jus de fruit
Un muesli
Une infusion de thym miélée

Déjeuner Un fruit
Une salade composée
Des paupiettes de sarrasin (voir recette)
Fromage

Dîner Un fruit
Des radis roses
Un Minestrone
Des galettes aux pommes (voir recette)

PAUPIETTES DE SARRASIN

Pour quatre personnes
— Huit crêpes de sarrasin non sucrées
— Quatre gros champignons
— Huit échalotes
— Seize branches de persil
— Quatre cuillerées à dessert de crème fraîche
— Quatre cuillerées à soupe d'huile végétale vierge 1re pression à froid
— Sel marin non raffiné.

Préparation :
— Dans une poêle huilée, faire fondre l'échalote hachée à feu moyen.
— Lorsqu'elle est à point, la repousser sur les bords de la poêle et ajouter au milieu les champignons émincés pour les faire dorer à feu vif.
— Mélanger champignons et échalotes, remuer quelques secondes et arrêter la cuisson. Saler, verser la moitié de la crème fraîche et le persil finement haché. Mélanger le tout.
— Fourrer les crêpes de sarrasin avec cette préparation avant de les rouler.
— Mettre les crêpes dans une poêle huilée pour les réchauffer. Verser dessus le reste de crème fraîche.
— Servir chaud.

GALETTES AUX POMMES

Pour quatre personnes
– Cinq cents grammes de pommes reinettes
– Deux cents grammes de farine complète
– Cinquante grammes de miel
– Deux jaunes d'œufs
– Cent cinquante grammes de graisse végétale
– Sel marin non raffiné.

Préparation :

— Dans un saladier, mélanger la farine, les jaunes d'œufs, la graisse végétale ramollie et le sel. Pétrir la pâte et la laisser reposer une heure.

— Dans le fond d'un moule à tourte huilé, étaler les pommes épluchées et coupées en tranches épaisses. Ensuite, recouvrir avec le miel.

— Étaler la pâte au rouleau, lui donner la dimension du moule et recouvrir les pommes miélées.

— Mettre à four moyen pendant soixante minutes.

— Retourner le moule sur une grille et laisser refroidir la galette.

— Servir tiède ou froid.

NOVEMBRE

Fruits frais	Fruits secs	Légumes	
Ananas	Abricots	Ail	Chicorée	Oignons
Châtaignes	Amandes	Aromates	Choux	Olives
Citrons	Figues	Artichauts	Choux de Bruxelles	Poireaux
Clémentines	Noisettes	Avocats	Choux-fleurs	Pommes de terre
Dattes	Noix	Batavia	Endives	Potirons
Oranges	Pruneaux	Bettes	Épinards	Radis noirs
Pamplemousses		Betteraves	Fenouil	Radis roses
Poires		Brocolis	Haricots secs	Rutabagas
Pommes		Carottes	Laitue	Salsifis
Raisins		Céleri	Lentilles	Scarole
		Champignons	Navets	Tomates

MENUS POUR UNE JOURNÉE

Petit déjeuner : Un fruit
Une bouillie d'orge aux raisins (voir recette)
Une infusion de romarin miélée

Déjeuner Un fruit
Une salade de céleri cru
Des raviolis au gratin + une salade verte
Une compote

Dîner Un fruit
Une salade de fenouil cru
Un velouté aux champignons
Une tourte au fromage (voir recette)

BOUILLIE D'ORGE AUX RAISINS

Pour quatre personnes
— Une tasse d'orge
— Deux tasses de lait d'amande
— Cinquante grammes de raisins secs et une tasse d'eau
— Une cuillère à soupe de miel.

Préparation :
   — La veille, dans une tasse d'eau, faire tremper les raisins secs.
   — Concasser l'orge (dans un moulin à café électrique).
   — Disposer l'orge concassée dans un bol avec deux tasses de lait d'amande (Mettre deux cuillerées à soupe à peine pleines dans deux tasses d'eau et remuer).
   — Le lendemain matin, rincer les raisins et les faire cuire à feu moyen dans une tasse d'eau. Au bout de dix minutes de cuisson, verser l'orge et son lait de trempage.
   — Laisser mijoter jusqu'à épaississement.
   — Retirer du feu et ajouter une cuillerée à soupe de miel.
   — Servir chaud.

TOURTE AU FROMAGE

Pour quatre personnes
– Deux cent cinquante grammes de farine complète
– Cent cinquante grammes de guyère râpé
– Cinquante grammes d'huile végétale vierge 1re pression à froid
– Trois œufs
– Dix grammes de levure biologique.

Préparation :
— Dans un récipient, mélanger la farine et le fromage râpé, puis bien les mêler à l'huile végétale, aux œufs battus et à la levure dissoute au préalable dans un peu d'eau tiède.
— Travailler la pâte.
— Huiler un moule à tourte, le remplir aux trois quarts avec la pâte, disposer l'ensemble dans un endroit tiède pour que la pâte monte.
— Mettre à four chaud quand le moule est comblé par la pâte.
— Faire cuire quarante-cinq minutes (pour s'assurer que la cuisson est bonne, planter un couteau au milieu de la tourte à la fin de la cuisson; il doit ressortir net de traces).
— Servir chaud aussitôt sorti du four.

DÉCEMBRE

Fruits frais	Fruits secs	Légumes	
Châtaignes Citrons Dattes Oranges Pamplemousses Poires Pommes Raisins	Abricots Amandes Figues Noisettes Noix Pruneaux	Ail Aromates Bettes Betteraves Brocolis Carottes Céleri Chicorée Champignons Choux Choux de Bruxelles	Choux-fleurs Endives Épinards Fenouil Haricots secs Laitue Lentilles Mâche Navets Oignons Olives	Poireaux Pommes de terre Potirons Radis noirs Radis roses Rutabagas Salsifis Scarole Tomates Topinambours

MENUS POUR UNE JOURNÉE

Petit déjeuner : Un fruit
Trois tranches de pain complet tartinées à la purée d'amandes
Une infusion de sauge miélée

Déjeuner Un fruit
Une salade de betteraves crues et de mâche
Un gratiné de millet aux champignons (voir recette)
Un yaourt

Dîner Un fruit
Une salade verte
Un pot-au-feu fermier (voir recette)
Des fruits secs.

GRATINÉ DE MILLET AUX CHAMPIGNONS

Pour quatre personnes
— Seize cuillerées à soupe de millet complet
— Deux cents grammes de champignons
— Deux cents grammes de fromage ricotta
— Trois cuillerées à soupe d'huile d'olive vierge 1re pression à froid
— Persil, ail, muscade
— Une cuillerée à café de sel marin non raffiné.

Préparation :
— Cuire le millet à l'eau salée, dans deux fois son volume d'eau, puis l'égoutter.
— Dans une poêle huilée saisir à feu vif les champignons coupés en lamelles. Faire un hachis d'ail et de persil, le mélanger aux champignons en fin de cuisson.
— Sortir la poêle du feu et y verser le millet, bien remuer.
— Dans un plat à four huilé, mettre une couche du mélange millet-champignons, une couche de fines lamelles de ricotta, etc., et finir par une couche de ricotta.
— Saler, huiler, ajouter la muscade et mettre au four pour gratiner.
— Servir chaud.

POT-AU-FEU FERMIER

Pour quatre personnes
– Quatre carottes – Quatre navets
– Quatre oignons – Huit poireaux
– Cinq cents grammes de choux
– Quatre branches de céleri
– Quatre pommes de terre
– Quatre cuillerées à soupe de blé
– Persil, thym, laurier et sel marin non raffiné.
La sauce :
– Un bol de bouillon de légumes
– Un oignon
– Quarante grammes de farine de blé complet tamisée
– Quelques gouttes de citron – Estragon – Sel marin non raffiné.

Préparation :
— Dans un fait-tout disposer tous les légumes, le blé et le bouquet garni.
— Amener à ébullition et laisser bouillir doucement pendant une heure et demie.
— Boire le bouillon et servir les légumes chauds avec une sauce fermière.

Sauce fermière :
— Dans une poêle huilée faire dorer l'oignon haché puis y jeter la farine en pluie en remuant sans cesse. Elle doit roussir légèrement.
— Verser doucement le bouillon de légume sans cesser de remuer le mélange ; saler et laisser cuire dix minutes.
— Ajouter quelques gouttes de citron et l'estragon haché.
— Server chaud.

GUÉRIR...

COMMENT RESTER IRRÉSISTIBLE APRÈS DOUZE HEURES DE TRAVAIL ?

Naguère, comme tous les enfants du monde, je rêvais. Je me revois encore à Jérusalem, dans ma petite chambre, les coudes posés sur la table, la tête entre mes mains, brûlant de connaître Paris. Je m'imaginais dans cette grande capitale, invitée à ces soirées fastueuses dont les Français ont le secret. Vêtue d'une mousseline blanche et vaporeuse, je descendais d'une limousine rutilante pour gravir une à une les marches de l'Opéra. Et puis je fus à Paris, où j'assistai enfin à ces fêtes merveilleuses. Mais, comme par un fait exprès, à chaque fois que l'on m'invite à l'une de ces soirées, je me suis levée à l'aube pour prendre un avion ou je reviens du bout du monde, des valises plein les bras... et sous les yeux. Comment, dans ces conditions, conserver fraîcheur et tonus ?

Eh bien tout simplement en recourant une fois encore à la médecine naturelle. Grâce à elle, j'ai établi un programme spécialement réservé aux doubles journées : travail/sortie.

Vive le thym au miel !

Inutile de préciser que je prends garde avant tout à mon alimentation. Je m'interdis l'alcool, les

MA MÉDECINE NATURELLE

charcuteries et les excès de nourriture qui fatigueraient mon foie comme mes reins. Au reste, la revanche serait impitoyable : teint blafard, cernes et poches sous les yeux. Si je ne tiens pas à devenir semblable à une lanterne éteinte et qu'au contraire je préfère briller de mille feux, je dois manger sainement et boire beaucoup d'eau. De toute façon, si l'énergie manque autant que l'envie de plaire, mieux vaut rester chez soi. Il n'est guère facile non plus de sortir à l'issue de longues journées d'enregistrement en studio. Pour tenir le coup, j'étais tentée, naguère, d'avaler des fûts entiers de café. Je croyais alors que ce breuvage m'apporterait l'énergie nécessaire. En vérité, cette énergie n'était qu'illusoire ; après avoir bu le contenu de mes gobelets en carton, la fatigue n'en était que plus profonde.

Aujourd'hui, j'ai changé de méthode. Lorsque j'enregistre, j'apporte avec moi une bouteille Thermos emplie d'une infusion de thym mêlé à du miel [1]. Cette boisson remplace avantageusement le café, et je vous la recommande vivement : munissez-vous d'un Thermos semblable au bureau, à l'atelier ou en voiture. Ainsi bouderez-vous la machine à café. N'oubliez pas que le thym nettoie le système digestif, protège des rhumes et éclaircit la peau. Grâce à ses vitamines, ses sels minéraux et ses enzymes, le miel quant à lui apporte l'énergie véritable. Au surplus, contrairement au café, il apaise le cœur !

Toutefois, il va sans dire que le thym au miel ne résout pas tout. Il ne saurait suffire à ceux qui ont passé des journées entières en studio, en avion, ou plongés dans des tâches difficiles et astreignantes – vous, certainement. A l'issue de ces épreuves, le soir,

---

[1]. Reportez-vous au chapitre « La tisanothérapie ».

COMMENT RESTER IRRÉSISTIBLE...

on se sent bien souvent aussi vigoureux qu'un ballon dégonflé, aussi énergique qu'une poupée molle. Pour retrouver le punch, il faut un vrai programme capable de revigorer et d'offrir de la tonicité aux pauvres travailleurs que nous sommes. Après avoir longuement cherché, j'ai établi pour mon propre compte trois programmes spécifiques : le premier est un cycle court, le deuxième un cycle intermédiaire et le troisième un cycle long. Je choisis l'un ou l'autre selon le degré de ma fatigue et le temps dont je dispose. Quel que soit celui pour lequel vous vous déterminerez, n'oubliez jamais que ces programmes ne peuvent vous aider vraiment que s'ils sont associés à l'absorption des vitamines, enzymes et sels minéraux – que l'on trouve seulement dans une alimentation saine.

Trois programmes de mise en forme

Si vous désirez passer des soirées « sans rides », adoptez le programme qui convient au temps que vous pourrez lui consacrer; suivez-le avec ordre et précision. Messieurs, hors les questions de maquillage, vous pouvez vous y mettre également.

Avec une petite demi-heure devant soi...

– Enlevez le fond de teint de la journée, sans toucher à l'eyeliner ni aux cils faits (deux minutes).

– Sans mouiller vos yeux, passez de l'eau froide sur votre visage (une minute).

MA MÉDECINE NATURELLE

— Sans l'essuyer, tapotez doucement votre visage ; ainsi séchera-t-il et deviendra-t-il rose (une minute).

— Étalez un peu de crème hydratante vite absorbée par votre peau (j'utilise quant à moi une préparation personnelle). Songez qu'une crème non absorbée rendrait votre maquillage brillant, vous obligeant à vous repoudrer souvent (une minute).

— Faites couler l'eau froide dans le lavabo, et tout en vous brossant énergiquement les cheveux, disposez votre pied droit dans l'évier et remuez vos orteils dans l'eau froide afin qu'ils se rafraîchissent (deux minutes).

— A votre pied gauche de prendre l'eau ; parallèlement, remettez vos cheveux en place avant de les laquer éventuellement (peu). Si cette position vous paraît acrobatique (pourtant, il ne s'agit que de lever une jambe!), remplissez une cuvette d'eau froide et, assise, les pieds dans l'eau, brossez vos cheveux (deux minutes).

— Préparez vos vêtements pour la soirée (cinq minutes). J'espère que votre robe favorite ou que votre smoking n'est pas taché. De toute façon, pensez à vérifier leur état et, au besoin, à les laver et à les nettoyer après chaque sortie, ceci pour vous permettre d'économiser des énervements inutiles de dernière minute. Je choisis quant à moi mes vêtements en fonction de la soirée. Serai-je assise ? Debout (attention aux chaussures si vous devez rester longtemps à la station verticale) ? En plein-

COMMENT RESTER IRRÉSISTIBLE...

air ? A l'intérieur ? Les invités seront-ils décontractés ou au contraire guindés ?

Dans mon sac du soir, je glisse un petit flacon de parfum, un poudrier, un mouchoir et mes clés. Prenez garde à celles qui n'entrent pas dans tous les sacs, au poudrier renversé au dernier moment, au miroir brisé... Pour éviter ces incidents, videz et ranger votre (ou vos) sac du soir après chaque sortie, Ainsi, lorsque vous en aurez besoin, il reprendra immédiatement du service.

Une fois mes vêtements, mes chaussures, mon manteau et mon sac apprêtés, je place mes pieds sur une chaise ou un meuble après m'être assise devant ma table de maquillage – ou n'importe quel autre endroit bien éclairé.

— Tandis que mes pieds se décontractent, je me maquille (quinze minutes) ! Faites comme moi : utilisez un miroir à main et disposez devant vous vos produits de maquillage selon un ordre pratique. N'oubliez pas de nettoyer les éventuelles coulées de rimmel avant de vous occuper du reste. Selon moi, rien ne vaut un bâtonnet enveloppé d'un coton humide.

— Donnez-vous un dernier coup de peigne (une minute).

— Glissez-vous dans vos vêtements (une minute).

— Voilà. En une demi-heure, vous êtes prêt(e) ! J'espère que vous avez prévu la voiture ou le taxi. Car si vous devez courir sous la pluie pour découvrir un moyen de locomotion miracle, ne vous attendez

MA MÉDECINE NATURELLE

pas à être la Marylin (ou le Delon) de la soirée! Pensez-y la prochaine fois!

Une chose encore : dans ma cuisine, je conserve des petits sachets préparés au début de chaque semaine, dans lesquels j'ai pris soin de glisser quelques fruits secs : une figue, un pruneau ou un abricot, cinq raisins secs et autant de noisettes ou d'amandes. J'emporte toujours un de ces petits sachets avec moi, mâchant lentement les fruits dans la voiture. Essayez : c'est très bon pour l'estomac dont le travail se trouvera allégé par l'absorption de ces aliments faciles à digérer. Rappelez-vous que les fruits secs contiennent des subtances très précieuses qui constituent le meilleur des apéritifs avant un souper ou un coktail. Leurs sucres ont un double mérite : ils s'assimilent lentement et suppriment la sensation de la faim pendant plusieurs heures. Ils n'ont rien à voir avec le sucre blanc, nocif et irritant. Ce sucre-là, on l'a vu, affole et fatigue le pancréas, l'obligeant à l'évacuer à coup d'insuline et peu après, nous avons à nouveau faim. Préférez donc les fruits secs sucrés, aucunement dangereux pour les diabétiques puisque leurs sucres ne passent que progressivement dans le sang, économisant la fatigue du pancréas, mais aussi du foie.

Vos fruits avalés, respirez à fond pendant cinq minutes. Ainsi serez-vous rassasié et plein d'énergie pour la soirée.

En outre, vous ne vous jetterez pas sur la nourriture proposée et n'accepterez que des plats aux valeurs nutritives bonnes et sûres.

N'oubliez pas que les fruits secs, pris en quantité réduites, constituent les meilleurs remèdes « anti-coups de pompe ». Pensez-y non seulement

COMMENT RESTER IRRÉSISTIBLE...

pour vos fêtes nocturnes, mais aussi à 11 heures et à 16 heures. Sachez qu'accompagnés d'un ou de deux fruits frais, ils remplacent avantageusement le repas de midi.

Avec quarante-cinq minutes devant soi...

– Enlevez le fond de teint de la journée, sans toucher à leyeliner ni aux cils faits (deux minutes).

– Sans mouiller vos yeux, passez de l'eau froide sur votre visage (une minute).

– Sans l'essuyer, tapotez doucement votre visage ; ainsi sèchera-t-il et deviendra-t-il rose (une minute).

– Étalez un peu de crème hydratante vite absorbée par votre peau (une minute). Inutile de jouer à l'équilibriste en mettant votre pied dans le lavabo.

– Prenez une douche (dix minutes). Commencez avec de l'eau chaude, puis très chaude, et achevez en vous aspergeant d'eau froide pendant quarantes secondes..., des orteils jusqu'au cou (pieds, genoux, cuisses, fesse, bras, colonne vertébrale et poitrine). Les premiers temps, j'ai cru que j'allais mourir sous l'eau froide. Mais surtout, ne refusez pas cette expérience : en vérité, elle fait revivre. Au début, passez le jet sur vos pieds seulement pendant dix secondes. A la deuxième ou troisième fois, risquez-vous jusqu'aux cuisses et aux

MA MÉDECINE NATURELLE

fesses. Peu à peu, vous serez surpris par le plaisir éprouvé, et c'est la satisfaction qui vous conduira à augmenter la durée de la douche froide jusqu'aux quarante secondes requises. Vous vous sentirez ensuite merveilleusement dynamique, votre corps aura gagné en légèreté et vous... en bonne humeur! Rappelez-vous que plus la douche est chaude, moins vous souffrirez du froid (le corps, en effet, emmagasine la chaleur). Cette alternance de chaud et de froid crée une véritable gymnastique pour vos vaisseaux : ils se décontractent à l'eau chaude et se contractent puissamment à l'eau froide, envoyant ainsi du sang neuf partout dans le corps.

— Séchez-vous grâce à des tapotements énergiques; insistez sur les fesses et les cuisses. Votre peau doit devenir d'un joli rouge (une minute).

— Préparez vos vêtements pour la soirée (cinq minutes).

— Plantez-vous solidement, en appui sur vos jambes écartées. Penchez-vous en avant, genoux tendus, tête pendante (le plus bas possible). Prenez vos cheveux par petites poignées avec vos mains et tirez très fort en comptant mentalement jusqu'à quatre à chaque fois. Au bout de trois minutes, vous devez avoir saisi tous vos cheveux sans en avoir oublié un seul. Ne craignez pas de les arracher. Plus on les tire et moins on les perd; plus on décolle le cuir chevelu du crâne et meilleure sera son irrigation. En prime, vous gagnerez un visage aussi rose que celui d'un bébé s'éveillant de sa sieste (trois minutes).

COMMENT RESTER IRRÉSISTIBLE...

— Asseyez-vous et brossez-vous les cheveux. Pour ce qui me concerne, je ne les crêpe que très légèrement en laquant les endroits rebelles (deux minutes).

— Vos produits de maquillage et votre miroir à main déposés devant nous, maquillez-vous tout en reposant vos pieds. N'oubliez surtout pas de nettoyer les coulées éventuelles de rimmel avec un bâtonnet enveloppé d'un coton humide (quinze minutes).

— Brossez et mettez vos cheveux en forme (une minute).

— Glissez-vous dans vos vêtements (deux minutes).
Le programme est achevé, et vous voilà prêt, n'attendant plus que la voiture qui vous emportera. Surtout, n'oubliez pas le petit sachet de fruits secs que vous mâcherez lentement en route.

Avec une heure devant soi (la volupté!)

— Démaquillez-vous complètement, yeux inclus (deux minutes).

— Passez-vous de l'eau froide sur le visage (une minute).

— Sans l'essuyer, tapotez doucement votre visage (une minute).

— Étalez un peu de crème hydratante, vite absorbée par la peau (une minute).

MA MÉDECINE NATURELLE

— Prenez une douche. Commencez avec de l'eau chaude, puis très chaude, et achevez en vous aspergeant d'eau froide pendant quarante secondes. N'oubliez pas de passer le jet sur les pieds, les genoux, les cuisses, les fesses, les bras, la colonne vertébrale et la poitrine (dix minutes).

— Séchez-vous grâce à des tapotements énergiques (une minute).

— Plantez-vous sur vos jambes et, comme précédemment, baissez-vous avant de tirer vos cheveux (trois minutes).

— Faites « la chandelle [1] ». Cette position vous régénère en profondeur, « repasse » le visage, clarifie les idées et oxygène les cellules grises. En outre, elle vide vos jambes de leur sang, les rendant légères et aériennes (trois minutes).

— Étalez un masque sur votre visage, désormais frais et reposé. Celui que j'ai choisi – préparation personnelle! – est facile à poser. En outre, il resserre les pores, éclaire le teint et le rend lumunieux (deux minutes).

— Oubliez le monde, dorlotez-vous. Sur une chaise longue, un lit ou un divan, j'aime à me présenter en martienne qui regarderait le globe de loin tout en respirant doucement et profondément. Je veux ignorer l'univers jusqu'à mon retour sur terre (dix minutes).

---

1. Reportez-vous au chapitre « Voir le monde à l'envers ».

COMMENT RESTER IRRÉSISTIBLE...

— Préparez vos vêtements pour la soirée (veillez à ce que tout soit en ordre, propre et à portée de la main) (cinq minutes).

— Otez le masque de votre visage (une minute).

— Asseyez-vous et brossez-vous les cheveux (deux minutes).

— Maquillez-vous, totalement cette fois. Vous bénéficierez d'une peau lisse et lumineuse et un sentiment de bien-être exceptionnel vous envahira. Songez, comme précédemment, à alléger vos pieds en les déposant sur une chaise (dix-sept minutes).

— Brossez et mettez vos cheveux en forme (une minute).

Une heure plus tard, le sachet de fruits secs dans votre sac, quittez votre maison rassurée : vous êtes la plus belle pour aller danser!

SAUVEZ VOS DENTS !

Comment avoir un sourire éclatant et des dents irrésistibles ? Tout simplement en renforçant leurs fondations. En effet, semblables à des pierres précieuses, les dents sont serties dans les gencives qui les maintiennent en place. Nous ignorons souvent le rôle important que jouent les dents dans le maintien de la santé. Il ne faut pas oublier que la digestion commence dans la bouche. Sans bonnes dents, il n'y a pas plus de bonne mastication que de bonne digestion. A l'inverse, avec une santé chancelante, il est inutile d'espérer une dentition et des gencives saines.

Si le dentiste vous annonce que vous souffrez de pyorrhée alvéolaire, sachez que ce terme barbare signifie que vos dents se déchaussent. Ce déchaussement résulte de l'arthrite dentaire.

L'arthrite témoigne d'un encrassement de l'organisme, atteint notamment par les déchets acides. Pour rétablir l'équilibre, notre premier souci devrait être de nous abstenir d'absorber tout aliment générateur d'acides, tout poison acidifiant comme la viande et les alcools (eh oui!). Surtout, ne traitez pas les dangers de l'arthrite par-dessus la jambe : cette maladie peut faire tomber vos dents, enflammer vos articulations, attaquer vos reins par des calculs, contribuer au développement de rhumatismes douloureux.

Comme toute maladie, l'arthrite s'éloigne aussitôt que nous décrassons et désyntoxiquons notre

SAUVER VOS DENTS

organisme. Dès lors que nous rejetons les poisons, tout va mieux.

Déchaussées nos dents sont moins solides. Un petit effort, un choc les ébranlent. Ensuite, tout s'enchaîne d'une manière aussi triste que classique : les particules des aliments et le tartre s'infiltrent entre racine et gencive, entretenant une inflammation permanente. Les dents bougent de plus en plus et finissent par tomber. Pour améliorer leur état général, il faut donc, et de toute urgence :

— Bouder les aliments qui déposent des poisons et des déchets acides (viande, charcuterie, alcool, café, thé, chocolat).

— Introduire dans la nourriture des éléments vivants et constructeurs (fruits et légumes crus, céréales et pain complets, miel et, surtout, jus de légumes composés de choux, de navets et de carottes).

— Drainer le foie grâce à la tisane « Foie Fatigué [1] ».

— Drainer les reins par une cure d'aubier de tilleul sauvage [1].

Pour agir directement sur le terrain, voici le traitement qu'il convient d'appliquer aux gencives et aux dents :

1. Se brosser les dents avec du dentifrice à l'argile ou, mieux, avec le « dentifrice fortifiant [2] » dans lequel on trempe la brosse avant de l'utiliser comme n'importe quel dentifrice.

---

1. Reportez-vous au chapitre « La tisanothérapie ».
2. Reportez-vous au chapitre « La tisanothérapie ».

MA MÉDECINE NATURELLE

2. Choisir une brosse demi-dure et brosser assez énergiquement de bas en haut et de haut en bas, jamais latéralement.

3. Brosser aussi soigneusement les faces internes des dents que les faces externes.

4. Brosser également les gencives, qui doivent être « ramenées » sur les dents intérieurement et extérieurement.

5. Après le petit déjeuner ou après le dîner (mieux : après chaque repas), faire des bains de bouche à l'eau salée. Ces bains se préparent ainsi : ajouter une bonne cuillerée à café de sel marin non raffiné dans un verre d'eau chaude non bouillie. Ces bains tonifient, décongestionnent et cicatrisent admirablement les gencives. A la stupéfaction de mon dentiste, je suis parvenue quant à moi à cicatriser mes gencives en un temps record après une opération.

6. Le rinçage terminé, masser les gencives avec de l'huile d'olive de première pression à froid. Cette huile vitaminée renforce les gencives mieux qu'aucun médicament. Les gencives supérieures se massent de haut en bas, et les gencives inférieures de bas en haut.

7. Pour masser correctement, il convient d'utiliser le pouce préalablement trempé dans l'huile. Le massage :

SAUVER VOS DENTS

— ramène les chairs sur les dents,
— expulse les débris alimentaires qui se trouvent entre la dent et la gencive,
— raffermit les chairs.

8. Éviter les dentifrices médicaux : enrichis d'antibiotiques, ils détruisent l'équilibre de la flore buccale dont le rôle consiste à nous protéger ; désinfectants, ils finissent à la longue par irriter les gencives.

9. Bouder les bonbons et les confiseries, qui entretiennent dans notre bouche une culture de bactéries dangereuses.

10. Calmer les crises dentaires ou les douleurs provoquées par les abcès en appliquant sur la gencive la partie coupée d'une « figue sèche cuite dans du lait [1] ».

Voilà. C'est tout. Ne vous écriez pas : « Impossible ! », cherchant des explications dans un emploi du temps trop chargé le matin et dans une fatigue excessive le soir. Vous n'avez besoin que de deux minutes à chaque fois, soit quatre minutes quotidiennes. Dans une journée, ça se trouve. D'autant que l'entretien de la bouche est essentiel à la santé, et que vos dents vous remercieront d'un large sourire.

---

1. Reportez-vous au chapitre « La tisanothérapie – Abcès dentaire ».

POUR CEUX QUI PERDENT LEURS CHEVEUX...

Il n'y a pas de beauté fatale sans beaux cheveux. En perdant ses cheveux, Samson n'a pas seulement perdu sa force. Il a également ouvert dans la mémoire de l'humanité une plaie jamais refermée : l'humiliation ressentie à l'égard de la perte des cheveux. L'histoire, récente ou non, prouve bien cette évidence : pour les punir ou les abaisser, on a rasé les cheveux des prisonniers, des femmes infidèles, des déportés, des collaborateurs. La chevelure est semblable à la crinière du lion : une parure, un signe de force. Rares sont ceux qui, à l'instar de Yul Brynner, portent leur calvitie avec autant de splendeur qu'une couronne. Cependant, il est inutile de rêver à une chevelure magnifique si l'organisme souffre de carences. L'insuffisance de certaines vitamines engendre aussitôt un teint blême, des ongles cassants et la chute des cheveux. Tout cela ne s'améliore que par le retour de la santé. Il suffit de combler les manques en substances essentielles pour stopper la chute des cheveux et, même, assister à leur repousse.

Quelles sont ces substances essentielles? La vitamine A, aussi profitable à l'éclat de nos cheveux qu'à celui de notre teint. La vitamine B (en particulier B5), qui augmente la croissance et la pigmentation de la chevelure tout en protégeant et en stimulant la peau. Le silice et le soufre, dont le pouvoir

PERDRE SES CHEVEUX

autorise la repousse des cheveux perdus. Notre premier devoir consiste donc à chercher les meilleures sources de vitanimes A et B, de silice et de soufre.

Les voici :
  – le blé germé
  – les légumes verts (salades, choux, épinards, poireaux)
  – les légumes et les fruits jaunes (carottes, tomates, radis, abricots, poires, cerises, raisin)
  – les céréales complètes (riz, avoine, orge)
  – l'ail et l'oignon
  – le soja
  – les noix, noisettes et amandes
  – les dattes
  – les œufs
  – le miel
  – la levure biologique (que l'on trouve dans les magasins diététiques).

Par les vitamines, les sels minéraux et autres substances importantes qu'ils recèlent, ces aliments constituent la base indispensable à une bonne nourriture biologique. Non seulement ils protègent de la calvitie, ralentissent la chute des cheveux, pigmentent les cheveux gris ou blancs, mais ils luttent également, et avec succès, contre d'autres maladies : l'épuisement de nos cellules nerveuses, la fatigue de notre foie et le flétrissement de notre peau. En revanche, prenez garde aux vitamines « synthétiques » qui ne peuvent rien pour vous et à ce sucre blanc qui donne aux chiens un pelage si terne!

MA MÉDECINE NATURELLE

Faites circuler!

Il ne suffit pas, cependant, d'introduire dans son alimentation d'aussi bonnes substances. Encore faut-il veiller à améliorer la circulation sanguine pour que ces matières parviennent à la racine des cheveux. Si votre sang circule mal, votre cuir chevelu sera insuffisamment irrigué et vos cheveux tomberont. En clair : *la calvitie est toujours liée à une mauvaise circulation.* Je m'explique. A la racine de chacun de nos cheveux se trouve un bulbe, lui-même nourri par un capillaire (vaisseau sanguin minuscule). Pour nourrir son bulbe et permettre au cheveu d'être vigoureux et de vivre longtemps, le capillaire doit être chargé de sang frais et oxygéné. Obstrué par les toxines, dépourvu de sang, ce capillaire nourrit mal son bulbe et condamne ainsi le cheveu à mourir et à tomber.

Les raisons pour lesquelles le sang circule mal dans cette région stratégique sont nombreuses :

— Un sang visqueux, alourdi par les déchets, s'écoule moins bien qu'un sang propre et fluide.

— En se déposant sur les parois sanguines, le cholestérol rétrécit leur diamètre intérieur.

— Des vaisseaux en mauvais état n'arrivent pas à se contracter suffisamment fort pour envoyer le sang jusqu'à la tête.

— Des toxines non évacuées bouchent les capillaires nourriciers du bulbe du cheveu.

PERDRE SES CHEVEUX

— Les anxieux et les nerveux ont souvent des spasmes qui rétrécissent le calibre des vaisseaux et diminuent d'autant la quantité du sang contenu dans le cuir chevelu.

— La vie sédentaire génère toujours une carence en oxygène et un ralentissement de la circulation sanguine.

*

Par ailleurs, sans le savoir, nous sommes parfois gênés par des raisons plus « mécaniques » :

*

— Un cuir chevelu trop tendu empêche le sang de circuler librement.

— Une nuque « raide » freine la circulation sanguine vers le cuir chevelu, la sang passant par des vaisseaux rétrécis et sans souplesse.

— Des chapeaux « vissés » sur le crâne, des cols et des cravates trop serrés agissent comme des garots, empêchant le sang d'arriver à destination.

*

Tout ralentissement circulatoire signant donc l'arrêt de mort d'une partie de notre chevelure, il convient d'activer ou de rétablir au plus vite cette circulation. Songez cependant qu'un crâne dégarni est le résultat de plusieurs années d'erreurs et qu'il vous faudra quelques mois de patience pour constater la repousse de vos cheveux. Car tant que le bulbe n'est pas définitivement estropié, il y a bon espoir !... A condition, bien sûr, de porter une attention scrupuleuse à votre alimentation et d'intégrer quelques exercices dans votre vie quotidienne.

De même que vous prenez chaque jour votre douche et que vous vous brossez les dents, consacrez donc quelques minutes à ces exercices qui améliorent l'état de votre cuir chevelu, mais aussi de votre teint et de votre vue. En outre, ils oxygèneront votre cerveau. Ces exercices solliciteront quotidiennement la racine de vos cheveux et faciliteront l'arrivée du sang jusqu'au sommet de la tête.

Accomplissez-les, dans le calme et avec persévérance.

Les cheveux : en exercice !

La glissade (une minute)

— Debout, jambes écartées solidement assurées au sol, penchez-vous en avant sans fléchir les genoux; le bassin doit être ferme pour permettre au dos, à la nuque, à la tête et aux bras d'être souples.

— Laissez pendre votre tête, aussi molle qu'une poupée de chiffon.

— Pressez fortement vos dix doigts sur votre cuir chevelu, exactement comme si vous vouliez y laisser vos empreintes digitales.

PERDRE SES CHEVEUX

— Faites bouger, ou plutôt glisser le cuir chevelu sur le crâne, de haut en bas et de gauche à droite (attention : les doigts doivent rester solidement à leur place; c'est au cuir chevelu de bouger sur la boîte crânienne) en commençant par la nuque, le crâne et les tempes.

Je ne peux que vous recommander de lier cet exercice à la respiration. A chacun son rythme !

La traction (une minute)

— Gardez la position initiale.

— A pleines mains et sans les laisser glisser entre vos doigts, saisissez vos cheveux et tirez-les vigoureusement. Procédez ainsi sur toute la tête. Cette traction excite la croissance des cheveux et soulève légèrement le cuir chevelu, dès lors mieux irrigué. N'hésitez pas à tirer fortement : les cheveux qui resteront entre vos doigts sont déjà morts ou très affaiblis; les autres, ceux qui sont sains, ne se laissant pas arracher si facilement... Dégagés de leurs collègues défunts, les nouveaux cheveux auront de la place pour repousser. Après quelques jours de cette épreuve, vous constaterez que vos doigts retiendront de moins en moins de cheveux morts.

Même conseil que pour l'exercice précédent : plus vous respirerez calmement, amplement, et mieux cela vaudra.

MA MÉDECINE NATURELLE

Le pincement (une minute)

— Conserver la position initiale.

— Pincez le cuir chevelu à l'aide de vos doigts.

— Pétrissez-le centimètre par centimètre, de haut en bas et latéralement, en rapprochant le pouce des autres doigts. Ce pincement étire et décontracte le cuir chevelu ainsi que les conduits sanguins du crâne, facilitant un afflux de sang supplémentaire. Vous pouvez également coupler cet exercice avec votre rythme respiratoire; ainsi l'oxygène frais arrivera-t-il plus vite aux racines.

Le martelage (une minute)

— N'abandonnez pas la position de départ.

— A l'aide d'une brosse en poils de sanglier ou d'une brosse munie de poils aux pointes arrondies (mais à l'exclusion d'une brosse en nylon), martelez votre cuir chevelu sur tout le crâne, de haut en bas, de droite à gauche — exactement comme si vous plantiez des clous.
Cet exercice permet d'aspirer une grande quantité de sang vers les bulbes des racines.
— Ultime répétition : respirez tout en accomplissant votre martelage.

Il est possible d'effectuer ces exercices à la verticale, mais la position penchée en avant permet

PERDRE SES CHEVEUX

un afflux sanguin plus important vers la tête. Au reste, après vous être redressé, vous constaterez que votre visage aura pris une belle teinte rosée. Quatre minutes, ce n'est pas grand-chose. Mais au terme de ce laps de temps si court, vous sentirez une agréable chaleur envahir votre tête et éprouverez le sentiment délicieux d'avoir intensifié votre circulation. Cependant, tout n'est pas encore fini. Pour achever la séance en beauté, mettez-vous en position de « chandelle [1] ». Je vous rappelle que cette position est bénéfique au cuir chevelu et, à fortiori, à la repousse des cheveux. En outre, elle oxygène puissamment le cerveau et contribue à l'effacement des rides du visage. Il s'agit donc d'un complément indispensable aux exercices décrits plus haut.

Dans cette position renversée, le sang parvient, au cuir chevelu sous légère pression, chassant devant lui les toxines, ouvrant les capillaires et nourrissant sans entrave les racines des cheveux.

Enfin, je ne saurais trop vous conseiller de parachever cette séance quotidienne par une friction énergique du cuir chevelu avec une macération de plantes spécifiques [2] qui fortifient les racines tout en activant leur repousse.

Reparlons de la douche, chaude, très chaude puis froide, dont nous avons déjà évoqué les mérites. En plus de tous ses bienfaits, elle constitue l'un des meilleurs moyens de prévenir la chute des cheveux.

---

1. Reportez-vous au chapitre « Voir le monde à l'envers ».
2. Reportez-vous au chapitre « La tisanothérapie - Chute des cheveux ».

MA MÉDECINE NATURELLE

Voici comment procéder : une fois que votre corps a emmagasiné une certaine quantité de chaleur grâce à l'eau très chaude, aspergez-vous brièvement à l'eau froide : pieds, genoux, cuisses, ventre, fesses, bras, poitrine, colonne vertébrale et tête. Ce jet froid nous offre une merveilleuse gymnastique circulatoire. Sous son influence, tous nos conduits se contractent puissamment, envoyant partout un sang frais – jusques et y compris à notre cuir chevelu. Ne craignez surtout pas un refroidissement consécutif à cette opération : un jet bref et froid ne peut refroidir un corps chaud. Au contraire : éveillant nos défenses naturelles, il nous immunise contre les rhumes et les autres maladies respiratoires.

Dernière chose à propos de votre coiffure. C'est en craignant la calvitie qu'on la provoque. Plus vous serez inquiet, ne cessant de vous répéter : « Bientôt, je serai chauve et vieux », plus vous provoquerez de spasmes dans les vaisseaux et les capillaires de votre tête. En se rétractant, ceux-ci empêcheront votre sang d'arriver en quantité suffisante pour nourrir les racines qui, affamées, finiront par tomber.

Je vous rappellerai, pour conclure, que le seul liquide miracle, la véritable potion capillaire magique reste et restera toujours le sang. Porteur de substances saines et parvenant en abondance au cuir chevelu, c'est lui et lui seul qui vous assurera une chevelure dense et magnifique.

COMMENT VAINCRE LA TRANSPIRATION ?

Il y a un certain nombre d'années, mon équipe de musiciens comptait un excellent guitariste, Thierry. Il était si agressif que durant quelques semaines, je me suis demandé si je n'allais pas devoir me séparer de lui : j'avais remarqué le malaise qui régnait entre lui et les autres instrumentistes. Au cours des tournées, les musiciens partagent généralement leur chambre à deux. Or, en un certain mois de juillet, personne n'accepta de loger avec Thierry. Intriguée, je posai quelques questions au chef d'orchestre qui finit par m'expliquer que mon guitariste transpirait tant des pieds que nul ne voulait l'approcher de trop près. Sachant que je pouvais l'aider, je le convoquai aussitôt. D'entrée de jeu, je précisai à Thierry que je connaissais son problème et que je pouvais y remédier. Devant son regard blessé, je l'assurai qu'il était semblable à des milliers d'autres personnes qui souffrent du même mal.

Je crus que le guitariste allait partir en claquant la porte. Mais il resta. Mieux : il me demanda : « Que dois-je faire ? » Je lui expliquai alors que le corps se débarrasse normalement de ses toxines par les issues prévues par la nature : les reins, les intestins et les poumons. Mais quand il y a surcharge de toxines et que ces issues naturelles sont embouteillées, l'organisme, déboussolé, essaie de les éliminer par la transpiration. L'odeur devient désagréable quand la transpiration charrie un excès de déchets carnés.

MA MÉDECINE NATURELLE

Afin de se purifier, je conseillai à Thierry de dégorger son foie et ses intestins à l'aide de deux tisanes très efficaces « la tisane souveraine du foie » et « la constipation 1 [1] ». Ces tisanes allaient aider ses organes à évacuer toxines et matières non désirées par les émonctoires que la nature avait prévu pour cette besogne et non plus par la transpiration. Pour faciliter cette tâche, il fallait alléger le travail de la digestion en ne consommant que des aliments légers et non encrassants, beaucoup de fruits et de légumes crus (salades diverses), du miel, des céréales complètes, des œufs, du fromage et des yaourts. Thierry devait en outre éviter les alcools, les viandes, la graisse animale, les sucres et le pain blanc, boire beaucoup d'eau, d'eau citronnée, et des tisanes afin de laver ses viscères. Il lui fallait aussi faire une cure d'eau argileuse [2] prise chaque matin à jeun. Cette cure le désintoxiquerait et stimulerait ses défenses naturelles.

Ces mesures visaient à rétablir un équilibre organique normal. Quinze jours plus tard, Thierry était méconnaissable : décontracté, souriant, mieux dans sa peau. S'il souffrait encore de ses problèmes de transpiration, l'odeur qui incommodait tant ses compagnons avait disparu. Je l'engageai alors à poursuivre la cure d'eau argileuse et à prendre des bains de pieds d'une remarquable efficacité.

---

1. Reportez-vous au chapitre « La tisanothérapie ».
2. Reportez-vous au chapitre « Soignez-vous par l'argile ».

VAINCRE LA TRANSPIRATION ?

Bains de pieds antitranspiration :

— Premier bain : « décoction d'écorces de chêne [1] » qui resserrent les pores de la peau.

— Après ce bain unique, alterner *deux autres bains* : *le premier* (deux jours consécutifs), composé de « son et de feuilles de noyer [1] » qui tonifient la peau, *le second* (deux jours consécutifs), composé « de feuilles de vigne rouge [1] » qui accélèrent la circulation.

Recommencer par le premier bain (deux jours) et alterner avec le second, ceci pendant quatorze jours.

— Deux semaines plus tard, renouveler le bain de décoction d'écorces, puis reprendre pendant quatorze jours les bains alternés.

— Parallèlement, poudrer les pieds, les chaussettes et les chaussures avec de l'argile fine en poudre.

Deux mois de ce traitement (quatre fois quinze jours) ont complètement guéri Thierry de ses problèmes de transpiration. Son agressivité disparut, l'entente entre lui et les autres musiciens se rétablit. La preuve ? Thierry resta mon guitariste pendant six ans !

---

1. Reportez-vous au chapitre « La tisanothérapie » : Bains de pieds à l'écorce de chêne, bains de pieds aux feuilles de noyer, bains de pieds à la vigne rouge.

FAIRE TOMBER
LA FIÈVRE

Petite, je me représentais la fièvre comme une grande dame rouge et coléreuse qui me transformait en une enfant minuscule et sans défense. Contre elle, même ma mère ne pouvait rien. Elle, dont mon père se plaisait à répéter que nul ne l'effrayait jamais, posait une main inquiète sur mon front et je sentais bien l'angoisse faire son chemin en elle. J'étais dans mon lit – qui s'envolait à travers l'espace à une vitesse de météore –, écarlate, brûlante, la chemise collée à ma peau par la transpiration. Mon père, finalement, prenait la situation en main. C'est lui qui, ne pouvant téléphoner (nous n'avions pas le téléphone), partait chercher le médecin. J'entendais son pas décroître dans l'escalier, puis celui de ma mère qui gagnait à la hâte le balcon afin de rappeler à mon père qu'il ne devait pas oublier « de demander au docteur ce qu'il faut donner à la petite pour faire tomber la fièvre ».

Je me laissais alors glisser dans une torpeur fiévreuse, oubliant la notion du temps, gagnée par le mouvement des murs qu'il me semblait voir bouger. Les voix avaient ce pouvoir particulier de me faire remonter à la surface. Le médecin était là : grand, sec, grisonnant, portant des lunettes cerclées de métal dont je croyais sans cesse qu'elles allaient tomber. Je n'aimais pas cet homme : il ne souriait jamais et ne savait ouvrir la bouche que pour prescrire piqûres ou suppositoires, voire les deux en même temps. J'entendais ma mère lui poser des questions auxquelles il ne répondait pas, sinon du

FAIRE TOMBER LA FIÈVRE

bout des lèvres, et toujours pour répéter : « Un suppositoire maintenant, un autre dans la nuit, cela pendant trois jours... » Tous – médecin, parents et moi-même –, pensions qu'une fois la fièvre tombée, je serais guérie. Grossière erreur !

La fièvre : nettoyage de printemps

On croit souvent que la fièvre est une maladie, alors qu'elle n'en est que la conséquence. C'est parce que nous sommes malades que le mercure du thermomètre se promène sur les hauteurs et non pas le contraire. En vérité, la fièvre mérite respect et considération : elle constitue notre meilleur agent de défense. Si mes parents m'avaient enseigné son mécanisme (je ne saurais trop vous conseiller de l'apprendre à vos enfants), elle ne m'aurait pas effrayée car j'aurais su l'apprivoiser.

Mais au vrai, qu'est-ce que la fièvre ? Représentez-vous votre corps malade comme un champ de bataille envahi par les microbes et les virus. Imaginez de vaillants défenseurs, nos globules blancs, appelés à la rescousse pour repousser les envahisseurs. Ces gardiens de notre organisme agissent du mieux, accumulant des victoires si discrètes que nous-même n'en avons pas connaissance. Hélas, il arrive parfois que trop peu nombreux face à un adversaire en surnombre ou mieux armé, les globules blancs risquent de perdre la bataille. Lorsque la situation devient critique, ils envoient des signaux de détresse au cerveau, président de la République promu général en chef. Celui-ci se penche sur le terrain, examine l'étendue des dégâts et, au besoin, déclenche le plan de défense urgente : **la fièvre.**

MA MÉDECINE NATURELLE

L'ennemi ayant refusé de capituler, il ordonne à toutes ses unités de le brûler sur place. En schématisant, nous dirons qu'il actionne une chaudière; celle-ci élève la température de notre corps jusqu'à consumer l'adversaire. C'est dire que le cerveau n'agit pas pour aggraver la maladie mais tout au contraire pour la réduire. Ainsi nous défend-il, ainsi prépare-t-il la guérison. Excellente arme de défense, la fièvre élimine rapidement déchets, microbes et virus hostiles. A quarante degrés, elle détruit deux cents fois plus de virus qu'à trente-sept degrés. C'est pourquoi il convient de la respecter, de ne pas lui glisser des bâtons dans les roues en la stoppant ou en l'abaissant. Une bonne fièvre témoigne d'une défense énergique de notre organisme. Fatigué ou malade, celui-ci manque de force pour faire monter la température dans la chaudière. En clair : faire tomber la fièvre revient à faciliter le jeu de l'ennemi et à ligoter ses propres soldats.

Imaginons que, victime d'une bonne fièvre, vous recouriez à des médicaments. Que se passe-t-il alors ? Tout naturellement, la fièvre baisse. Du même coup, microbes et virus poussent un « ouf » de soulagement : ils ont, de justesse, évité le feu. Mais plutôt que de disparaître, ils se dissimulent sous un repli du foie ou au détour d'un rein, attendant des jours meilleurs. Meilleurs pour eux, naturellement. Pas pour nous ! La situation de notre corps ressemble alors un peu à celle d'une pièce balayée par une ménagère qui aurait glissé poussières et saletés sous une carpette. Cette pièce n'est pas plus propre que notre organisme, artificiellement débarrassé de sa fièvre. Nous le croyons guéri alors que, le ménage n'ayant pas été fait de fond en comble, la situation demeure périlleuse. Tapis dans l'ombre, les envahis-

FAIRE TOMBER LA FIÈVRE

seurs n'attendent qu'un nouvel affaiblissement – fatigue, foie encombré... – pour réapparaître, prêts à nous rendre malade à nouveau.

Chassée trop vite, la fièvre est comme une excellente femme de ménage que l'on renverrait alors qu'elle commençait seulement à nettoyer une maison en piteux état. Si, au contraire, vous laissez la fièvre accomplir normalement sa tâche, elle vous quittera immédiatement sa besogne terminée. Ainsi obéira-t-elle à l'ordre du cerveau-général en chef, lequel aura décidé d'éteindre la chaudière après avoir reçu de bonnes nouvelles du front. Il s'agit donc, en quelque sorte, d'un nettoyage de printemps au cours duquel notre corps aura eu le temps de se débarrasser des toxines et déchets divers, accumulés avant même la déclaration de la maladie.

Souvenez-vous donc de cette précision essentielle : lorsque la fièvre disparaît *naturellement,* le corps se trouve nettoyé en profondeur. Pour autant, il ne s'agit pas de laisser la courbe de température grimper trop haut et dépasser la limite de tolérance, ce qui fatiguerait notre organisme outre mesure. Au reste, le corps lui-même veille au grain : lorsque la fièvre atteint un seuil critique prouvant l'acharnement de la lutte avec l'adversaire, il déclenche une bonne transpiration qui refroidit et abaisse la température. Il existe un moyen extraordinaire pour doubler ce procédé naturel et limiter la hausse de la température : « le bain de siège à l'eau froide [1] ».

---

1. Reportez-vous au chapitre. « La tisanothérapie ».

MA MÉDECINE NATURELLE

La panoplie antifièvre.

Sitôt que je sens la fièvre monter, je prends un bain de siège froid. Je commence par chauffer ma salle de bains, puis je me couvre avec un lainage chaud. Je m'installe ensuite pendant six à dix minutes dans l'eau froide. Contrairement à l'eau tiède, l'eau froide présente le mérite d'attirer le sang contenu dans la boîte crânienne vers les extrémités inférieures, provoquant un soulagement immédiat. Du même coup, j'abaisse la température sans recourir à ces médicaments qui, on l'a vu, perturberaient le plan de défense contre le mal et intoxiqueraient davantage. Le « coupe-fièvre » éteint la chaudière, arrêtant du même coup le travail de nettoyage. Tout au contraire, le bain de siège ne stoppe pas ce travail important. Mieux : lorsque la fièvre est trop forte, il nous soulage sans intervention chimique d'aucune sorte.

Je ne me soumets jamais au bain de siège avant que le thermomètre indique trente-neuf degrés cinq, car c'est seulement à partir de cette température que je commence à être véritablement incommodée. Après le bain, la fièvre a tendance à baisser. Aussitôt qu'elle réapparaît, je me rassoie dans l'eau froide. A vous de découvrir le seuil à partir duquel vous vous baignerez à votre tour. Mais ne faites pas comme cet ami qui refuse de s'asseoir dans l'eau froide avant que son thermomètre n'affiche un bon quarante et un degrés, sous prétexte que sa propre souffrance ne pèse rien à côté de celle qu'endurent ses microbes. Inutile de jouer aux héros : soulagez-vous autant que nécessaire.

Dans la plupart des cas, la fièvre ne s'accroît plus à partir du troisième bain, les envahisseurs

FAIRE TOMBER LA FIÈVRE

étant alors détruits. Mais quoi qu'il en soit, vous pouvez prendre jusqu'à cinq bains quotidiens sans aucun inconvénient. Rappelez-vous que la durée de la fièvre dépend étroitement de la quantité de toxines que l'organisme doit éliminer. Parfois, d'ailleurs, elle refuse de baisser. Il faut alors provoquer la transpiration. Dans ce cas, je recours à une « tisane de buis [1] ».. Cette plante est le meilleur agent antiviral connu; au surplus, elle facilite la transpiration. Après avoir bu ma tisane, je dispose deux bouillottes dans mon lit, et je me couvre bien. Plus je sue, plus vite tombe la fièvre.

Indépendamment de ces « recettes », n'oubliez pas la bone évacuation intestinale [1], essentielle à la panoplie des antifièvres naturels. Le corps, en effet, dispose de deux moyens pour éliminer ses déchets : il les évacue ou il les brûle. Mieux vaut les rejeter régulièrement que de faire appel à la fièvre. Détail certes, mais détail important. Au reste, dès l'apparition des premiers symptômes d'une maladie – quelle qu'elle soit –, agissez immédiatement pour obtenir une bonne évacuation intestinale. L'amélioration sera si nette que vous ne tarderez pas à graver ce conseil en lettres d'or dans votre mémoire.

Un dernier point enfin : lorsque je suis malade, je rince mon foie, mes reins et mon estomac en buvant beaucoup. J'agis avec mon corps tout comme on débarrasse une assiette de ses salissures en la lavant à grande eau. Il est évident, cependant, que le coca-cola, les vins ou les grogs sont à proscrire impérativement. Rien ne vaut les tisanes, l'eau, l'eau

---

1. Reportez-vous au chapitre « La tisanothérapie » : maladie à virus.

citronnée ou argileuse. Et bien sûr, ne vous alimenter pas avant la disparition totale de la fièvre. Évidemment, ce n'est pas toujours facile. Personnellement, il m'a fallu des années pour surmonter cette crainte que j'éprouvais à ne pas manger dans les moments de forte température. Je croyais que la nourriture me donnerait de la force, en vérité, c'est le contraire qui arrive. Nos dernières forces sont définitivement anéanties par une surcharge de l'estomac.

Imagineriez-vous un officier qui, en pleine bataille, ordonnerait à ses troupes de se replier sur la cantine? Ne souriez pas! Car si vous mangez alors que la fièvre vous assaille, de la même manière que des soldats désertent le front, la plus grande partie de vos forces abandonneront leur mission de défense pour s'occuper de votre digestion. De toute façon cette digestion s'accomplira très mal.

Pour ne pas être perturbée, voire carrément stoppée, la digestion a besoin de la présence de certains enzymes. Ceux-ci ne peuvent agir que dans le cadre d'une température normale. Si elle s'élève, ils sont détruits. D'où cette conclusion évidente : en période de fièvre, la majeure partie des enzymes propres à la digestion disparaît, la digestion devient impossible et toute prise d'alimentation est formellement interdite. Par conséquent, en cas de fièvre :

Trois choses à ne pas faire :

1. S'affoler
2. Faire baisser la fièvre par un médicament
3. Manger

FAIRE TOMBER LA FIÈVRE

Trois choses à faire :

1. Boire beaucoup
2. Obtenir une bonne évacuation intestinale
3. Provoquer la transpiration (s'il le faut).

Si vous respectez ces quelques règles simples, la fièvre ne vous effraiera plus. Son apparition vous prouvera que votre corps est suffisamment fort pour savoir se défendre de lui-même. A vous de l'aider en lui offrant tous les moyens pour vaincre la maladie.

GUÉRIR
LA JAUNISSE
ET L'HÉPATITE

Chaque jour, à 19 heures (heure de Paris), j'avais naguère rendez-vous au téléphone avec ma fille Yaël. Ce réseau infini de cables sillonnant tous les continents me permettait de l'appeler de Tahiti, du Japon ou d'ailleurs, et de vivre avec elle quelques moments de sa vie – autant d'instants de joie ou de chagrin.

Un soir, avant de partir pour le théâtre, je lui téléphonai de Copenhague. Je me réjouissais à l'idée d'entendre la voix de ma fille. C'est Louisette qui répondit et qui m'apprit que Yaël avait la jaunisse. Louisette était notre tante de cœur (à notre grand regret elle a disparu cette année). Native de Saïda, en Algérie, elle était une authentique « pieds noirs ». Installée à Paris dans les années 60, elle fut la gouvernante de Yaël; grâce à elle, je pus accomplir en toute tranquillité mes tours de chant en France et dans le monde.

Ce soir-là, Louisette m'informa donc de la maladie de ma fille, confirmée par un docteur venu dans l'après-midi. Inquiète, je lui demandai de me décrire précisément tous les symptômes; ils se résumaient à ceux-ci :

– 41° de fièvre.
– Nausées.

LA JAUNISSE ET L'HÉPATITE

— Teint jaune citron jusqu'au blanc des yeux.
Certes, je savais comment guérir la jaunisse. Mais il est néanmoins angoissant de se trouver à plus de huit cents kilomètres de son propre enfant lorsque celui-ci souffre d'une température aussi élevée. Je pris sur moi et indiquai à Louisette ce qu'elle devait faire :

— N'administrer aucun médicament.

— Ne pas donner à manger à ma fille tant que la fièvre ne serait pas descendue, (aucune digestion ne peut s'accomplir tant que dure la fièvre).

— La faire boire beaucoup, de l'eau, de l'eau citronnée ou de l'eau argileuse.

— Préparer une tisane laxative qu'elle prendrait aussitôt. « Constipation 2 »[1].

— Chauffer la salle de bains, remplir une grosse bassine d'eau froide et y asseoir Yaël après l'avoir couverte d'un bon pull-over. L'eau froide devait arriver jusqu'à l'aine et le bain durer de six à dix minutes. (Selon sa réaction.)

— Renouveler ce bain de siège chaque fois que la température l'incommoderait.
Au ton de sa voix, je compris que Louisette désapprouvait ce traitement. Elle songeait certainement qu'à côté de Yaël souffrant dans son lit, se trouvait l'ordonnance du médecin, en qui elle avait entière confiance... Elle me promit cependant de suivre mes indications.

[1]. Reportez-vous au chapitre « La tisanothérapie ».

MA MÉDECINE NATURELLE

Une demi-heure plus tard, soulagée, elle me confirma par téléphone que la fièvre avait baissé après le bain de siège et que Yaël s'était endormie. Ce soir-là, j'étais à des centaines de kilomètres de mon tour de chant... Le cœur n'y était pas. Je rentrai à Paris par le premier avion du matin. Yaël dormait quand j'arrivai à la maison. Deux bains de siège froids et la tisane laxative avaient eu raison de ses 41°, et sa température oscillait entre 39° et 40°. A son réveil, Yaël était très fatiguée et son petit visage était tout jaune. Elle se montra néanmoins très coopérative.

— Elle ne mangea rien tant que la fièvre demeura élevée. Pendant deux jours, elle prit des bains de siège chaque fois que la fièvre l'incommodait, lui faisant tourner la tête.

— En revanche, elle but toute la journée pour « rincer » son foie, ses reins et son sang.

— Elle absorba une tisane laxative tard le soir.

— Deux fois par jour, elle but la « tisane souverraine du foie [1] ».

— Le soir, elle s'endormit avec un cataplasme d'argile [2] disposé sur le bas-ventre, qu'elle conservait toute la nuit.

— Pour décongestionner son foie, j'appliquais pendant la journée « un cataplasme à l'oignon, au chou et au son [1] ».

1. Reportez-vous au chapitre « La tisanothérapie ».
2. Reportez-vous au chapitre « L'Argilothérapie ».

LA JAUNISSE ET L'HÉPATITE

Deux jours plus tard, sans qu'aucun médicament ne l'ait fait baisser, la fièvre avait disparu. Le troisième jour, Yaël recommençait à jouer et à s'amuser. Au bout de huit jours, ayant perdu son teint jaune, elle était redevenue rose, belle et gaie, comme si rien n'était arrivé. Ses beaux yeux noisette resplendissaient à nouveau, traduisant son impatience à retourner en classe. Cependant, un tel désir n'était pas facile à exaucer : son certificat établissait la jaunisse, et l'école n'acceptait de la reprendre que munie d'un nouveau certificat, signé par un médecin qui l'autoriserait à reprendre ses cours.

J'empoignai Yaël par la main et nous nous rendîmes chez le pédiatre. Celui-ci s'étonna de trouver ma fille en si bonne santé. Il l'examina longtemps avant de déclarer :

– J'étais pourtant sûr qu'elle avait une bonne jaunisse !

– En effet, il s'agissait d'une très bonne jaunisse, répondis-je. Fièvre, nausées, forte coloration jaune. Mais maintenant, elle est guérie.

– En huit jours ? objecta le médecin avec une moue dubitative.

J'expliquai les bains froids, la diète, les tisanes. Mais le pédiatre ne voulut rien entendre. Plutôt que de confirmer la jaunisse, il préféra établir un nouveau certificat dans lequel il affirmait avoir commis une erreur de diagnostic. N'ayant pas eu la jaunisse, Yaël était en droit de retourner en classe. Comme tant d'autres, ce médecin se refusait à croire que la médecine naturelle pût soigner si rapidement une jaunisse. Pourtant, les enfants et les adultes de notre entourage qui ont été soignés de la même manière que Yaël se sont guéris de leur jaunisse aussi rapidement et aussi bien que ma propre fille.

Le foie, « cerveau viscéral »

C'est la faiblesse du foie qui déclenche la jaunisse. Bien que nous ayons déjà étudié son fonctionnement [1], je rappellerai pourquoi sa faiblesse provoque la jaunisse et ce qu'il convient de faire pour ne pas le fatiguer. Le foie et le cerveau sont les deux organes les plus étonnants de notre organisme. Lorsqu'il est en bon état, le foie remplit les fonctions de la plus haute importance avec une aisance stupéfiante. Si le cerveau est en quelque sorte le président de la République de notre corps, le foie, « cerveau viscéral », en est assurément le premier ministre.

L'aliment le plus pur, le plus naturel, nous empoisonnerait s'il entrait directement en contact avec notre sang. Avant de recevoir la permission de pénétrer nos cellules, il doit être digéré, transformé et « humanisé » par notre foie, qui se fatigue jour après jour pour tenir son rôle correctement. Imaginez combien d'heures de travail supplémentaires et quel excès de fatigue lui coûte la digestion d'aliments pollués, encrassants et non biologiques! Au prix de combien d'efforts parvient-il à « neutraliser » les substances nocives des médicaments, des cigarettes et des alcools! A force de s'épuiser à la tâche, notre foie finit par tomber malade. Il ne fonctionne

---

[1]. Reportez-vous au chapitre intitulé : « Il n'y a que le foie qui sauve ».

LA JAUNISSE ET L'HÉPATITE

plus, et il laisse grand ouvert la barrière qui interdit l'entrée de notre corps. Du coup, les toxines n'ont plus besoin de laissez-passer pour occuper notre organisme. Privés de leur gardien – le foie –, sang et organes subissent l'invasion de ces poisons et des déchets non neutralisés. A leur tour, ils sombrent dans la maladie.

Le désordre, l'encombrement et la fatigue du foie provoquent la jaunisse. La bile passe dans le sang et ce sont les pigments de cette bile qui génèrent cette teinte jaune si caractéristique.

Lorsque, la jaunisse se déclare, recourez au traitement que j'ai administré à ma fille. Puis, après la disparition de la fièvre, choisissez une alimentation saine et légère, susceptible d'offrir au foie et au corps les substances nécessaires pour remédier aux dégâts causés par la maladie : sang anémié (pauvre en hématies), et cellules hépatiques détruites par les composants chimiques des médicaments et par les toxines. Peu à peu, le foie reprendra suffisamment de vigueur pour répartir dans le corps les éléments précieux, indispensables à sa rénovation. Grâce à une bonne circulation, les pigments biliaires responsables de la coloration de la peau seront définitivement éliminés, et vous retrouverez un teint normal. N'oubliez pas, alors, de prendre pour la suite une sage décision : alimentez-vous sainement et ne fatiguez plus jamais votre foie.

La preuve par neuf : l'hépatite.

1983 : Dans l'avion qui nous ramène de Côte-d'Ivoire, Anita, mon attachée de presse, se plaint d'être malade. Je l'observe : en effet, elle n'a pas

MA MÉDECINE NATURELLE

bonne mine. A Paris, Jean-Pierre et moi lui conseillons de rentrer immédiatement chez elle et de se reposer. Le lendemain, un médecin appelé à la hâte diagnostique une forte hépatite. Il suggère une hospitalisation immédiate. Je suis atterrée. Je crains qu'une hépatite mal soignée ne laisse des séquelles pour la vie... Je propose à Anita de la soigner chez moi, ce qu'elle accepte. Une fois à la maison, elle demande à voir notre médecin de famille afin d'entendre son diagnostic. Je fais donc appel au docteur H.C.G., homme remarquable, ouvert à tous les courants de la médecine, aussi respecté du monde hospitalier que de l'Institut du cancer. Un pacte amical s'est établi entre nous : ses conseils m'importent autant que son diagnostic, mais je ne me soigne qu'avec les plantes et il le sait. Parfois, comme un clin d'œil, il m'arrive de lui envoyer une tisane pour le foie ; il la prend et m'assure qu'elle lui fait le plus grand bien. La guérison et les méthodes pour y parvenir constituent un sujet dont nous débattons passionnément ensemble. Le docteur H.C.G. affirme que les plantes ne suffisent pas à soigner des malades dépourvus de défenses, tandis que je prétends, dans un tel cas, qu'il convient de combiner médecine naturelle et médecine conventionnelle.

Le docteur H.C.G. se rend donc au chevet d'Anita qui, très affaiblie, fébrile et colorée des pieds à la tête d'une couleur jaune-marron, entend la confirmation du médecin : hépatite virulente. Et en effet, l'examen sanguin effectué l'après-midi même détermine un taux de 1 072 transaminases [1].

---

1. Fatigué par une hépatite, le foie métabolise mal ou incomplètement. La gravité de la maladie est évaluée par le nombre de transaminases (enzymes), que l'on trouve dans le sang.

LA JAUNISSE ET L'HÉPATITE

— Que comptez-vous faire ? me demande le docteur H.C.G.

— Médecine naturelle, dis-je.

Il se renfrogne, émet toutes sortes de réserves avant de formuler son opinion : « Si vous échouez, c'est l'hospitalisation assurée ». Mais je suis confiante. Combien de guérisons ai-je obtenues grâce aux règles simples et naturelles que j'emploie ? Ai-je le droit de priver Anita de ces auxiliaires de la santé ? Puis-je la condamner aux six ou huit longues semaines de traitements (et plus) qu'exige la médecine conventionnelle ? Évidemment, non.

Voici donc le traitement qu'Anita a suivi et qui l'a guérie de son hépatite en deux semaines et demie. Si vous souffrez de la même maladie, je ne saurais trop vous conseiller de respecter les règles suivantes :

— Renoncer à toute alimentation solide pendant trois jours, laissant ainsi les organes digestifs au repos.

— Prendre le soir, avant de se coucher, une tisane laxative, pour libérer le corps des déchets et des toxines accumulés. « Constipation 1 [1] ».

— Boire beaucoup d'eau citronnée ou d'eau argileuse pour « rincer » le foie, les reins et le sang.

— Prendre pendant toute la semaine une « tisane de buis » (le buis est le meilleur agent naturel antiviral [2]).

---

1. Reportez-vous au chapitre « La tisanothérapie ».
2. Reportez-vous au chapitre « la Tisanothérapie » maladie à virus.

MA MÉDECINE NATURELLE

— Alterner avec la tisane « Hépatite et vésicule [1] », la tisane de buis. (le matin : le buis; l'après-midi : la tisane pour le foie).

— Appliquer sur le foie un cataplasme d'oignons, de choux et de son [1] afin de le dégorger.

— Alterner avec l'application d'un « cataplasme d'argile [2] » sur le bas-ventre qui réveillera les défenses de l'organisme.

— Reprendre progressivement une alimentation normale :
tout d'abord : salades, fruits et légumes crus;
puis : yaourts, compotes et légumes cuits;
puis : féculents, fromages et œufs.

Entre le début et la fin du traitement, le médecin traitant d'Anita me téléphona. Il venait aux nouvelles. Nous eûmes une conversation courte mais violente. Je lui expliquai l'ensemble des soins prodigués, n'omettant aucun détail. A quoi il répliqua par ces mots : « Les gens qui exercent le même métier que vous n'ont pas besoin de docteurs, mais de sorciers!... pour conclure ainsi : « S'il lui arrive malheur, vous serez seule responsable! »

Heureusement, les examens pratiqués en laboratoire me donnèrent raison. Jugez vous-même...
Analyses de biologie médicale effectuées par le laboratoire Lepaulard les 20 novembre, 28 novembre et 8 décembre 1983 :

---

1. Reportez-vous au chapitre « La tisanothérapie ».
2. Reportez-vous au chapitre « L'Argilothérapie »

LA JAUNISSE ET L'HÉPATITE

— 20 novembre 1983 : le sang d'Anita se compose des éléments suivants :
Transaminases SGOT = 411 UI (normale : 25 UI)
Transaminases SGPT = 1 072 UI (normale : 20-25 UI)

— 28 novembre (soit huit jours plus tard) :
Transaminases SGOT = 215 UI (normale : 25 UI)
Transaminases SGPT = 486 UI (normale 20-25 UI)

— 8 décembre (soit dix jours plus tard) :
Transaminases SGOT = 25 UI (normale : 25 UI)
Transaminases SGPT = 52 UI (normale : 20-25 UI)

Ces chiffres démontrent d'eux-mêmes que l'hépatite d'Anita était virulente puisque son sang comptait cinquante-trois fois plus de transaminases SGTP et dix-sept fois plus de transaminases SGOT que la normale. Deux semaines et demie plus tard, après qu'elle eût suivi les indications recommandées par la médecine naturelle, Anita était guérie.

D'ailleurs, elle n'avait pas attendu ce terme : au bout du douzième jour, énergique et en pleine forme, elle avait repris son travail. Sa peau avait retrouvé sa teinte naturelle et son sourire était revenu. Depuis ce jour, elle a scrupuleusement veillé à son alimentation. Mieux : elle a perdu le goût du café auquel elle n'a jamais retouché. Elle ne boit plus de vin et mange rarement de la viande. Mon seul regret vient de ce que son hépatite ne lui ait pas fait passer le goût de la cigarette. Mais là, il s'agit d'une autre histoire...

A BAS LA CONSTIPATION!

Trois personnes sur quatre souffrent de problèmes de constipation. Elles en parlent toujours à voix basse, soit avec un ami, soit avec un médecin. Personne n'a jamais songé à débattre de ce sujet devant des caméras de télévision, non plus qu'à descendre dans la rue pour marcher sous une bannière portant cette inscription : « A bas la constipation! » Vous-même, je vous vois déjà sourire...

Cependant, dès lors que les éboueurs se mettent en grève et que les trottoirs débordent d'ordures, c'est l'indignation générale. Chacun s'émeut devant les dangers des maladies et des épidémies. Cette conduite est-elle logique? Estimez-vous qu'il soit raisonnable de s'émouvoir devant le spectacle qu'offrent une rue ou un trottoir sales et de ne pas se mobiliser lorsque sa propre maison est souillée de fond en comble? Est-il normal d'exiger chaque jour une chemise propre alors que nos intestins charrient nombre d'immondices?

Conscients du danger que représente la constipation, certains admettent que nous devrions aller à la selle au moins une fois par jour (c'est un minimum). Beaucoup d'autres, hélas, affirment en toute bonne foi qu'une ou deux fois par semaine suffisent à notre santé. Ils se trompent, bien évidemment. Je vais m'employer à le leur démontrer.

A BAS LA CONSTIPATION !

De la maladie en général à la constipation en particulier

A cette question : « Pourquoi sommes-nous malades ? », la majorité des gens répondent ainsi : « Les maladies sont causées par les microbes et les virus. » Erreur. Des savants aussi éminents que Claude Bernard, le docteur Alexis Carrel, le professeur Delors et Raymond Dextreit affirment que ni les microbes ni les virus ne pourraient rien contre nous si nos défenses fonctionnaient bien. Les expériences quotidiennes prouvent le bien-fondé de cette affirmation. On conçoit aisément qu'une forteresse solide mais mal défendue puisse être prise par un petit groupe de soldats, alors qu'une petite position tenue avec acharnement mettra éventuellement en échec une armée entière. Il en est de même pour les affections : au cours d'une épidémie, certains tombent comme des mouches alors que d'autres (bénévoles ou médecins) côtoient de près virus et microbes sans succomber à la maladie. Il est clair que ceux qui résistent aux épidémies ou, l'hiver, aux grippes « asiatique » ou « espagnole », bénéficient de meilleurs systèmes de défenses que les autres. Fonctionnant bien, ils repoussent l'ennemi. D'où cette question fondamentale : pour quelles raisons nos défenses sont-elles plus ou moins efficaces ?

Pour le comprendre, il faut revenir à nos cellules, dont j'ai déjà beaucoup parlé.

Nous sommes des êtres pluricellulaires. La santé, les maladies, la vieillesse et la mort dépendent de l'état de nos cellules. Comment garder nos cellules en pleine forme ? Quels sont leurs besoins essentiels ?

MA MÉDECINE NATURELLE

Voici la charte de la revendication cellulaire :
1. Une bonne nourriture, que la cellule brûlera et oxydera pour fournir son énergie à l'organisme.
2. De l'oxygène en quantité suffisante, sans laquelle l'oxydation ne s'accomplirait pas.
3. Une évacuation correcte des déchets produits par notre petite cellule au cours de ses activités biologiques.

Le sang, on l'a vu, répond à ces trois besoins : c'est lui qui apporte nourriture et oxygène à chaque cellule, lui qui les échange contre ses déchets, lui encore qui achemine ces déchets vers les voies d'évacuation, notamment vers les intestins. Les déchets cellulaires ainsi éjectés par le sang dans les intestins y rencontrent d'autres déchets venus du foie... Mais n'anticipons pas, et ne croyez pas que je m'éloigne de mon sujet. Quelques minutes de patience vont permettre de mieux le comprendre...

Comme dans toute bonne énigme policière, nous sommes ici confrontés à plusieurs intrigues entremêlées. En bons détectives tentons d'abord de dénouer le mystère du sang. Par où passe-t-il ?

Après sa grande tournée cellulaire, le sang chargé de déchets arrive aux intestins où il échange sa cargaison souillée contre une nourriture bonne et fraîche, qui vient juste d'être digérée. Cependant, harassé et sali par son premier voyage, Il n'a qu'un désir : gagner les poumons pour y prendre une bonne douche. Mais d'abord, il doit subir un examen de passage auprès du foie. Or le foie, vous ne l'ignorez plus, est un pinailleur épouvantable, un douanier sévère qui ne laisse rien au hasard. Chaque parcelle du nouveau fardeau est passée au crible, en

A BAS LA CONSTIPATION !

sorte que virus et microbes sont impitoyablement arrêtés et refoulés vers les intestins qui les bouteront ensuite hors du territoire. C'est ainsi que le foie « purificateur » nous sauve la vie. Il traque et déniche toutes les substances nuisibles à l'organisme, et les renvoit donc dans les intestins où elles rencontrent les déchets cellulaires déjà congédiés.

Abandonnons le sang sous la douche des poumons, où il se lave de son poids de gaz carbonique (souvenez-vous : le CO_2) avant de repartir pour sa tournée cellulaire, vêtu d'un vêtement aux couleurs rouge-clair. Restons dans le train de l'intestin, qui a pour mission d'éjecter tous les déchets coupables.

Fier d'avoir su mettre la main sur des éléments aussi dangereux, le foie veut s'assurer de leur expulsion. A l'aide de son agent spécial, la bile, il provoque des mouvements péristalliques qui mettent le train en marche. Direction : la frontière.

La qualité et la force de la purge dépendent donc essentiellement de la fraîcheur et de la puissance de la bile. Affaiblie, la bile ne parvient plus à agir efficacement sur le tube digestif. Privé de son bon « driver », ce dernier ralentit ses mouvements avant de les stopper complètement. Dès lors, la constipation s'installe. Profitant de cet arrêt et semblables à des hors-la-loi qui s'évaderaient d'un train roulant au ralenti, nos chères toxines traversent rapidement la paroi intestinale pour se retrouver à nouveau en liberté dans le sang, qu'elles corrompent et salissent.

Histoire futile, direz-vous ? Hélas, il s'agit d'un drame. Car ce sang propre chargé d'une bonne nourriture et d'oxygène pur qui s'apprêtait à entreprendre sa tournée auprès des cellules affamées, va voir se détériorer toute sa cargaison. A ses petites

MA MÉDECINE NATURELLE

correspondantes, il ne pourra plus distribuer que de la marchandise avariée. Et les cellules, à leur tour, tomberont malades ; elles fonctionneront mal et nous donneront du fil à retordre.

Quant au foie, lui qui voulait se reposer entre deux digestions, que voit-il apparaître ? Les mêmes toxines et déchets déjà capturés et expulsés mais qu'il faut à nouveau mettre à la porte.

A qui donc profite cet absurde jeu de voleurs et de gendarmes ? A personne, et surtout pas au foie qui, épuisé, finit par ne plus savoir comment résister à l'offensive de l'ennemi.

Vous l'avez compris : le ralentissement des mouvements expulseurs du tube digestif conduit les poisons à rester trop longtemps dans l'organisme. Ces poisons traversent la paroi intestinale et dégradent notre santé. C'est l'auto-intoxication, à quoi nous devons la plupart de nos maladies. Il faut bien comprendre qu'un sang corrompu par la putréfaction de tous les résidus dangereux souille les humeurs et abîme nos organes. C'est alors que nous voyons apparaître *haleine fétide, coliques, ballonnements, aigreurs d'estomac, nausées, vertiges, névralgies, migraines, dépression, insomnies...* Mais il y a pire : lorsque les toxines salissent la bile, ils la rendent inefficace à orchestrer les mouvements de notre tube digestif. La constipation chronique s'installe et l'auto-intoxication devient permanente.

Si nous reprenions maintenant notre question de départ (pour quelles raisons nos défenses sont-elles plus ou moins efficaces ?), je suis certaine que vous y apporterez vous-même la réponse qui convient : en empoisonnant nos cellules, la constipation empêche nos organes de bien fonctionner et anéantit notre système de défense. Sans défenses, nous

A BAS LA CONSTIPATION !

voilà livrés à la merci des microbes et des virus.
Retenons la leçon : le bien-être de nos cellules et la présence de bonnes immunités naturelles dépendent d'une bonne évacuation intestinale et du décrassement de l'organisme.

Constipation : causes et remèdes

Résumons-nous :
— Le bon fonctionnement du tube digestif dépend avant tout de la qualité et de la quantité de bile sécrétée par le foie. Il importe donc de ne pas épuiser ce dernier [1] afin qu'il puisse assurer cette fonction vitale.
— Une nourriture chargée de toxines et dépourvue de cellulose ralentit ou arrête les mouvements du tube digestif.
— Les aliments avalés trop vite et sans mastication suffisante freinent les mouvements péristalliques en raison des fermentations produites.
— Les soucis engendrent les spasmes qui influencent négativement le transit intestinal.
— La sédentarité est un grand ami de la constipation et l'ennemi juré de la santé.

Pour remédier à la constipation et, même, la faire disparaître totalement :

● Évitez de fatiguer votre foie en absorbant une mauvaise alimentation.

---

1. Reportez-vous au chapitre « Il n'y a que le foie qui sauve ».

MA MÉDECINE NATURELLE

- Mangez dans le calme et mastiquez longuement.
- Dominez vos soucis.
- Faites de la gymnastique ou de la marche à pied.
- Introduisez dans votre nourriture des aliments chargés de cellulose. La cellulose, rappelons-le, forme les parois des cellules végétales et agit dans nos intestins comme les balais rotatifs des voitures de nettoyage que l'on voit dans les grandes villes. Elle emporte avec elle les matières collées à l'intérieur de la paroi digestive et accélère les mouvements d'expulsion qui favorisent élimination et évacuation. Mangez donc des crudités riches en cellulose qui feront reculer, voire disparaître la constipation. Enfin, armez-vous de patience : les résultats heureux dus à l'évacuation des déchets ne tarderont pas à se manifester. Mais en attendant, nous ne pouvons pas rester une seule journée sans provoquer une bonne évacuation intestinale.

Apprenons à connaître les bons et les mauvais laxatifs :

— **Les suppositoires :** Leur usage exerce une irritation permanente de la muqueuse rectale et crée la dépendance et les mauvaises habitudes. *A déconseiller.*

— **Les lavements :** Pris régulièrement, ils distendent la paroi du colon et rendent la constipation presque incurable. *N'y recourir que pour se débarrasser d'une constipation prolongée ou pour soulager la fièvre.*

A BAS LA CONSTIPATION!

– **Les purgatifs salins et l'huile de ricin :** Pris d'une manière prolongée, ils irritent et dessèchent la muqueuse intestinale. *A déconseiller*.

– **L'huile de paraffine :** Elle occasionne des pertes importantes de vitamines. *A déconseiller*.

– **Les algues et mucilages :** Ils lubrifient la paroi intestinale et augmentent le poids et le volume du bol fécal. *A conseiller* car leur action est exclusivement mécanique. Les grains de psyllium, par exemple, sont très utiles en voyage (j'en emporte toujours avec moi). Le soir, versez-en une bonne cuillerée à soupe dans un verre d'eau. Remuez et attendez quelques minutes avant d'avaler.

– **Le son :** Son usage nous rend de grands services. Il agit avec efficacité contre la constipation. Le soir, prenez-en trois cuillerées à soupe dans un verre d'eau. Cela dit, pourquoi, plus simplement, ne pas consommer celui qui se trouve dans le pain complet? *A conseiller*.

– **L'huile d'olive :** Elle fait dégorger le foie et est bonne pour nos intestins. Pour se débarrasser de la constipation par une rééducation douce, mélangez une cuillerée à soupe d'huile d'olive de première pression à froid avec le jus d'un citron et buvez à jeun. *A conseiller*.

MA MÉDECINE NATURELLE

Dans la partie de cet ouvrage intitulée *Mes Remèdes,* vous découvrirez quelques recettes de tisanes agissant contre la constipation. Variez-les afin d'éviter les phénomènes d'accoutumance, et réduisez leur usage au fur et à mesure que vous introduirez dans votre alimentation des aliments riches en cellulose et des végétaux anti-constipation comme **le raisin, les prunes, les figues, les pêches, les melons,** et tous les autres fruits et légumes qui combattent la paresse intestinale en enrichissant l'organisme de substances précieuses.

SOIGNEZ-VOUS
PAR L'ARGILE

Le miracle de l'argile

L'intelligence instinctive des animaux vaut parfois largement la nôtre. Les bêtes, en effet, recourent depuis toujours à l'argile lorsqu'elles sont malades ou blessées. Elles cherchent des terres argileuses dans lesquelles elles plongent les parties atteintes de leur corps. Se dirigeant toujours vers ces zones radioactives, elles ne se fourvoient jamais sur la qualité de l'argile qu'elles découvrent. D'ailleurs, plusieurs stations balnéaires ont été construites sur des lieux « indiqués » par des animaux.

L'argile guérit l'humanité depuis des siècles. Les papyrus égyptiens, les traités des savants grecs et romains, les témoignages écrits d'anciennes tribus d'Amérique, d'Asie et d'Afrique chantent les vertus merveilleuses de l'argile qui soigne des maladies aussi diverses que les inflammations internes, les brûlures et les infections de la peau, les abcès, les maux d'intestins et d'estomac, les ulcères et même la syphilis. Aux soldats de la première guerre mondiale, qui tombaient comme des mouches dans leurs tranchées sous les coups de la dysenterie, on administrait de l'argile qui les sauvait. L'action de l'argile est exceptionnelle parce qu'elle est une terre naturelle et vivante. Dans son livre : « L'argile qui guérit [1] », Raymond Dextreit redonne à l'argile

---

1. Éd. Vivre en harmonie.

ses lettres de noblesse. Laissons lui la parole :
« Acceptons les faits, même si nous n'en connaissons pas la genèse. Et le fait est que l'argile agit avec discernement, entrave la prolifération des microbes ou bactéries pathogènes, c'est-à-dire tout corps parasitaire, tout en faisant la reconstitution cellulaire saine. Incontestablement, c'est une force intelligente, bienfaisante, qu'il faut avoir expérimenté pour concevoir l'ampleur de son action. Traitée par l'argile une plaie purulente guérit à un rythme étonnant. Un autre fait : l'argile va là où est le mal ! Utilisée en usage interne, aussi bien par voie buccale, anale ou vaginale, l'argile se dirige vers le foyer morbide et s'y fixe parfois pendant plusieurs jours pour finalement entraîner pus et sang noir dans son évacuation. »

L'argile bénéficie d'un remarquable pouvoir d'absorption. Elle capte, draine puis élimine les impuretés qui séjournent dans les tissus, le sang ou la lymphe. Elle constitue un pôle d'attraction pour les substances morbides au rayonnement négatif. En termes clairs : elle attire et absorbe le mal pour l'expulser ensuite via les intestins. Et si l'argile se dirige là où se situe le mal, c'est précisément parce qu'elle est pourvue de l'intelligence de la nature. En cas de plaie ou de lésion, elle élimine les tissus malades et anéantit les germes dangereux sans toucher ni détruire les cellules saines. Ce pouvoir d'absorption lui vaut d'être employé à des centaines de milliers de tonnes par l'industrie pétrolière qui l'utilise pour purifier l'essence ou déodoriser certaines matières premières (notamment la margarine).

SOIGNEZ-VOUS PAR L'ARGILE

L'argile a un pouvoir antitoxique. Son usage accroît la résistance aux agressions des poisons et atténue considérablement la toxicité des substances nocives. A preuve : des chiens qui ont avalé des boulettes empoisonnées ont été guéris par de l'argile régulièrement ajoutée à leur eau. Il est ainsi possible de prévenir diverses intoxications et de soigner de nombreuses infections (comme la furonculose et les colibacilloses).

L'argile renforce les défenses de l'organisme et combat les maladies dues au fléchissement et à la dégénérescence de ces défenses. Son action immunise donc contre toutes les attaques. Mais ce n'est pas tout : elle permet une meilleure absorption alimentaire en équilibrant la flore intestinale, accélérant drainage et évacuation – autant de facteurs bénéfiques à la santé.

Elle recharge nos cellules en énergie vitale et les vivifie.

Elle constitue également un cicatrisant de premier ordre, grâce au silicate d'alumine qui la compose. N'oublions pas non plus que **l'argile possède la propriété d'équilibrer la radio-activité des corps** sur lesquels on l'applique ; elle stimule les déficiences radio-actives et absorbe les charges excessives. Lorsqu'un traitement aux rayons n'a pu être évité, l'application d'argile entre deux séances permet de mieux supporter les radiations.

Pour toutes ces actions bienfaisantes menées avec autant d'intelligence, l'argile constitue donc, et ce depuis l'Antiquité, l'un des principaux remèdes pour l'homme.

MA MÉDECINE NATURELLE

Quelle argile choisir, où l'appliquer, de quelle manière et contre quelles maladies ?

L'argile s'achète chez les herboristes et dans les magasins de produits naturels. Elle se présente sous forme concassée ou en poudre fine. Elle doit être dépourvue de sable et ne doit pas « croquer » sous la dent. Ses couleurs sont multiples : vert, rouge, jaune, gris, blanc. Personnellement, je recours à l'argile verte, censée être la plus active. Vous pouvez commencer par lui accorder votre préférence. Si, plus tard, vous estimez qu'elle n'agit pas assez vite, essayez les autres jusqu'à ce que vous découvriez celle qui vous convient le mieux. Procédez par tâtonnements, sans jamais oublier qu'une même argile peut provoquer des résultats spectaculaires chez les uns, et se révéler inopérante chez les autres. En fait, elle agit toujours, mais à des rythmes divers, tout dépendant du degré d'affinité qui lie cette substance naturelle et vivante à la personne qui l'emploie. Sachez par ailleurs que la guérison par l'argile se trouve accélérée quand la cure est associée à une nourriture saine, biologique.

L'argile s'utilise par voie interne (on la boit mélangée à de l'eau) ou par voie externe (on l'applique sous forme de cataplasmes, d'emplâtres ou de pansements). En aucun cas vous ne devez associer un traitement à l'argile avec la prise d'huile de parrafine (mauvaise dans tous les cas), sous peine d'encourir de graves ennuis intestinaux.

Par ailleurs, il vous faut savoir que *les contre-indications sont très rares.*

Si l'argile constipe parfois, c'est parce qu'elle

SOIGNEZ-VOUS PAR L'ARGILE

élimine en drainant vers les intestins de grandes quantités de déchets qui vous embarrassent. Une tisane laxative règle vite le problème. Si l'argile accroît votre tension, c'est parce qu'elle est très enrichissante pour le sang. Pour éviter ce désagrément, ne remuez pas l'argile dans son eau : ne buvez que l'eau, laissant la terre au fond du verre. Si l'argile provoque chez vous exaspération et irritation, sachez qu'elle n'est qu'un agent extériorisant une nervosité que l'on ignore peut-être soi-même. En ce cas, espacez les cataplasmes ou la cure d'eau argileuse, afin de permettre à l'organisme de s'habituer progressivement à leur action. Cela dit, au moment d'une affection grave ou d'une montée de fièvre (chez les adultes comme chez les enfants), un épais cataplasme d'argile aussitôt appliqué sur le bas-ventre tempère et freine les réactions violentes de l'organisme, permettant d'entreprendre sereinement un traitement spécifique ou d'attendre l'arrivée du médecin.

L'argile en cure interne

Nous avons déjà vu que l'argile capte, draine puis élimine les impuretés des tissus, du sang et de la lymphe. Elle est anti-toxique, elle renforce les défenses de l'organisme et combat les affections dues à l'affaiblissement de ces défenses. Elle immunise contre les attaques de la maladie, bonifie la flore intestinale, vivifie nos cellules, cicatrise, équilibre la radio-activité et guérit de la transpiration. Mais pour que tous ces bienfaits se réalisent, encore faut-il préparer correctement l'argile. Comment s'y prend-on ?

MA MÉDECINE NATURELLE

Préparation. L'eau argileuse se prépare quelques heures avant d'être bue, la veille si possible. Utilisez un verre épais (l'argile a parfois la propriété de briser un verre aux parois trop minces) et une cuillère en bois (et non métallique).

Dans un demi-verre d'eau, ajouter une cuillerée à café d'argile (et c'est tout : il est inutile de remuer; l'argile se dissoudra seule dans l'eau). Ceci est la dose normale. Cependant, si vous souffrez de difficultés gastriques ou d'autres problèmes justifiant l'utilisation de l'argile, vous pouvez boire deux à trois cuillerées par jour.

La cure. Le matin à jeun ou une demi-heure avant les repas, remuer la solution (avec la cuillère en bois) et buvez. Durant la première semaine de la cure, ne buvez que l'eau et laissez la terre au fond du verre. Ainsi votre organisme s'habituera-t-il à ce remède merveilleux. Passée la première semaine, vous remuerez l'eau et l'argile, et vous boirez le tout.

En traversant notre organisme, ce remède attire à lui toutes les substances morbides avant de les éliminer. Si des problèmes de constipation (rares) apparaissent, ne buvez que l'eau de la composition et fractionnez votre cuillerée à café d'argile en trois prises : une le matin à jeun, une avant le repas de midi et la dernière avant le dîner. Si cela n'élimine pas la constipation, recourez à une tisane laxative.

Buvez beaucoup d'eau entre les repas afin d'éliminer la plus grande quantité des déchets.

SOIGNEZ-VOUS PAR L'ARGILE

Pendant combien de temps ? Suivez cette cure d'eau argileuse pendant trois semaines. Puis arrêtez une semaine avant de reprendre pendant trois nouvelles semaines. Ensuite, faites cette cure de trois semaines quatre autres fois dans l'année aux époques charnières des changements de saisons.

L'argile en usage externe (cataplasmes, emplâtres, pansements...).

Comment préparer l'argile ? Dans un saladier en verre, en faïence, en émail ou en terre (pas de métal ni de plastique), disposez une dose d'argile concassée puis égalisez-la sommairement avec la main. Placez le saladier sous un robinet très légèrement ouvert. Laissez couler le filet d'eau jusqu'à ce qu'il recouvre l'argile d'un demi-centimètre. L'expérience aidant, vous découvrirez par vous-même si cette quantité d'eau suffit ou si elle est excessive. Rappelez-vous qu'il est beaucoup plus facile d'épaissir une composition trop

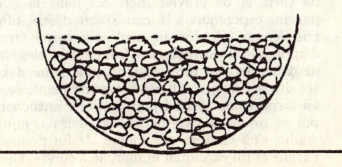

MA MÉDECINE NATURELLE

fluide (en y ajoutant quelques morceaux d'argile concassée ou en poudre) que de liquéfier un mélange trop épais.

Une fois qu'elle est recouverte d'eau, ne touchez plus à l'argile, qui se dissoudra seule. En la remuant, on la rend collante et infiniment plus difficile à manipuler. Pour qu'elle se désagrège correctement, il convient de la préparer le matin pour une application le soir. En cas d'urgence, préparez l'argile une heure avant son utilisation.

Afin d'éviter de se retrouver à cours d'argile, prévoyez une quantité plus importante que celle dont vous aurez besoin. Ne remuez pas l'excédent; même s'il sèche, l'eau l'humidifiera quand il conviendra.

Pour être prête à l'emploi, la pâte doit avoir un aspect homogène, semblable à de la pâte à modeler. Trop liquide, elle coulerait et salirait; trop dure, elle manquerait de souplesse et épouserait mal les formes du corps. Respectez scrupuleusement ces indications si vous ne voulez pas vivre la mésaventure qui arriva à l'une de mes amies.

Elle vint un jour chez moi, accompagnée de son jeune fils, Émi. Celui-ci tomba dans le jardin. Affolée, sa mère voulut extirper à la pince les débris de verre et de gravier incrustés dans la plaie. Je parvins cependant à la convaincre des bienfaits de l'argile, qui éliminerait seule les corps étrangers. J'appliquai un cataplasme froid sur la blessure qui, deux heures plus tard, apparut plus saine, débarrassée des débris qui collaient au pansement. Je voulus en disposer un second pour la nuit. Enthousiasmée par sa première expérience « argileuse », mon amie voulut s'en charger elle-même. Je lui donnai donc l'argile et lui expliquai la marche à suivre. De retour

SOIGNEZ-VOUS PAR L'ARGILE

chez elle, elle voulut faire mieux. Plutôt que de disposer eau et argile dans un récipient sans plus y toucher ensuite, elle décida de remuer l'ensemble afin de la rendre aussi lisse et homogène qu'une pâte à tarte. Mal lui en prit. Car plus elle remuait la composition plus celle-ci collait et durcissait. Un mouvement maladroit envoya le saladier valser sur le tapis de la salle de bains. Tentant de le rattraper, mon amie s'affala à son tour sur le sol, où elle s'empêtra dans une solution verte et gluante qui recouvrait déjà le sol – semblable à Louis de Funès dans le film « Rabbi Jacob » qui, fuyant des terroristes, tomba dans un bac de chewinggum liquide dont il ressortit aussi vert qu'un martien !

Pour éviter ce genre de scène digne des Marx Brother's, laissez l'argile se dissoudre seule et croisez-vous les bras. Quand vous l'utiliserez, elle sera souple et ne vous donnera aucun souci.

Cataplasme froid ou chaud ? « The best » : froid et à même la peau. Le réchauffement progressif du cataplasme prouve la qualité des échanges entre l'organisme et l'argile. Cependant, si un moment après l'application, l'empâtre ne se réchauffe pas et qu'une sensation de froid persiste, ôtez l'argile et tiédissez-la. Si, au contraire, le cataplasme se réchauffe, échangez-le vite contre un cataplasme frais. Ce phénomène apparaît lorsqu'il s'agit de soigner des infections comme des furoncles ou des panaris. Sur des endroits « chauds », le cataplasme se garde pendant une heure et demie alors que sur les endroits « froids » (les organes profonds comme le foie, les reins, les poumons), on peut le

MA MÉDECINE NATURELLE

laisser deux à trois heures et même toute la nuit si on l'applique le soir au coucher (à condition qu'il ne provoque aucun désagrément pendant le sommeil). Toutefois, si le malade est très faible et qu'il ne supporte pas les emplâtres froids, on peut recourir à des cataplasmes tièdes et même chauds.

Comment chauffer l'argile ? Disposez la préparation (argile dans l'eau) sur une source de chaleur – un radiateur, par exemple – ou, si le temps manque, au bain-marie. Surtout, ne remuez pas ! Pour chauffer, ne prenez que la quantité nécessaire pour un seul cataplasme, laissant le reste de l'argile dans son récipient. L'argile ne se réchauffe pas deux fois. Sachez par ailleurs qu'elle ne doit jamais se trouver au contact direct avec le feu : cuite, elle devient inutilisable.

Comment préparer le cataplasme ? La surface du cataplasme doit être deux fois plus grande que la surface à traiter, et le linge servant de support doit être encore plus étendu. Ce linge peut être taillé dans toute matière, y compris dans des serviettes en papier épais, mais jamais dans des matières synthétiques. Étendez-le et appliquez dessus (avec une spatule en bois) une couche d'argile épaisse de deux centimètres (c'est l'épaisseur normale). Ensuite, posez le cataplasme à même la peau. Une mince couche de gaze peut être appliquée sur les endroits velus.

SOIGNEZ-VOUS PAR L'ARGILE

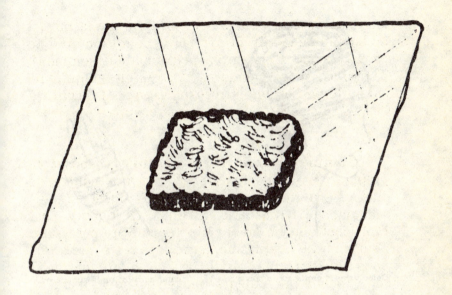

Cataplasme prêt à l'emploi.

Comment fixer le cataplasme? Le cataplasme doit adhérer parfaitement à la région du corps à traiter. Fixez les emplâtres avec du ruban adhésif s'il s'agit de petits pansements ou d'endroits impossibles à bander. Choisissez la bande Velpeau pour les reins, l'abdomen et la poitrine. Attachez-la avec des agrafes. Elle est aussi souple et confortable qu'une ceinture de flanelle. Pour les zones situées autour du périnée et du rectum, le bandage en T s'impose. Pour la nuque, bandez autour du front et non pas autour du cou.

Afin que la circulation sanguine s'opère facilement, il convient de ne pas serrer les bandages outre mesure. Faites en sorte que le cataplasme soit fixé solidement sans que le bandage se transforme en garot.

MA MÉDECINE NATURELLE

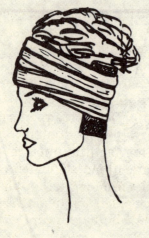

Cataplasme d'argile sur la nuque

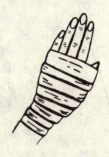

cataplasme d'argile sur une main

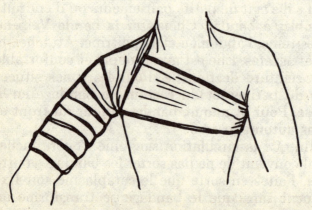

Cataplasme d'argile sur l'épaule.

SOIGNEZ-VOUS PAR L'ARGILE

Quel temps d'action ? A vous de découvrir l'argile qui vous convient, la température que vous supporterez et la durée pendant laquelle vous pourrez garder le cataplasme. C'est une question de sensibilité, puisque, rappelons-le, l'argile est une matière vivante. Les réactions sont déterminées par les affinités de chacun. Dans certains cas (très rares), le cataplasme provoque la douleur. Il faut alors le retirer, le chauffer ou diminuer le temps d'application. Celui-ci varie donc selon les cas. Je vous donnerai toutefois des indications indispensables : sur les plaies infectées, sur les furoncles et les panaris, il est bon de renouveler le pansement toutes les deux heures ou aussitôt qu'il est chaud. Moins la plaie est infectée, plus longtemps le pansement peut rester en place. Pour guérir et revitaliser un organe profond comme le rein, l'estomac ou le foie, le cataplasme restera appliqué de deux heures et demie à trois heures, à moins qu'on ne le laisse toute la nuit, après l'avoir disposé le soir avant de se coucher.

Comment retirer l'emplâtre ? Cette opération ne pose aucun problème. La plupart du temps, l'emplâtre se détache du corps tout seul. Un peu d'eau suffit à défaire un cataplasme trop sec (pour les plaies, les blessures, les coupures et les brûlures, voir plus loin). Après quoi, nettoyez les traces avec un gant de toilette et de l'eau tiède ou froide ; elles disparaîtront immédiatement.

Combien de fois par jour ? Une à trois applications par jour s'il s'agit de guérir ou de

MA MÉDECINE NATURELLE

revitaliser un organe interne (foie, estomac, reins). Plus souvent, sur les endroits enflammés. S'il faut soigner deux endroits différents du corps, il convient de ne pas disposer les cataplasmes simultanément mais successivement, en comptant une période de deux ou trois heures entre chaque application.

En règle générale... Après avoir commencé un traitement à l'argile, ne l'interrompez pas. Les propriétés de l'argile étant très actives, il arrive souvent que le mal semble s'aggraver au lieu de s'atténuer. C'est bon signe : cela prouve que l'argile est entrée en action, provoquant les réactions du corps. Soignant une plaie infectée, ne vous inquiétez pas si la blessure semble s'aggraver, se creuser : en vérité, elle s'épure et se débarrasse des chairs mortes qui céderont bientôt la place à des chairs neuves. Commencez toujours le traitement en douceur, usant de cataplasmes minces (un demi-centimètre environ) puis les épaississant peu à peu jusqu'à ce qu'ils atteignent deux centimètres. Alimentez-vous d'une manière saine et buvez beaucoup. Enfin, n'oubliez pas de jeter l'argile que vous venez d'utiliser. Dévitalisée, chargée de toxines, elle ne peut plus servir. Après chaque opération, lavez les linges et les bandages. Dernière remarque : n'appliquez aucun cataplasme pendant la digestion [1].

---

1. Si vous voulez en savoir plus sur les maladies soulagées par l'application de l'argile, reportez-vous au chapitre l'argilothérapie.

LES VITAMINES : PILES DE L'EXISTENCE

Les vitamines sont des substances magiques qui permettent à notre organisme de résister à toutes les maladies et de rester en pleine forme. Cependant, encore faut-il faire la différence entre vitamines de synthèse et vitamines naturelles. N'attendez aucun soutien des vitamines chimiques. Pour entretenir notre vie, rien ne vaut les vitamines et l'énergie vitale captée par les végétaux dans la nature.

Or nous avons pris la mauvaise habitude d'avaler un cachet, une pilule ou une ampoule à tout propos. Changeons donc d'usage : buvons un citron ou une orange pressés. Même sur son lieu de travail, il n'est pas difficile de presser un fruit (à l'aide d'un presse-agrumes manuel ou électrique). En entrant en contact avec nos organes, ces fruits leur transmettent l'énergie et la force dont ils regorgent.

Plutôt que de recourir aux vitamines de synthèse, cette chimie envahissante dont la planète est malade, habituez-vous à boire le jus d'un fruit frais dans la matinée, ou un autre l'après-midi. Choisissez les oranges et les citrons, bien sûr. Mais également les poires, les cerises ou les fraises que l'on peut aussi croquer n'importe où. **L'important : c'est de boire ou de croquer devant une fenêtre grande ouverte.**

Ne croyez pas que les produits rares, chers ou ceux qui viennent des laboratoires sont les meilleurs. Fruits et légumes abondent partout; derrière leur apparence modeste, ils dissimulent santé et jeunesse.

Apprenons donc à connaître les vitamines qu'ils recèlent.

Vitamine et provitamine A

L'insuffisance ou le manque de vitamine A provoque un certain nombre de troubles :
— Baisse de la vision (surtout à la tombée du jour).
— Anxiété, migraines.
— Insomnies.
— Hypertension artérielle.
— Ongles cassants, cheveux ternes.
— Troubles cycliques chez les femmes.
— Résistance moindre aux infections.

A l'inverse, sa présence contribue à améliorer notre état général dans bien des domaines :
— L'équilibre des hormones sexuelles.
— Le renforcement des os, des cartilages, des cheveux et des ongles.
— La protection contre les infections et les troubles de la grossesse.
— Le rajeunissement des cellules.
— La régularisation de la tension.
— Le sommeil.

LES VITAMINES

La vitamine A se trouve dans :

légumes verts	navets	miel
carottes	fromage	fruits oléagineux
tomates	jaune d'œuf	fruits secs
pommes de terre	huiles végétales (de	citrons
ail	première pression à	oranges
oignon	froid)	abricots
lentilles	céréales complètes	

Vitamines B : B1, B2, B5, B6, B12, Acide folique, PP.

L'insuffisance ou le manque de vitamine B provoque les troubles suivants :
- Troubles nerveux et psychiques.
- Troubles du foie et troubles digestifs.
- Anémies, dénutrition.
- Dilatation des capillaires de l'œil (brûlures et démangeaisons).
- Cataractes).
- Gerçures des lèvres, engelures et crevasses.
- Aphtes, lupus.
- Polynévrites.
- Paralysies.
- La mort.

MA MÉDECINE NATURELLE

A l'inverse, sa présence contribue à améliorer notre état général dans bien des domaines :
— L'équilibre nerveux.
— La fabrication des globules rouges et la formation de l'hémoglobine.
— La stimulation cardiaque et hépatique.
— L'équilibre digestif et musculaire.
— L'oxygénation du corps.
— La lutte contre la constipation et le béribéri.
— La protection, la croissance et la pigmentation de la peau, des ongles et des poils.

Les vitamines B se trouvent dans :

enveloppe et germe de blé	légumes secs	œufs
riz et orge complets	soja	beurre
noix	chou	fruits frais
cacahuètes	végétaux frais (notamment dans parties vertes)	miel
		levure alimentaire

Vitamine C

L'insuffisance ou le manque de vitamine C se caractérise par les troubles suivants :
— Chute des dents.
— Cellulite.
— Hémorragies diverses.
— Rhumatismes.
— Faiblesses musculaires
— Insuffisance des glandes surrénales.

LES VITAMINES

A l'inverse, sa présence contribue :
- au renforcement des conduits sanguins.
- au renforcement des gencives.
- à la régularisation des glandes surrénales.

La vitamine C se trouve dans :

poivrons	cresson	radis
choux rouges	pommes de terre	citrons
tomates	épinards	oranges
raifort	mâche	mandarines
persil	salades vertes	cassis
cerfeuil	oignons	miel
estragon		

Rappelez-vous que la vitamine C disparaît totalement des végétaux fanés, cuits ou en conserve.

Vitamine D

L'insuffisance ou le manque de vitamine D provoque les troubles suivants :
- Rachistisme.
- Décalcification.
- Caries dentaires.
- Troubles de la croissance.

A l'inverse, sa présence contribue à :
- La fortification du squelette.
- Une bonne croissance.

MA MÉDECINE NATURELLE

La vitamine D se trouve dans :
huile d'olive vierge (première pression à froid)
végétaux verts (fraîchement cueillis)
et...
les bains de soleil !

Vitamine E

L'insuffisance ou le manque de vitamine E se caractérise par les troubles suivants :
– Stérilité.
– Impuissance.
– Déficience des glandes génitales.
– Certains eczémas.

A l'inverse, sa présence contribue à :
– La fécondité.
– La régulation de la vie sexuelle.

La vitamine E se trouve dans :

germe de blé
laitue
cresson
huiles végétales (vierges, de première pression à froid)
œufs
miel

LES VITAMINES

Vitamine F

L'insuffisance ou le manque de vitamine F se caractérise par :
– la dégénérescence de l'épiderme

A l'inverse, sa présence contribue à :
– la croissance et au rajeunissement de l'épiderme.

La vitamine F se trouve dans :
– huile d'olive vierge (de première pression à froid).

Vitamine K

L'insuffisance ou le manque de vitamine K se caractérise par les troubles suivants :
– Hémophilie.
– Anémie.
– Troubles de la coagulation sanguine.

A l'inverse, sa présence contribue :
– au rétablissement de la bonne coagulation.

La vitamine K se trouve dans :

choux-fleurs	carottes
tomates	céréales complètes
choux	oranges
épinards	miel

MA MÉDECINE NATURELLE

Vitamine P

L'insuffisance ou le manque de vitamine P provoque les troubles suivants :
— Hémorragies.
— Risques d'hémorragies rétiniennes.

A l'inverse, sa présence renforce :
— La perméabilité vasculaire.
— La tonicité et l'assouplissement des vaisseaux.

La vitamine P se trouve dans :
poivrons
sarrasin
œufs
oranges.

Vitamine U

L'insuffisance ou le manque de vitamine U provoque
— Ulcères

Sa présence contribue à :
— Renforcer les muqueuses digestives.

A l'inverse la vitamine U se trouve dans :
chou cru
céleri cru
laitue crue
tomates crues
carottes crues.

Ainsi que vous l'avez sans doute compris, la vitamine U est détruire par la cuisson.

RESPIRER C'EST VIVRE

L'air, votre cordon ombilical

Nous ne pouvons regarder sans indignation les photos montrant les enfants affamés du Sahel. Mais, quitte à choquer – et je le fais même volontairement –, je dirai que la charité doit d'abord s'exercer chez soi. C'est pourquoi je vous pose la question suivante : avez-vous déjà pensé à la manière dont, à votre tour, vous affamez chaque jour les quelques milliards de cellules de votre corps ? Je ne pêche pas par défaut en employant ce terme : affamer. Car si nous pouvons vivre plusieurs semaines sans absorber la moindre nourriture « solide », quelques jours sans boire le moindre liquide, nous mourrions au bout de trois ou quatre minutes si l'oxygène venait à manquer. La famine due au manque d'alimentation est grave car elle tue une population entière d'une manière nette, claire et sans détour. La famine résultant d'un manque d'oxygène est aussi grave, même si elle se manifeste différemment; en vérité, elle tue lentement et engendre des êtres asphyxiés et intoxiqués, capables de commettre toutes les atrocités, jusques et y compris les guerres.

On appelle « capacité vitale » la quantité d'air maximale que nos poumons peuvent contenir; cette appellation prend tout son sens dans ses termes même. Or si de « bons poumons » contiennent jusqu'à quatre litres d'air, ceux du « vulgus pecum » –

MA MÉDECINE NATURELLE

dont je fais aussi partie – absorbent à peine un demi-litre d'air à chaque aspiration, soit juste assez pour ventiler les tuyauteries respiratoires. Cette quantité d'air ne correspond absolument pas aux besoins de notre corps. Cet état de demi-asphyxie, entretenu durant la vie entière, nous vaut *angoisses, dépressions, affaiblissement des défenses de l'organisme, pertes de mémoire, vieillissement prématuré* et *intoxication générale*.

Représentez-vous un poumon comme un arbre posé cime en bas. Le tronc figure la trachée d'où partent les branches – bronches –, elles-mêmes se séparant à leur tour en brindilles – bronchioles. A l'extrémité de ces bronchioles, semblables à de petits fruits, se trouvent les alvéoles. On évalue leur nombre à environ soixante-dix millions d'unités. Déployées, leurs membranes couvriraient une surface avoisinant les cent cinquante mètres carrés – soit celle d'un bel appartement. C'est précisément la finesse de la membrane alvéolaire qui autorise un échange gazeux étonnant grâce auquel nous vivons.

Imaginez maintenant vos veines, venues des profondeurs du corps à la rencontre des poumons. Elles contiennent un sang foncé, fatigué, chargé de déchets et de toutes les substances dont l'organisme doit se débarrasser. Ces veines se démultiplient en un nombre impressionnant de veinules; chaque alvéole est entourée par la sienne. Lorsque, sous la tension de l'air, l'alvéole se déplisse, un miracle se produit : le sang impur crache son fardeau empoisonné à travers la fine membrane de l'alvéole, et absorbe à la vitesse de l'éclair l'oxygène qui y séjourne. Cet échange permet au sang de recouvrer sa couleur rouge clair – le rouge de la vie. Ainsi chargé d'oxygène frais (et des matières alimentaires

RESPIRER C'EST VIVRE

absorbées juste avant dans les intestins), il effectue sa tournée de livraison. Pas fier, il se livre à un véritable porte à porte, frappant au battant des cellules qui, sur son passage, s'écrient : « Échangeons déchets contre aliments sains et oxygène frais! » Et le sang accomplit sa besogne jusqu'à épuisement, récupérant le fruit du travail des cellules. Tout comme le menuisier produit des copeaux et le ferronnier de la limaille, la cellule produit du CO_2, communément appelé gaz carbonique, gaz toxique dont le corps doit se débarrasser au plus vite. C'est de ce CO_2 dont le sang se charge désormais, abandonnant nourriture et oxygène aux cellules qui l'utilisent pour oxyder (brûler) les aliments, libérant ainsi l'énergie dont le corps a besoin dans ses multiples activités.

Cependant, cet échange magique ne s'opère que lorsque les alvéoles sont gonflées d'air et sous tension. Sans attendre, nous devons donc apprendre comment il faut gonfler les poumons et respirer profondément. Pour cela, faites comme moi : placez partout dans votre maison des écriteaux sur lesquels vous aurez écrit : « Respire!... Respirer, c'est vivre. »

Pour nous permettre de vivre, précisément, le sang accomplit trois missions, chacune représentant une fonction vitale :

Nettoyage : Il remplit une tâche semblable à celle d'un service de voirie.

*

Alimentation : Il se transforme en nourrice attentive, veillant à la nutrition de chacune de nos cellules (elles se comptent par milliards).

MA MÉDECINE NATURELLE

*

Oxygénation : En faisant respirer les cellules, il se comporte comme une véritable tente d'oxygène.

Le rôle capital du sang dans notre existence devrait nous encourager à le respecter profondément et à veiller à ce qu'il ne soit jamais souillé. Sali et porteur de déchets, il empoisonnerait toutes nos cellules et porterait atteinte à l'ensemble de nos organes.

Les règles de la bonne respiration

— Plusieurs fois par jour, aérez votre chambre, les pièces dans lesquelles vous habitez, sans oublier celles de votre lieu de travail.

— Au moins deux fois par jour, respirez profondément durant dix minutes, dans un endroit où l'air est pur.

— Souvenez-vous que l'air que nous inspirons normalement emplit à peine la trachée artère, les bronches et la partie supérieure des bronchioles. Faute d'air, des pans entiers d'alvéoles demeurent plissés, et le sang, venu s'approvisionner chez elles, repart bredouille. La respiration doit donc être suffisamment profonde pour permettre au plus grand nombre d'alvéoles de se déplisser, de gonfler et de se mettre sous tension. Ainsi les échanges

RESPIRER C'EST VIVRE

gazeux s'effectueront-ils correctement à travers leur membrane.

— Sachez que l'air inspiré renferme 21 % d'oxygène, alors que l'air expiré en contient encore 16 %. Ce dernier chiffre vous indique clairement que nous extrayons trop peu d'oxygène de l'air. Pour mieux le « pomper » puis l'assimiler, il convient de ralentir sa respiration. En retenant le souffle à pleins poumons durant quatre à six secondes, nous doublons la quantité d'oxygène absorbé. Lorsque l'air inspiré séjourne de dix à vingt secondes dans l'alvéole, l'échange gazeux s'opère au mieux. Inutile cependant de vous mettre martel en tête : avec quatre secondes de rétention, on « injecte » dans l'organisme une grande partie de l'oxygène dont il a besoin.

— Accomplissez donc souvent cet exercice de « respiration en carré » :

● Expirez l'air sans à-coups ni crispations, en comptant mentalement : « un-deux-trois-quatre ».
● Les poumons vides, sans effort, comptez mentalement : « un-deux-trois-quatre ».
● Inspirez l'air sans à-coups ni crispations, en comptant mentalement : « un-deux-trois-quatre ».
● Les poumons pleins, sans effort, comptez mentalement : « un-deux-trois-quatre »...
... et recommencez...

Pour bien dynamiser l'organisme, respirez « en carré » deux fois par jour, dix minutes chaque fois.

— La respiration abdominale nous calme. Les anxieux respirent souvent par le thorax, « très haut », en une sorte de respiration claviculaire.

MA MÉDECINE NATURELLE

Celle-ci est non seulement fatigante mais encore peu économique car elle ne permet pas d'absorber beaucoup d'air. La meilleure respiration est la respiration yogique complète, qui réunit, dans l'ordre, les respirations abdominale, costale et claviculaire. En quelques minutes seulement, elle ventile totalement les poumons, revitalisant, décrassant et dynamisant l'organisme [1]. En outre, à condition de la pratiquer longtemps, elle élimine la cellulite et la graisse, favorisant l'amaigrissement.

— L'angoisse durcit les muscles respiratoires, accroît l'effort nécessaire à la respiration et abaisse le rendement.

— Au cours de notre vie, nous accomplissons presque un demi-milliard de mouvements respiratoires. Si nous voulons éviter une fatigue permanente, il s'agit d'apprendre à respirer souplement, sans crispations ni angoisses.

Combien notre existence serait-elle facilitée si on nous apprenait à respirer à l'école! Avant même de savoir lire et écrire, on devrait savoir exécuter un certain nombre d'exercices respiratoires que des professeurs experts en la matière nous auraient enseignés. Si, après une heure de cours, on faisait respirer profondément les enfants pendant une dizaine de minutes, l'état de santé du monde entier y gagnerait un grand profit. Il ne s'agit pas là de paroles puériles. Si l'humanité savait respirer cor-

1. Reportez-vous à l'ouvrage d'André Van Lysebeth: *Pranayama*, éd. Flammarion.

RESPIRER C'EST VIVRE

rectement, elle économiserait les neuf dixièmes des aspirines, somnifères et autres calmants dont elle s'abreuve. Plus à l'aise dans leur propre corps, les hommes seraient moins belliqueux, et la planète moins agressive.

Pour l'heure, nous devons impérativement développer toutes les pratiques qui accélèrent la circulation, et les accompagner d'une respiration profonde. Ces pratiques sont les suivantes :
– Gymnastique (au moins quinze minutes matin et soir).
– Massages.
– Positions renversées [1].
– « Bains de pied à la vigne rouge [2] ».
– Marche à pied et autres sports.

Dans l'univers sédentaire qui caractérise le monde moderne, le torrent circulatoire se transforme peu à peu en une mare stagnante. Comment pourrait-il en être autrement ? – Nous prenons notre voiture pour aller acheter du pain, nous utilisons l'ascenseur pour monter un étage, nous usons d'eau froide ou chaude au degré près sans jamais solliciter les mécanismes de protection qui régissent notre corps. Notre paresse entraîne un ralentissement de la circulation du sang qui ne nettoie plus, n'alimente plus et ne fait plus respirer les cellules. Dès lors, celles-ci tombent malades. Asphyxiées et affamées, elles finissent par mourir. Les « bienfaits » de l'ère d'opulence sont en fait des cadeaux empoisonnés dont nous devons nous protéger avant qu'il ne soit trop tard. Une prise de conscience est indispensable.

1- Reportez-vous au chapitre « Voir le monde à l'envers. »
2. Reportez-vous au chapitre « La tisanothérapie. »

MA MÉDECINE NATURELLE

Imaginez un seul instant vos alvéoles, avachies et plissées. Visualisez votre sang, qui repart le ventre creux d'alvéoles vides, semblable au bébé privé de lait qui abandonnerait le sein maternel... Autant d'images qui devraient vous inciter à réagir immédiatement, dès aujourd'hui!

Commencez par la marche à pied, pacifique et efficace. Vous manquez de temps car vous travaillez? Qu'à cela ne tienne! Abandonnez voitures, métros et autobus pour vous rendre à votre travail à pied. Si le trajet vous paraît trop long, marchez au moins sur un ou deux kilomètres. Choisissez les ruelles et non pas les grandes artères, toujours polluées. Munissez-vous de chaussures légères, et en avant! Découvrez donc le monde autrement qu'à travers la vitre d'un véhicule. Vous constaterez très vite que votre matinée de travail vous paraîtra plus facile, et vous éprouverez le désir de vous montrer aimable avec vos collègues qui, à leur tour, se feront charmants avec vous. En outre, l'oxygénation de votre organisme vous donnera le courage de modifier vos habitudes. Pourquoi, par exemple, ne pas remplacer quelques-uns des repas que vous prenez à la cantine ou au restaurant le plus proche par un repas plus léger, excellent pour les hanches comme pour l'appareil digestif, autrement plus riche en matériaux de construction nobles et dynamisants? Munissez-vous d'un sachet de fruits secs, de deux fruits crus de saisons et d'un thermos de thym au miel. Ainsi, vous économiserez votre santé, vos deniers et votre temps... A la belle saison, mangez vos aliments dans un parc ou un petit jardin. Puis explorez votre quartier, partant à la découverte des passages, des petits jardins et des statues que vous n'aviez jamais remarqués auparavant. Les arbres,

RESPIRER C'EST VIVRE

le vent, les oiseaux... tout vous paraîtra nouveau.
 Quand il pleut, restez sur votre lieu de travail, mais ouvrez largement les fenêtres de votre bureau. Salivez et mâchez bien vos aliments, en buvant tranquillement votre infusion. Puis marchez encore. Peu à peu, vous trouverez le calme, vous apprendrez à bien vivre dans votre corps et à devenir le spectateur silencieux des sublimes manifestations de l'existence : les battements de votre cœur, auxquels vous accorderez votre pas; le déplissement soyeux des fines membranes alvéolaires dans vos poumons; la chaleur de votre sang, heureux facteur apportant de bonnes nouvelles à vos milliards de cellules; la souplesse retrouvée de vos jambes...
 Semblables aux chevaliers du temps passé, gravez cet ordre sur votre emblème : « Vivre chaque instant – Vivre ici et maintenant. »
 Au début, gardez secrètes vos bonnes résolutions. Certaines personnes, témoins de vos efforts et culpabilisées par leur propre inaction, risqueraient de vous empêcher de persévérer, étouffant ainsi dans l'œuf votre élan salutaire. Lorsque vous serez moins fragile, que vous vous serez conforté dans vos nouvelles habitudes, alors vous pourrez en parler et même aider les autres qui, à leur tour, vous imiteront.
 Je vous garantis que ces bonnes pratiques effaceront la faim de nos cellules, en nous apportant une nouvelle vigueur. Et grâce à ces forces retrouvées, nous nous transformerons en des êtres humains véritables, capables de combattre la famine partout dans le monde – au Sahel et ailleurs.

BIEN DANS SA TÊTE

S.O.S. SOLITUDE

Jérusalem-Paris

Souvent, Jean-Pierre me lance cette boutade : « Chez toi, c'est si petit que si tu éternues à Jérusalem, on te répond « A tes souhaits ! » de Tel Aviv ». Ce n'est pas vraiment faux. Je viens d'un petit pays, Israël, où si chacun s'occupe beaucoup de la vie du voisin, personne ne laissera ce voisin mourir seul. C'est là-bas, sur cette terre minuscule, que j'ai appris à vivre en groupe et à m'intéresser aux autres. Et c'est à Paris que j'ai commencé à démentir Gilbert Bécaud : car la solitude existe ; souvent même, elle nous rend très malades.

Dans le creux de ma mémoire, je retrouve une image ancienne qui, se découvrant, laisse échapper le délicieux parfum de la communauté. Enfant de Jérusalem, je préparais ma Bat-Mitsva (communion). Tout mon quartier, Mékor Barouch, connaissait le jour et l'heure de la fête. Ils seraient nombreux à venir. Dans la rue cependant, deux camps se formèrent autour du choix de ma tenue : le camp de ma tante Fallah et de mon oncle Moshe, qui me voulaient en robe bleue ; le camp de ma mère, résolument porté vers le blanc. Et c'est le blanc qui finalement l'emporta. Après un véritable conseil de guerre au cours duquel les uns et les autres décidèrent du modèle de la robe, six mains, celles de ma mère et de deux voisines, se mirent à l'œuvre. On décousit une vieille toilette maternelle, on lava les

MA MÉDECINE NATURELLE

morceaux de tissu et on les repassa. Après quoi, enfin, vint le grand moment. Un matin. Madame Jennio, la dame Dior de Méhor Barouch, se présenta arborant son dé à coudre, son chignon gris et ses quatre-vingts kilos. Dans un silence respectueux, elle se mit au travail et « l'envers » de la vieille robe de ma mère, devint « l'endroit » de ma nouvelle tenue. Bientôt, les discussions reprirent avec force : je refusais la ceinture proposée par la couturière, qui boudinait ma taille de fillette gourmande. Les voisins s'en mêlèrent. Mon amie Yafa, de la maison d'en face, répétait à qui voulait bien l'entendre que mon ventre était rond comme un ballon et que jamais on ne découvrirait ceinture à ma taille. Très chevaleresque, mon copain Yaïr, son frère, m'assurait que je n'étais pas si grosse que cela...

A défaut de ceinture, on décida finalement de coudre des rubans au bas de la robe, aux manches et au col. Sauf que...

... Sauf que, après avoir examiné les rubans que ma mère avait achetés à la mercerie de la rue Hatourine, le visage de Mme Jennio se ferma en une moue méprisante : ça, des rubans!

Alors, magnanime, oubliant son rêve de tissu bleu, ma tante Fallah proposa de découdre les merveilleux rubans d'une robe blanche dans laquelle elle avait participé à son premier bal, à Kiev, sa ville natale. Madame Jennio fut enchantée : de la vraie soie de Kiev!

C'est ainsi que vêtue et ornée de blanc, les cheveux noirs et brillants après trois shampooings et deux rinçages au vinaigre, chaussée de souliers neufs qui me faisaient bien souffrir, j'entamai mon petit discours de Bat-Mitsva devant parents et amis. Rouge de plaisir, je reçus un accueil enthousiaste.

S.O.S. SOLITUDE

Après quoi, centre des réjouissances, j'offris les boissons et les multiples gâteaux confectionnés pour l'occasion (pâtisseries au chocolat, aux noix, aux noix de coco, struddles aux pommes, roulés aux raisins, allumettes de miel, corsés au sucre...). Je me souviens encore des cris de l'assistance, chacun ne cessant de répéter : « Mange quelque chose voyons ! Tu ne goûtes à rien ! » Et moi, magnifiquement heureuse, je m'efforçais d'être à la hauteur, de me surpasser afin d'être digne de cette affection et de cet amour.

Souvent, je pense à ceux qui fuient l'œil pénétrant de la famille, de la tribu ou de leurs voisins des petites communes pour se réfugier dans les grandes villes où chacun ignore l'autre. Ces gens-là s'imaginent gagner le bonheur et la liberté de n'avoir de comptes à rendre à personne, alors que bien souvent ils découvrent le vide affectif et la solitude, qui engendrent troubles et maladies. Je sais de quoi je parle. Passant sans transition de ma petite communauté de Jérusalem à l'univers glacé d'une grande métropole, je n'ignore rien de cette souffrance due à la solitude.

J'ai débarqué à Paris dans les milieux des années soixante. La ville était bruyante, clinquante, indifférente, polie et meurtrière. Le premier 14 juillet que ma fille et moi passâmes dans la capitale restera à jamais gravé dans nos mémoires : nous mourrions de faim. Tandis que la grande parade défilait sur les Champs-Élysées, Yaël pleurait et je n'avais rien pour la nourrir sinon l'eau du robinet mêlée à du sucre. A l'époque, nous habitions un appartement au loyer très modeste, situé rue de

MA MÉDECINE NATURELLE

Ponthieu, près de l'ancien Lido. Dès dix-neuf heures, la rue se transformait en une véritable jungle : au bas de notre domicile étaient déposées les bêtes sauvages nécessaires au spectacle du Lido, et la rue entière résonnait du rugissement des fauves. Tard dans la nuit, alors qu'elle était à peine endormie, Yaël s'éveillait à nouveau, troublée par le tintamarre de cette ménagerie réembarquée dans de gros camions. J'étais très éloignée, alors, des rêves nourris en Israël, après qu'un imprésario m'eut dit : « Je connais très bien Bruno Coquatrix. Va le voir, il t'engagera à l'Olympia pendant un mois ». Naïvement, j'avais cru qu'en serrant la ceinture je parviendrais à « tenir » plusieurs mois, le temps d'apprendre mon métier en assistant aux plus beaux spectacles de music-hall! Après les désirs les plus fous, venaient donc la rigueur, la déception et la solitude.

Un jour, souffrant d'une vive douleur causée par une péritonite, je sortis en hâte du métro sous le regard insensible des passants. J'étais si mal qu'il m'était impossible de m'exprimer. Je m'allongeai sur un banc de la station « Étoile », écoutant comme dans un murmure les propos des voyageurs : « Si jeune et déjà bien saoule!... Non mais, regardez ça! » J'étais loin de l'indiscrétion rassurante des passants des rues de Jérusalem. Je réalisais avec stupeur combien les Parisiens s'ignorent entre eux : dans les ascenseurs, sur le même palier, chacun oublie son voisin, fixe le bout de ses chaussures sans parler. A l'époque, j'étais si seule dans ce grand Paris, dans mon immeuble et dans mon ascenseur, que j'ai tout tenté pour rompre la glace. Avec mes quelques mots

S.O.S. SOLITUDE

de français, j'abordais les enfants, les vieilles dames aux sacs si lourds... Peine perdue. Étrangère, trop forte sans doute, ma voix sonnait faux. A force de m'être à mon tour blessée contre l'armure des autres, j'ai fini moi aussi par fixer l'extrémité de mes souliers. Plus tard, beaucoup plus tard, j'ai réalisé que nombre de ces personnes indifférentes ne l'étaient pas vraiment. Elles étaient simplement aussi seules, aussi malades que je l'avais été moi-même.

Lorsque je me promène dans Paris, il m'arrive encore d'être prise de vertige. Je ressens des impressions qui me rappellent celles que j'éprouvrais jadis. Certains endroits m'effraient. Au-dessus de ma tête, le métro aérien file à toute allure. Devant moi, les autobus démarrent après avoir craché puis avalé des voyageurs muets. Sous mes pieds, la chaussée vibre des coups de métro souterrain où s'entassent des êtres humains, pareils à des îlots enfermés dans des murailles impénétrables. Personne ne se préoccupe d'autrui, chacun allant sur son rail parallèlement aux autres comme si toute rencontre était impossible. Ces hommes et ces femmes ressemblent-ils à des automates programmés pour rester seuls ?

A Paris, à New York, à Tel Aviv, mes semblables se lèvent tôt, avalent à la hâte café, thé ou cacao, coupent une tranche de pain blanc qu'ils tartinent avec du beurre, croyant ainsi reprendre leurs forces alors que leur rythme de vie manque de sérénité et leur nourriture des enzymes et des vitamines nécessaires à la santé. Plus tard, ils s'engouffrent dans des voitures, des autobus ou des trains qui, tout en les empoisonnant d'odeurs de tabac, les conduisent dans des déserts bétonnés où l'air, surtout s'il est conditionné, ne ressemble plus à

MA MÉDECINE NATURELLE

de l'air. Cloisonnée par des milliers de portes d'ascenseurs, quadrillée dans des appartements étrangement identiques où la télévision remplace la parole, la solitude prend peu à peu sa place au milieu de tous. Nous laissant croire à notre abandon, à notre oubli, elle fait naître la peur puis la haine dans nos cœurs.

Je l'ai dit : de tels sentiments négatifs engendrent des toxines redoutables pour notre santé. Le drame de la solitude est terrible. L'être humain est ainsi fait qu'il ne peut se sentir bien dans sa peau s'il n'est pas entouré et aimé. Chacun connaît l'importance des maladies psychosomatiques qui matérialisent les problèmes affectifs en souffrances physiques. De même, le manque de satisfaction, les déceptions permanentes, occasionnent parfois des troubles – notamment les aigreurs d'estomac qui peuvent déboucher sur des ulcères.

Attrapez donc votre rouge à lèvres ou votre stylo et, sur votre miroir ou votre agenda, inscrivez ceci : « Toute émotion négative affecte ma santé. Toute colère, peur, jalousie ou haine me rendent malade. Tout sentiment négatif doit être éloigné de mon esprit et ma solitude doit être vaincue par un rapprochement avec mes semblables. »

Songez qu'à habiter des tours géantes, à déjeuner mal dans des snacks bondés, à prendre des ascenseurs ultra-rapides qui nous déposent au sixième quand notre estomac est resté au premier, nous perdons notre esprit, finissant par témoigner une indifférence criminelle à l'égard de ceux qui absorbent des quantités impressionnantes de drogues, ou d'autres, qui arborent des

S.O.S. SOLITUDE

tenues extravagantes et qui appellent au secours. Au lieu de leur tendre une main secourable, nous les laissons mourir, abandonnés dans leur coin. Ne me critiquez pas si, à mon tour, je vous déprime. Car, après avoir dressé ce constat pessimiste, je vais vous proposer mes solutions...

Les antidotes contre la solitude

Sortez donc de votre coquille et prenez des initiatives. L'individu n'est pas fait pour vivre seul. S'il a parfois besoin de périodes de silence qui l'aident à se retrouver et même à se renouveler, le contact avec les autres comme avec l'activité sociale lui sont indispensables.

Les statistiques prouvent que la délinquance et le nombre des suicides sont plus importants dans les grandes villes que dans les petites communes. Ce phénomène doit nous faire réfléchir. Certaines conclusions immédiates s'imposent.

Il faut casser le gigantisme, renouer avec les petites unités de quartier, chercher à vivre dans des immeubles de peu d'étages ou dans des maisons individuelles. Goûtons à nouveau le plaisir des restaurants « bons enfants », où l'on échange quelques nouvelles avec le patron. Redécouvrons l'ambiance des cinémas, de notre jeunesse, lorsque, trépignant avec le public, nous prévenions le héros que le méchant allait le rattraper. De temps en temps, éteignons notre téléviseur afin que nos enfants se rappellent que leurs parents sont là, qu'ils existent. Certes, il y a le boulot et le dodo; mais

MA MÉDECINE NATURELLE

entre les deux, il nous reste suffisamment de temps pour modifier notre mode de vie et accomplir notre révolution. Sans chercher le chambardement total, nous pouvons néanmoins assumer notre petite révolte quotidienne. Reportez-vous à l'Histoire : si toute les grandes révolutions ont éclaté, c'est parce qu'elles n'avaient pas été précédées par des changements quotidiens. Alors n'attendons pas une révolution sanglante pour partir en guerre contre l'isolement, l'indifférence, l'égoïsme et le racisme. Ce n'est pas très difficile : il suffit de fournir un petit effort, et de fréquenter les autres afin de mieux les connaître. Pourquoi considérer le voisin comme un ennemi ? Rappelez-vous ce propos de Jean Nohain, formidable docteur du cœur : « L'ennemi, c'est celui avec lequel on n'a pas encore déjeuné ! » Sortez donc de votre égoïsme, abandonnez votre coin et découvrez enfin vos semblables. Pour ce faire, il n'est pas plus besoin d'être missionnaire de vocation que de se prendre pour un nouveau docteur Schweitzer. Il suffit de vouloir oublier ses propres problèmes. Nos misères personnelles disparaissent lorsque l'esprit est occupé à secourir. Au fond, sans boutade aucune, soyons réellement égoïstes et adoptons ce slogan : « Plus nous nous préoccupons d'autrui et mieux nous guérissons de nos propres maladies ».

La vie à l'américaine

De l'autre côté de l'Atlantique, nos amis américains ont développé un certain nombre de pratiques qui leur permettent de rompre cette solitude aussi blessante au moral qu'au physique. Nous devrions

S.O.S. SOLITUDE

les imiter. Vous allez le constater : c'est très simple – si simple même, que vous aurez peut-être tendance à hausser les épaules; ne vous moquez pas trop vite cependant : la vie à l'américaine présente bien des avantages. Exercez-vous.

Le matin, dans l'escalier ou l'ascenseur, plutôt que de regarder l'extrémité de vos chaussures, saluez votre voisin et dites-lui que depuis le temps que vous vous côtoyez, vous auriez au moins dû vous parler! Et si d'aventure il tourne la tête (ce qui paraît peu probable), recommencez avec quelqu'un d'autre. Ne soyez pas avare en petites phrases sympathiques et en regards amicaux qui attireront à vous les solitaires timides, ceux qui n'osent jamais faire le premier pas. Après quoi, fort de ce premier contact, consolidez-le en offrant un verre chez vous. Dans les boîtes aux lettres, glissez un mot aimable ou humoristique (du genre : « J'habite au troisième étage, marié, père de trois enfants. Venez donc prendre l'apéritif « jus de fruit » pour que nous fassions connaissance... »)

Dès lors que la glace sera brisée, il vous sera bien agréable de mettre en place des services communs. Par exemple, une permanence pour les enfants : pourquoi les adultes ne garderaient-ils pas à tour de rôle leurs propres enfants et ceux des autres, permettant aux couples de faire leurs courses ou de s'offrir une soirée de détente? De même, créez une aire de jeu dans un local nettoyé et aménagé pour la circonstance; organisez des sorties collectives (bonne occasion, soit dit en passant, pour proposer vos aliments biologiques à ceux qui les ignorent); groupez vos achats; accomplissez à tour de rôle les petits travaux de peinture, de menuiserie ou d'électricité; prêtez votre piano, votre bicyclette...

MA MÉDECINE NATURELLE

Soyez donc imaginatif, et trouvez des solutions communes à vos problèmes communs, tant chez vous qu'à votre bureau ou à votre atelier. L'important, c'est de se lancer. A condition de ne pas apparaître comme un intrus ou un « original » (ce qui risquerait de briser votre recherche de convivialité), toutes les chances sont de votre côté.

J'entends déjà les remarques : « Rika Zarai est bien gentille mais combien naïve! » Ou encore : « Elle a peut-être du temps à perdre, mais si elle était aussi occupée que moi ou si elle avait les mêmes voisins!... » Assez! Fuyez cet esprit négatif et songez que si tous pensaient comme vous (notamment vos voisins), on n'avancerait guère! Ne mesurez donc pas vos efforts : et si, grâce à eux, vous résolviez le problème de la garde de votre enfant? Si vous parveniez à échanger votre appartement contre un autre, plus conforme à vos désirs? Si vous rencontriez ainsi l'homme ou la femme de votre vie? Si... on pourrait allonger la liste à l'infini. Quoi qu'il en soit, n'oubliez pas un détail – et un détail important : en agissant ainsi, vous aurez une meilleure image de vous-même; cela vaut tous les médicaments. Au reste, plus vous vous soucierez d'autrui, plus vous vous sentirez utile, moins vous consommerez de drogues et de remèdes. Et surtout, ne vous retranchez pas derrière les clichés banals, ceux qui consistent à dire :

« Je n'ai pas le temps. »

Je vous rappelle que les cimetières sont pleins de gens pressés.

Enfin, n'oubliez pas ceci : s'il faut contracter 17 muscles pour faire la moue, deux suffisent au sourire... Alors pourquoi vous fatiguer?

LE SANG D'ENCRE

L' « héritage santé »

A la naissance, j'étais un beau bébé jouflu et dodu qui, comme tous les bébés du monde, ignorait que ses parents lui avaient légué un « héritage santé » bien pauvre. Mon père et ma mère eux-mêmes n'en étaient pas conscients; ils pensaient avoir un santé « moyenne », comme tout le monde. Pourtant, ma mère souffrait d'un glaucome (tension oculaire), de rhumatismes et d'un ulcère qui lui ôta les deux tiers de l'estomac. Mon père partageait avec elle un certain nombre de problèmes rhumatismaux compliqués par des angines, des rhinites et des sinusites. Plus tard, il devait être opéré de la prostate. Quant à mes tantes, oncles, cousines et cousins paternels, ils jouissaient du lot commun, agrémenté par-ci par-là d'un peu de diabète ou de cholestérol. Je ne parlerai pas de ma famille maternelle, dont je n'ai connu aucun membre : Hitler régla à tout jamais leurs ennuis de santé.

Sans le savoir, mais guidée par un bon instinct, ma mère améliora mon pauvre « héritage santé » en me donnant son lait maternel ainsi que des jus de fruits et des légumes durant mes dix-huit premiers mois. Elle eut en outre la merveilleuse idée de faire chauffer l'eau de mon bain au soleil de Jérusalem. Plus tard, pareille à toutes les mères juives du monde, elle me poussa à manger, manger, manger

MA MÉDECINE NATURELLE

encore... Pour elle, la nourriture avait une immense vertu : elle donnait des forces. Cette habitude de la suralimentation, si commune aux familles juives, allait peser lourd sur la balance et dans mon bilan de santé.

Nos souvenirs sont classés dans notre tête comme autant de cassettes vidéo. Il suffit d'en choisir une et de l'ouvrir pour que les images et les parfums les plus divers s'en échappent. Lorsque je tire à moi la première cassette de mon enfance, c'est tante Zehava qui survient. Tante Zehava était la « tata gâteaux » de mon univers. On faisait appel à ses services lorsque ma mère, mon père, leurs histoires et leurs chansons n'avaient pas eu raison de la révolte de mon pauvre foie qui, criant « gare ! », me conduisait à fermer la bouche sur les ultimes cuillerées de soupe. L'état d'urgence était alors proclamé, et tante Zehava arrivait, riche de ses munitions – struddle (gâteau de pommes), chocolat chaud et confiseries. Résultat : après avoir été une enfant ronde et grassouillette, je devins une adolescente à la poitrine et aux hanches généreuses.

La deuxième cassette me renvoie un parfum de soufre, de déception et de révolte. Semblable à des millions d'enfants occidentaux, je vivais emmurée dans des pensées tristes, gavée de cachets, de piqûres, de conserves, de chocolat et de pain blanc. J'étais grosse et me reprochais autant qu'à la nature un corps peu gracieux, sans taille, et un visage ingrat. Pendant de nombreuses années, j'ai refusé de m'accepter ainsi, ne me découvrant au surplus aucune qualité. Dans le secret de mon cœur, je me surnommais « la carrée ».

LE SANG D'ENCRE

Pareils à mon corps, mes songes étaient surchargés de graisses et de toxines. Ces accumulations constituaient un canevas idéal propice à l'installation de la maladie.

N'ayant rien de mieux à faire, je rêvais. J'échangeais ma silhouette géométrique, mes yeux noisette, mes cheveux bouclés et foncés, un menton volontaire et des sourcils brousailleux, contre l'ombre d'une jeune fille aux gracieux mouvements, jetant un doux regard sur le monde. Parfois, souvent même, la magie n'opérait plus, et je me retrouvais telle que je me croyais : irrémédiablement laide. C'était à Jérusalem, dans le milieu des années 50.

Dix ans plus tard, je découvrais Paris. Rencontre fatale. Autour de moi déambulaient des créatures de rêve aux chevelures blondes et choucroutées à la Bardot. Ces naïades flottaient dans des pantalons « 36 garçonnet » et dans des T-shirts « 10 ans extramince ». Est-on plus près du cœur lorsque la poitrine est plate ? me demandais-je en les croisant. Pour mes pauvres yeux d'étrangère, ces êtres hybrides, ni filles ni garçons, avaient une allure folle. Je me les représentais comme des déesses androgynes et enviais leur beauté quasi irréelle. A leur contact, je me haïssais davantage encore. J'étais tortue et me voulais gazelle. Mais comment raboter mes hanches, réduire ma poitrine, me décolorer en blonde ? Marchant sur les boulevards, je me souvenais de cette phrase si souvent prononcée par ma grand-mère : « Ma chérie, tu te fais un sang d'encre ! » Alors, je riais : « Comment veux-tu, grand-mère, que le sang devienne noir ? Même dans les microscopes les plus modernes, on voit bien qu'il est rouge ! »

Eh bien non. Parfois, la médecine naturelle me l'a appris, il vire en effet à l'encre. Il suffit que les

MA MÉDECINE NATURELLE

tracas et les soucis nous conduisent à produire des toxines dangereuses pour que notre sang s'empoisonne. Toute émotion négative – colère, envie, jalousie, crainte, angoisses – contribue à l'altération du sang ; il s'épaissait, noircit, devient mauvais et nous rend malade.

Dans le milieu de ces années 60, j'étais la plus grande fabricante de toxines que Paris eût compté. Et mon sang était plus noir encore que l'encre. Pas étonnant, dans ces conditions, que j'aie dû planté mon étendard dans les salles d'attente de quelques dizaines de médecins, bons et moins bons. Pas surprenant si, avec leur bénédiction, j'ai avalé des kilos de médicaments et de pilules aux couleurs aussi variées que celles de l'arc-en-ciel. Et qui s'étonnera de savoir, enfin, que j'ai offert la partie la plus charnue de mon individu à des centaines d'aiguilles aussi précises que des têtes chercheuses ? Elles devaient me faire perdre ma cellulite. En vérité, elles n'ont diminué que le contenu de mon portefeuille, sans cesser d'accroître les battements de mon cœur.

Au résultat, cependant, ceux qui se vantaient de réduire les tours de taille et de soulager une balance émotive ont atteint leur but après quelques mois de traitement : je suis parvenue, en effet, à me glisser dans des vêtements de taille 38. Mais j'étais d'une humeur excécrable, j'avais le teint blême, et je souffrais d'un début de dépression. Heureusement, le temps arrange tout ; il apporte des solutions inespérées. Grâce à lui, nous finissons par nous réconcilier avec nous-même, apprenant par exemple qu'un défaut qui nous terrorisait pendant notre jeunesse se révèle bientôt une qualité. Pour ce qui me concerne, j'ai réalisé plus tard que cette Rika

LE SANG D'ENCRE

« carrée » dont j'avais tant souffert, que j'avais si peu aimée, m'avait en vérité permis de conserver mon équilibre dans ce monde de fous. D'abord parce que grâce à elle, j'ai compris les problèmes de ceux qui ont ressenti ou qui ressentent encore les frustrations qui m'ont moi-même blessée. Je peux vous assurer que nous ne sommes jamais aussi laids que nous le pensons et, surtout, que nous bénificions de bien des qualités encore invisibles à nos yeux, fermés par la peur. Il faut jeter par-dessus bord les verres gris que nous portons en permanence, et les échanger contre des verres plus clairs, grâce auxquels notre vision du monde et de nous-même s'améliorera. Ainsi parviendrons-nous enfin à émettre des jugements positifs, à ignorer l'ombre pour ne plus considérer que le soleil, gagnant notre bonheur et notre santé. Pour cela, il existe une recette d'une extrême simplicité. Je la tiens d'un médecin, un de ces nombreux spécialistes à qui j'ai rendu visite lorsque je combattais la rondeur de mes formes. Cet homme m'observa, me fit asseoir et déclara : « Madame, il est inutile de vouloir ressembler à une Lamborghini quand on est une 2 CV. »

Autant cette phrase me sembla étrange sur le moment, autant elle me paraît aujourd'hui compter suffisamment de sagesse pour figurer en bonne place dans un livre traitant de la médecine naturelle.

Pourquoi, au vrai, ai-je été malade ? Parce que, me critiquant, me désavouant, ne m'acceptant pas, je me suis détruite chaque jour davantage. Il est impossible de conserver sa santé dans de telles conditions. D'ailleurs, vous qui lisez ces lignes, posez donc votre doigt sur votre cœur et interrogez-vous : comment vous acceptez-vous ? Totalement ? Partiellement ? Pas du tout ? Dans cette dernière (et

MA MÉDECINE NATURELLE

avant-dernière) hypothèse, songez que le trait qui vous semble le plus détestable peut se révéler l'atout principal de votre existence. Sans plus attendre apprenez à mettre en valeur une qualité que vous viviez comme un défaut. Efforcez-vous de cohabiter avec vous-même, acceptant vos défauts et respectant vos qualités. Si vous tenez à votre santé, cessez de vous critiquer et de vous détruire. Faites comme moi : redonnez à votre sang d'encre une belle couleur rouge. Si vous êtes un aigle, n'épousez pas une petite souris grise, et si vous êtes une petite souris grise, ne désirez pas l'aigle : pour seul cadeau, il vous offrirait un beau sang d'encre ! De même, évitez de travailler aux P.T.T. ou au ministère des Finances si vous aimez la fantaisie, l'improvisation, et n'approchez jamais un studio d'enregistrement ou la rédaction d'un journal si vous appréciez un travail aux horaires fixes. Dans le cas contraire, attendez-vous à noircir votre sang en fabriquant un grand nombre de toxines !

Peut-être êtes-vous de ceux qui disent : « J'en ai assez, je veux partir au loin. » Dans ce cas, je vous répondrai qu'il est inutile de changer de décor simplement parce que vous n'êtes pas bien dans votre peau. Si vous êtes mal ici, vous serez mal ailleurs. Efforcez-vous plutôt de bien vivre, là et maintenant, dans les deux mètres carrés de votre peau. C'est en sachant répondre sereinement à vos propres questions, que vous éviterez les maladies et que vous finirez par vous accepter, vous-même, les autres et... la vie.

DE LA SOLITUDE
A LA DÉPRESSION

Durant de longues années, j'ai flirté avec les diverses nuances de dépression nerveuse : vague à l'âme, ras-le-bol, crises de larmes et même, petites dépressions de deux ou trois semaines. A cela, rien d'étonnant : mon métier engendre soucis et angoisses, facteurs de déséquilibres et de maladies.

J'ai d'abord voulu être différente, plus mince, plus grande. Puis, au fur et à mesure que s'installait ma réputation d'artiste, j'ai rêvé d'être la première aux hit-parades, de voir mon nom inscrit en lettres d'or au firmament. Cette ambition a fini par m'être fatale : j'ai sombré corps et âme dans un gouffre sans fin.

Je souffrais de crises d'angoisses. Elles étaient si violentes, si tenaces, qu'elles m'empêchaient de vivre et de travailler normalement. Par voie indirecte, elles atteignaient mon entourage qui subissait les contrecoups de mon état. Ces crises survenaient n'importe où, n'importe quand : au beau milieu d'un dîner au restaurant, au cours d'une répétition télévisée, en avion, dans la rue... Je commençais par m'irriter sans raison, puis mon cœur se mettait à battre la chamade et l'angoisse me prenait bientôt à la gorge. Ma réaction était chaque fois la même : je me demandais en quoi étaient utiles les quelques efforts que j'entreprenais pour recouvrer la santé puisque mon état général ne s'améliorait guère. Il m'était toujours impossible, en effet, de me concentrer, de travailler ou de vivre sereinement. Seules les

MA MÉDECINE NATURELLE

larmes me venaient facilement. J'en étais encore à l'apprentissage de la médecine naturelle, dont j'appliquais les règles timidement et sans méthode. Dans ces conditions, il était normal que les résultats se fissent attendre, et que ces crises empoisonnent toujours ma vie. J'accumulais les répétitions interrompues, les avions ratés, et mes semaines se déroulaient comme autant de traversées du désert, sillonnées par mes pleurs.

La plupart du temps, comme beaucoup d'autres, j'acceptais ces crises avec résignation. J'y voyais comme une sombre fatalité. Parfois cependant, au cours d'instants plus calmes, je me persuadais de l'existence d'une solution, me demandant que faire et comment la découvrir. J'ai tout essayé, depuis l'hypnose jusqu'aux bains bouillants, en passant par les enveloppements glacés. Mais rien à faire, je ne m'en sortais pas... Tout a commencé une certaine année, année maléfique au cours de laquelle je travaillais beaucoup, versant des larmes pour un oui ou pour un non, subsistant dans un état particulièrement vulnérable. Chaque soir, je me donnais à fond à un public galvanisé qui hurlait « une autre ! » lorsque je quittais la scène.

Le lendemain, j'ouvrais fébrilement les journaux, espérant, dans un coin de mon cœur, découvrir des titres dithyrambiques : « Merveilleuse Rika », ou mieux : « La Grande Zaraï ! » La mort dans l'âme, je devais me contenter de « Gentille Rika », ou « L'Amie Zaraï », autant de qualificatifs qui provoquaient mes larmes. Pleurant en cachette, j'affichais pour la galerie un j' m'en foutisme superbe qui, je l'espérais, trompait bien mon monde.

Un jour, je décidai cependant de préparer un

DE LA SOLITUDE A LA DÉPRESSION

grand spectacle à Paris. Je m'étais juré qu'on s'en souviendrait, que je ne lésinerais sur rien. Ah! j'étais « gentille » et « méritante »! Eh bien j'allais devenir « formidable », « inoubliable »!...

La répétition générale

Il me fallait ces titres, et pour les obtenir j'étais prête à tout faire. Avec démesure si nécessaire. Je ne savais pas danser? J'apprendrais. Ma voix ne dépassait pas trois octaves? Je prendrais chaque jour une leçon de chant. Les décors de mes spectacles péchaient par sobriété? Nous construirions des décors fabuleux. Je serais flamboyante, engageant le meilleur metteur en scène, le plus grand couturier, des musiciens hors-pair, une attachée de presse encore plus efficace, des photographes à la mode...
Durant les mois de juin et juillet, je travaillais douze heures par jour. En août, je me dépensai sans compter pour parcourir les quinze mille kilomètres de ma tournée d'été. En septembre, je passai à la vitesse supérieure : quatorze heures par jour d'un travail acharné pour préparer mon fameux spectacle. En octobre, j'en étais à seize heures de labeur quotidien et commençais à déclarer que jamais nous ne serions prêts. Novembre fut le mois de l'hystérie : vingt heures d'efforts démesurés chaque jour, des marées de café noir et le sentiment grandissant d'être impuissante face aux événements. Jean-Pierre s'efforçait de me calmer : « Les gens t'aiment comme tu es, répétait-il sans cesse. Ils gardent tes chansons dans leur cœur avec une tendresse grandissante et ils remplissent tes salles de spectacle partout dans le monde. N'est-ce pas merveilleux de donner et

MA MÉDECINE NATURELLE

de recevoir tant d'amour ?... Cesse donc de te détruire ! »

Il s'adressait à un zombi, à une ombre. Je voulais rien du moins que devenir la Sarah Bernard de la chanson – ou mourir... Au reste, je fus très près d'y succomber.

Vint enfin la dernière répétition. Depuis la scène, j'adressai un signe de la main à Danièle Gilbert, assise au troisième rang. Puis je me retournai. On avait oublié le tabouret du piano. La rage me prit : je hurlai. Puis, soudain, ce fut le noir, noir brutal et définitif.

On me ramena dans ma loge. Des voix cognaient contre mon crâne : « Prends sur toi » « Sois forte... » « Réagis !... » J'entendais à peine. Je pleurais. J'épuisai ce soir-là l'infini puits de larmes qui se dissimule en chacun de nous. Vers quatre heures du matin, après avoir tari l'immensité de mes pleurs, je gémissais toujours. On remboursa les billets, on déposa les décors dans un hanger, on paya et renvoya les musiciens, on recouvrit les murs de nouvelles affiches qui cachèrent les miennes. Et « la merveilleuse Rika », « La grande Zaraï » se retrouva dans une maison de repos non loin de Paris. Murs vert pomme, infirmières bien élevées, un état s'étiolant entre folie et cauchemar. J'étais semblable à une ombre, qu'on lève du lit, qu'on habille et qu'on sort. Cela dura quelques semaines. Sans amélioration aucune. De guerre lasse, Jean-Pierre décida de m'envoyer en Suisse. « La gentille Rika, L'amie Zaraï » se retrouva dans une maison de repos non loin de Lausanne. Murs bleu ardoise, infirmières polies, un état s'étiolant entre le même cauchemar et la même folie.

DE LA SOLITUDE A LA DÉPRESSION

Fermé pour cause de toxines

Qu'est-ce que la dépression nerveuse, sinon l'ultime manifestation de défense d'un organisme épuisé qui tire à lui les rideaux et clôt les lumières pour ne plus voir et ne plus entendre ? S'il est ainsi K.O., mis à bas, c'est qu'on a pas su prendre en compte ses avertissements. Combien de fois mon corps avait-il tiré la sonnette d'alarme, me suppliant d'arrêter et de me reposer ? A force d'ignorer ses invites, je me suis épuisée, je l'ai épuisé et j'ai failli l'anéantir.

Dévouées, pourtant mes cellules nerveuses ont fini par n'en plus pouvoir. Elles ont fermé le guichet et affiché un placard : « Fermé pour cause de toxines ». Je les comprends : il est bien normal qu'à force de se trouver privée d'éléments indispensables à son entretien, à sa construction et à sa réparation, une cellule ne puisse plus réagir. Surmenée, elle se trouve dans l'incapacité d'assurer son travail et encore moins un surcroît d'efforts. Selon le degré de la fatigue, elle entre – et l'organisme avec – en petite ou en grande dépression. Voilà ce qu'il m'est arrivé. J'ai trop exigé de mes cellules, qui n'ont pas eu la possibilité de répondre à ma demande. Par ignorance, j'ai oublié de les fortifier avec du repos, de l'oxygène et des aliments sains. J'aurais dû songer à l'exercice physique, à la respiration, qui eussent évacué une partie des déchets de mon sang. J'aurais dû, au beau milieu des répétitions, consommer du pain complet, des crudités ou des fruits, autant de produits qui renferment des vitamines, des enzymes et des sels minéraux indispensables au fonctionnement nerveux, nécessaire à notre santé, à notre vie.

MA MÉDECINE NATURELLE

Au lieu de cela, j'ai inondé mon corps de denrées meurtrières : charcuterie, pain blanc, fritures, viandes, sauces indigestes – le tout avalé sans effort de mastication et mêlé à de grandes rasades de boissons glacées ou de café brûlant. Sans ces repas suicides, avec un peu moins de surmenage, mon organisme aurait su se débarrasser d'une partie de ses toxines. Hélas, je n'ai pas écouté ses récriminations, me laissant peu à peu intoxiquer de l'intérieur et de l'extérieur. Joints à une mauvaise alimentation, soucis, surmenage et angoisses m'ont fait « craquer ». Mes cellules nerveuses m'ont lancé un « zut » franc et massif qui m'a terrassée, sous forme de dépression nerveuse, pendant de longs mois.

Heureusement, je suis parvenue à m'en guérir, preuve que vous pouvez vous en sortir aussi. Tout problème trouve une solution.

Même dans un état grave, on peut, vous pouvez espérer une solution voire, à condition d'être tenace et assidu, une guérison complète. Reprenez donc confiance. Si la tâche vous paraît insurmontable, faites-vous assister par une personne qui vous est chère. Demandez-lui de vous aider à ouvrir une fenêtre dans ce mur noir qui se dresse devant vous. Ainsi la lumière vous parviendra-t-elle.

Cependant, soyez raisonnable. Accordez à votre corps quelques semaines sinon quelques mois pour surmonter des difficultés accumulées pendant plusieurs années d'erreurs. Après seulement, vous aurez reconquis votre santé.

DE LA SOLITUDE A LA DÉPRESSION

Comment guérir d'une dépression nerveuse ?

Malgré les maux de tête, les étourdissements, les vertiges, les palpitations et les contractions de l'estomac, il m'arrivait de trouver quelques instants de répit. J'obtenais ces pauses grâce à des drogues administrées en doses massives (ne vous y trompez pas cependant : les médecins se montrèrent toujours incapables de se prononcer quant à une amélioration réelle). Au cours de ces instants, une part de moi-même – sans doute la petite paysanne potelée ou la Rika façonnée dans la pierre de Jérusalem – désirait par-dessus tout guérir.

En Suisse, Jean-Pierre me rapporta de Paris une trentaine d'ouvrages traitant des règles naturelles de vie. Je connaissais ces livres pour les avoir lus, mais je n'en avais pas encore appliqué les principes. Profitant des accalmies, je les étudiai à nouveau, m'efforçant d'en extraire une base de guérison : règles de vie, guide d'alimentation et formules de tisane. Comme il fallait bien commencer par quelque chose, j'ai opté pour le remède le plus bizarre : le bain de siège froid [1], le matin à jeun.

Au village, près de la clinique, je me suis fait acheter une grande bassine de plastique jaune. Je l'ai emplie d'eau froide et m'y suis plongée jusqu'à l'aine, cinq minutes chaque matin. Ce bain de siège apporte deux bienfaits importants : il *accélère les évacuations des déchets;* il *renforce en* douceur *les immunités naturelles du corps,* (rappelez-vous que lorsqu'elles s'affaiblissent, le corps se trouve alors saturé de déchets non évacués. D'où l'importance de ce bain).

---

1. Reportez-vous au chapitre « La tisanothérapie ».

MA MÉDECINE NATURELLE

Il est nécessaire de recourir à la bassine d'eau froide tous les matins. Utilisez un chauffage d'appoint que vous dirigerez vers vous, ou encore, couvrez-vous. Ne vous souciez pas de votre entourage. Songez seulement à la réaction de l'infirmière qui me découvrit le premier jour alors que je faisais trempette dans ma bassine jaune canari, un pull sur les épaules! Me croyant complètement folle, elle me pria de me lever immédiatement et de me sécher. Tant pis pour le ridicule : je conservai mon sang-froid. Depuis lors, je me suis fait installer chez moi un bain de siège aussi précieux que ma baignoire, fabriqué selon mes indications.

Outre ce bain du matin, je me suis attachée aux problèmes diététiques. A la clinique, j'ai obtenu de commencer chaque repas par un fruit, poursuivant avec une salade et une crudité. Tout comme le bain de siège du matin, le fruit du début de repas a éveillé la curiosité. Au point que j'ai fini par plier bagages, estimant que je me soignerais plus facilement chez moi. De toute façon j'avais mis à profit les quelques instants de répit obtenus en maison de repos pour préparer un plan d'attaque. Désormais, il s'agissait de parvenir à la guérison.

Dès mon retour à Paris, j'ai pris la décision d'éviter viandes, charcuteries, sauces, farines et sucres blancs, conserves, alcool et café. Au début, je ne mangeais que des crudités, des salades, des fruits, et du miel autant d'aliments qui n'encrassent ni ne polluent l'organisme. Ainsi allégeais-je le travail des organes digestifs en offrant à mon corps repos et nettoyage de printemps. Les deux premières semaines, je m'en tenais à des menus simples dont vous-même pourrez vous inspirer :

DE LA SOLITUDE A LA DÉPRESSION

Matin : un fruit ou deux puis une infusion de thym au miel [1].

Midi : fruit, salade verte, crudités (mélange de légumes assaisonnés avec de l'huile d'olive de première pression à froid, du sel marin non raffiné, du jus de citron, des oignons, de l'ail, du persil ou toute autre plante aromatique).

Soir : fruit, salade verte, crudités (même assaisonnement que pour le repas précédent) ou soupe de légumes frais.

J'ai accordé une large place aux aromates, autant pour leur goût que pour les huiles essentielles qu'elles renferment. En outre, à midi comme au repas du soir, j'ai ajouté cinq cuillerées à café de blé germé [2] (trois au déjeuner et deux au dîner) aux salades, aux crudités et à la soupe. Le blé germé, en effet, apporte de l'énergie et facilite la reconstitution des cellules nerveuses. Il est conseillé d'en prendre souvent dans l'année.

Après deux semaines de ce régime, mon corps s'était nettoyé et allégé. Dès lors, j'ai adjoint à mes menus des légumes cuits, du riz, des pâtes et du pain complets, du sarrasin et du millet. Cuites de la même manière que le riz, ces céréales peuvent tenir lieu de plat principal ou être accompagnées de quelques légumes. J'ajoutais du miel, des œufs, du fromage et des yaourts. Rappelez-vous que saveurs, odeurs, couleurs et présentation appétissante exci-

---

1. Reportez-vous au chapitre « La tisanothérapie ».
2. Reportez-vous au chapitre « 17000 ans nous contemplent ».

MA MÉDECINE NATURELLE

tent les glandes de la digestion, améliorant celle-ci d'autant. Pour cette raison, il faut prendre garde à la monotonie des menus et varier les salades comme les crudités (que l'on peut tantôt râper, tantôt découper en fines lamelles). Il est nécessaire de fournir un certain effort d'imagination, et d'inventer chaque jour des mélanges savoureux.

Il existe un autre moyen non moins efficace pour combattre la dépression nerveuse et d'autres maladies graves : boire des jus de légumes frais [1]. Ceux-ci nourrissent l'organisme sans le surmener ni l'encrasser. Le corps les digère sans fatigue et avec un moindre effort, tout en absorbant les nombreuses substances nécessaires à sa reconstitution. Les légumes qui nous donnent de la force, qui nous enrichissent et nous minéralisent plus particulièrement sont :
- les carottes
- les betteraves
- les choux
- les navets
- les poireaux

Buvez donc leur jus, seul ou en mélanges. Et surtout, recourez à ces deux cocktails de jus de légumes dont je me suis nourrie à l'époque de ma dépression et auxquels je reviens chaque fois que j'ai besoin de me minéraliser :
- A onze heures, buvez un verre de jus de carottes, de navets et de poireaux [1].
- A dix-sept heures, buvez un verre de jus de carottes, de choux et de betteraves crues [1].

---

1. Reportez-vous au chapitre « Alleluia pour les végétaux » cocktails-santé.

DE LA SOLITUDE A LA DÉPRESSION

Ces cocktails apportent les vitamines, les sels minéraux et les oligo-éléments qui fortifient les cellules nerveuses. Cependant, pour que celles-ci profitent de tous ces bienfaits, encore faut-il que notre foie fonctionne bien et soit bien drainé. Trop de gens ignorent que lorsqu'une maladie se déclare, il convient de veiller a deux points essentiels : *soigner son foie* et *nettoyer son corps*. Car on doit d'abord évacuer les déchets avant d'absorber des substances fraîches.

Pour dégorger mon foie et le remettre en état, j'utilisais deux excellentes tisanes en alternance : « la tisane souveraine du foie »[1] et la tisane « Foie Fatigué[1] ». Prises une demi-heure avant chacun des deux repas, elles m'étaient d'un grand secours.

Pour bien drainer les déchets et évacuer les toxines, je faisais appel à une autre tisane que je prenais avant le coucher : la tisane « constipation 1[1] ».

A ce stade de mes soins, même les membres les plus sceptiques de ma famille étaient convaincus de ma guérison. Et il est vrai qu'après avoir retrouvé un foie en meilleure forme, je remontai la pente d'une manière spectaculaire. Pourtant, il me restait à résoudre un problème de taille : l'insomnie. Mon système nerveux était si éprouvé que je passais le plus clair de mes nuits à broyer du noir. Après de longues recherches, je finis par découvrir la recette d'une tisane qui agissait sur le sommeil, la dépression et la nervosité : la tisane « Insomnie-nerf[1] ». Je la buvais au coucher en alternance avec la tisane

---

1. Reportez-vous au chapitre « La tisanothérapie ».

MA MÉDECINE NATURELLE

« constipation 1 [1] » et, en peu de temps, elle me permit de bien dormir à nouveau.

Pour amplifier son action, je me fis masser la colonne vertébrale de bas en haut avec de l'huile camphrée. Ces massages du soir avaient pour but de stimuler la circulation sanguine dans cette région du corps, et d'irriguer les terminaisons nerveuses. Ils m'apportaient le calme grâce auquel je glissais peu après dans un sommeil réparateur. Enfin, un merveilleux remède parvint à me guérir définitivement de ma dépression : « la macération œuf-citron [1] ».

Il faut savoir qu'au cours d'une dépression nerveuse, on manque toujours de calcium. Il ne suffit pas, on l'a vu, de prendre du calcium en piqûres ou en sachets pour voir son taux remonter dans le sang. Notre corps assimile mal ce produit artificiel. La macération œuf-citron prise à jeun le matin nous apporte certes du bon calcium, mais elle encourage surtout notre organisme à mieux assimiler le calcium naturel que l'on trouve dans *les fromages, les légumes, les céréales complètes* et *les œufs*. Après trois semaines supplémentaires de cette cure, je pouvais me considérer comme guérie. Je parachevai ce résultat avec deux séances quotidiennes de marche à pied, jointes à des exercices de respiration rythmée. Bientôt, le taux de calcium dans mon sang redevint normal, tous les symptômes de la maladie disparurent et mes démons furent enterrés.

Cependant, j'ai retenu la leçon : la dépression nerveuse est une affection longue et sournoise. Cer-

---

1. Reportez-vous au chapitre « La tisanothérapie ».

DE LA SOLITUDE A LA DÉPRESSION

tains jours on s'en croit guéri pour constater le lendemain une rechute désespérante. Il faut surmonter ces terribles moments en s'armant de patience et en se rappelant sans cesse que nos maux ont été engendrés par des années d'erreurs que seuls de longs mois d'efforts parviendront à éliminer définitivement. Sachant qu'il vaut mieux prévenir que guérir, je veille à ce que cette maladie ne m'approche plus. Faites comme moi : ne laissez pas la dépression s'installer chez vous; c'est un squatter dont on ne se débarrasse pas aisément. Rappelez-vous que notre corps est notre véhicule et que, de même qu'un véhicule ne peut rouler sans système électrique, notre corps n'agirait pas sans système nerveux. Respectons et choyons nos nerfs. N'oublions pas qu'aussi perfectionné soit-il, un ordinateur n'a jamais pu accomplir les prouesses de notre système nerveux – à condition, bien sûr, que ce dernier fonctionne bien.

Qu'en est-il aujourd'hui de mon désir d'être première au hit-parade et de voir mon nom inscrit au firmament? J'avoue que ce désir m'est resté car il fait partie de moi. Mais du moins a-t-il perdu le pouvoir de me rendre malade.

Ces quelques mois difficiles m'ont permis de mieux comprendre le monde dans lequel je vis. Heureusement, j'ai totalement perdu le goût d'être différente. J'accepte désormais mes un mètre soixante-deux centimètres, mes yeux noisette et mes formes rondes!

J'écris devant ma fenêtre, auprès d'un oiseau qui chante, dissimulé dans la charmille. Aujourd'hui, le monde est calme. Pour un peu, je croirais qu'il s'est arrêté dans mon jardin. Je songe à

MA MÉDECINE NATURELLE

cette époque au cours de laquelle les tempêtes s'accumulaient autour de moi, quand je voulais tout briser, jusque et y compris moi-même. Je m'en suis sortie, tout comme vous vous en sortirez. Suivez donc mes conseils : il n'existe aucune raison pour qu'ils ne vous réussissent pas alors que tant d'autres personnes en ont déjà profité. Agissez comme elles, comme moi, et vous retrouverez le calme et la sérénité.

Pour nous résumer...

Afin d'éviter une dépression nerveuse ou d'en guérir :
A – Faites à jeun une cure d'« œuf-citron ».
– Prenez un bain de siège froid chaque matin.
– Nourrissez vos cellules nerveuses d'aliments propres, sains, et non encrassants.
– Commencez chaque repas par un fruit.
– Consommez du blé germé pendant les repas.
– Entre les repas, buvez des cocktails santé en jus de légumes.
– Avant les deux repas, buvez une tisane améliorant le fonctionnement du foie.
– A l'aide d'une tisane appropriée, veillez à faciliter une évacuation quotidienne ou, mieux, bi-quotidienne.
– Au coucher, buvez une tisane contre l'insomnie et la dépression.
– Faites-vous masser la colonne vertébrale avant de vous coucher.

DE LA SOLITUDE A LA DÉPRESSION

B – Respirez profondément, le plus souvent possible, et n'oubliez pas que la respiration rythmique est indispensable au moment de la dépression.

C – Cultivez et facilitez le passage des « pensées positives », dont les ondes vitalisantes nous aident à retrouver la sérénité.

D – N'oubliez pas les bienfaits de l'eau, et prenez trois fois par semaine des douches toniques (chaudes, puis très chaudes et finalement glacées) ou deux fois par semaine des bains calmants et toniques à 38°-40°, « au son et aux feuilles de noyer [1] ».

E – Faites des marches quotidiennes et ne négligez pas la gymnastique.

F – Accomplissez votre programme sans faiblir, en ayant soin de ne pas placer la barre trop haut mais à niveau simple que vous respecterez.

G – Malade ou déprimé, appelez une personne proche à la rescousse. Dans les premiers temps, on agit difficilement seul.

---

1. Reportez-vous au chapitre « La tisanothérapie ».

VIVE
LE MONDE
A L'ENVERS !

Yoga et médecine naturelle

Pendant des années, j'ai gardé mes distances avec le yoga, imaginant que cet enseignement était l'affaire des bonzes au crâne rasé qui déambulent dans la vie en robe orange. Quelques rencontres avec des « professionnels » du yoga, des charlatans pour la plupart, m'avaient confortée dans ma méfiance. Plus tard, grâce à certains maîtres véritables, je réalisai mon erreur et découvris le vrai yoga, science multimillénaire qui peut agir en parallèle avec la médecine naturelle. Les postures et l'enseignement de cette science apportent une manière de penser, de respirer et de se concentrer bénéfique à la santé et s'accordant bien avec les règles de la vie naturelle. Voici une posture, une « asana » yogique, aussi précieuse pour la forme que pour la beauté, qui vous stimulera d'une manière remarquable [1].

---

1. Si vous voulez en savoir plus sur le yoga, je vous recommande les ouvrages d'André Van Lysebeth (éd. Flammarion).

VIVE LE MONDE À L'ENVERS !

Les merveilles de « la chandelle »

S'il n'est pas recommandé de tomber sur la tête, il est bien utile de vivre un peu à l'envers. Pour ce faire, je vous propose une « asana » que l'on nomme « la chandelle ». Dans la phase finale de cette posture, nous nous trouvons sur l'arrière de la tête, sur la nuque, les épaules et les bras, jambes tendues vers le plafond. D'exécution accessible à tous, cette asana améliore la circulation et, de ce fait, génère le bien-être.

Pour bien comprendre ses mérites, rappelons d'abord que, lorsque nous sommes debout, à la verticale, le sang a souvent tendance à stagner dans nos membres inférieurs, en sorte que, distendues et empoisonnées nos veines perdent la capacité de se contracter suffisamment fort pour envoyer le sang vers les stations d'épuration – foie, reins, cœur et poumons – où il devrait se purifier. Force de gravitation et mauvaise circulation aidant, seule une partie de ce sang parvient à se nettoyer. Le reliquat, chargé de déchets, provoque souvent souffrances et malaises.

– Lorsque nous sommes placés à l'envers, ce sang, chargé de toxines, est contraint de quitter nos jambes trop lourdes et trop gonflées pour aller rejoindre le foie, les reins, les poumons et le cœur. Il en sort propre et vitalisé, et revient dans nos veines, chargé d'oxygène, de substances alimentaires précieuses et de tous les matériaux nécessaires à leur réfection et à leur guérison. Pour toutes ces raisons, il est indispensable d'obliger notre sang à se refaire quotidiennement... un sang neuf.

MA MÉDECINE NATURELLE

— Profitant de ce que nos jambes fatiguées pointent vers le haut, nos pauvres veines se reposent et se dégonflent avant de recevoir un sang frais et oxygéné. Les personnes contraintes par leurs activités professionnelles (ou autres) à rester debout durant de longues heures, ne devraient pas oublier ces bienfaits. D'autant que la pratique quotidienne de « la chandelle » évite et soulage les varices.

— Président de notre corps, il est bien normal que le cerveau soit un grand consommateur d'oxygène. Le fonctionnement de notre intelligence, de nos cellules grises dépendent de cet oxygène. Une circulation défaillante empêche le sang d'irriguer correctement le cerveau (d'où certaines pertes de mémoire et une baisse de la capacité intellectuelle), et engendre perte de cheveux et calvitie. Si vous voulez retrouver votre vivacité d'esprit et embellir votre chevelure, accordez-vous quelques instants quotidiens de « chandelle ».

— Cette posture renforce également l'activité bio-électrique de notre corps. Il faut savoir, en effet, que chaque fonction de l'organisme s'accomplit grâce à l'intervention de cellules animées par l'énergie bio-électrique. Cette énergie est la source même de notre vie. Vous n'ignorez pas que la surface de la planète est chargée de courants négatifs que nous recevons durant toute notre existence par l'intermédiaire de nos pieds; et que l'espace est porteur de courants positifs qui nous parviennent par la tête. En position inversée, et ceci pour notre plus grand

VIVE LE MONDE À L'ENVERS!

bien, la tête recueille les courants négatifs et les pieds les courants positifs.

— Nous devons veiller tout particulièrement au bon fonctionnement de notre glande thyroïde, l'une des plus importantes de l'organisme humain. En étirant et en allongeant la nuque, en approchant le menton de la poitrine et en regardant notre nombril, nous comprimons cette glande. Ainsi se vide-t-elle de son sang, exactement comme si on l'essorait. Puis la tête ayant retrouvé sa position naturelle, la thyroïde reçoit à nouveau une grande quantité de sang qui la rince et la nourrit. Autrement dit : en plus des bienfaits déjà énumérés, « la chandelle » approvisionne chaque jour la thyroïde en sang nettoyé et dynamisé.

La chandelle : mode d'emploi

Avant tout, « travaillez » l'estomac vide (c'est-à-dire avant le petit déjeuner ou le dîner). Choisissez une chambre calme et aérée, ou un coin de jardin si le temps le permet; si vous craignez d'être dérangé, enfermez-vous. Enfilez un short ou un « training » qui ne vous serre pas. Déposez sur le sol un petit matelas de sport ou une grande serviette confortable. Après quoi, abordez la position :

1) Allongez-vous sur le dos, genoux pliés, pieds à plat sur le sol, bras le long du corps.

MA MÉDECINE NATURELLE

2) Étirez votre nuque en abaissant vos épaules souplement, le plus bas possible. Tirez légèrement sur votre tête, comme si vous vouliez la séparer de votre tronc.

3) Vérifiez – c'est très important – que votre tête, votre nuque, votre langue, votre glotte, vos épaules et vos omoplates sont souples et décontractées.

4) Soulevez les genoux du sol en les ramenant sur la poitrine; puis, sans contraction, dressez les pieds vers le plafond. En un mouvement lent et continu, vos jambes doivent monter, soulevant souplement le bassin. Si vous avez de la chance d'être agile et musclé, votre bassin montera sans effort; dans le cas contraire, aidez-vous de vos mains pour le redresser. Maintenant que vos jambes et votre bassin sont à la verticale, vous reposez sur :
 – l'arrière de la tête
 – une nuque bien plate
 – les épaules
 – les bras (les mains et les avant-bras soutiennent éventuellement le dos).

Vos pieds quant à eux sont dirigés vers le plafond, décontractés, sans tension d'aucune sorte. N'oubliez pas que c'est à votre bassin de se soulever et non à vos épaules : celles-ci doivent rester au sol, aussi souples que votre tête et votre nuque.

Ne faites pas tout un drame si, au début, vous estimez n'avoir pas suffisamment relevé votre bas-

VIVE LE MONDE À L'ENVERS !

sin : avec un peu de pratique et autant de patience, vous l'emmènerez bientôt jusqu'à la verticale ! Et si le vertige vous prend lorsque vos pieds pointent vers le plafond, appuyez-les contre un mur et tout rentrera dans l'ordre. Cela dit, cette position étant facile à exécuter, je ne saurais trop vous encourager à l'accomplir sans appui. Insistez, insistez encore.

Une fois vos pieds là-haut, respirez paisiblement. Songez que votre diaphragme est un gros piston qui se lève et s'abaisse au creux de votre abdomen. Laissez-le masser doucement vos viscères et envoyer partout un sang revitalisé. Bientôt, vous constaterez combien cette respiration diaphragmatique calme et détend... à condition, bien sûr, que vous ayez découvert votre point d'équilibre, ce point qui vous permet de maintenir la position longtemps et sans effort. Pour le trouver, faites comme moi : lorsque j'exécute « la chandelle », je me représente sous la forme d'un ballon de plage que des enfants gonflent et dégonflent en douceur; ou encore, je m'imagine semblable à un jonc de bambou dérivant au gré du courant. C'est une image. A vous de trouver celles qui vous inspireront le mieux.

Profitez de ce que vos jambes se vident de leur mauvais sang pour alléger votre esprit de toute pensée négative. Ainsi votre tête s'emplira-t-elle à son tour d'un sang pur, et de pensées paisibles. Et si, par malheur, les soucis tentent encore de vous accabler, chassez-les tranquillement en leur rappelant que pendant deux à trois minutes, vous êtes en rendez-vous avec vous-même, concentré exclusivement sur votre respiration. Enfin, n'oubliez pas que pour respirer pleinement, langue, mâchoires et glotte doivent rester décontractées.

Apprêtez-vous maintenant à redescendre. Le

retour au sol s'accomplit tout simplement en recourant aux mouvements inverses de ceux qui vous ont permis de « monter » :

1) Repliez vos genoux sur votre poitrine.

2) Ramenez au sol votre dos, votre bassin (si vous manquez de souplesse aidez-vous de vos mains et de vos avant-bras), vos jambes pliées et, enfin, vos pieds, que vous poserez doucement sur le plancher. Tous ces mouvements doivent être exécutés avec légèreté et souplesse, sans à-coups. Inutile de vous transformer en sac de pommes de terre chutant lourdement sur le macadam. Que vous pesiez cinquante ou cent kilos, imaginez que vous êtes léger et vous le serez pour de bon.

3) Une fois à terre, accordez-vous une minute de relaxation. Efforcez-vous de sentir le sang frais affluer le long de votre colonne vertébrale; appréciez la légèreté de vos jambes. Enfin, levez-vous. Vous voilà frais et dispos pour toute la journée!

Après chaque « chandelle » je suis reposée, sereine. Le fait de regarder le monde à l'envers me permet d'éloigner de moi les tracas quotidiens. Il en sera de même pour vous : factures, patrons désagréables, problèmes liés aux enfants... Tout vous paraîtra à des années lumière. Quelques minutes de calme accompagnées d'une bonne respiration nous réconcilient avec la vie. En vérité, pour mieux

VIVE LE MONDE À L'ENVERS!

apprécier notre terre, rien de tel que de s'en éloigner un peu... Oh! bien sûr, au début, tout n'est pas aisé! Même si cet exercice ne dure en moyenne que deux à trois minutes, les premiers temps ne sont pas faciles! Moi-même, je ne tenais guère plus de trente secondes à l'envers. Ma langue, ma glotte et mes mâchoires étaient si contractées que je croyais étouffer. Mais à force d'insister, et d'insister en douceur, je me suis peu à peu décontractée, jusqu'à pouvoir accomplir parfaitement le mouvement. Prenez confiance, vous le ferez aussi!

Aujourd'hui, chaque fois que je dois exiger de mon cerveau un effort supplémentaire – ou encore lorsque je désire rafraîchir mon teint –, je reste « en chandelle » pendant dix minutes et plus. Ne vous rangez pas, cependant, du côté de ceux qui décrètent : « Ce sera dix minutes ou rien! » Deux minutes quotidiennes donnent d'excellents résultats et ne vous découragez pas si, au début, vous ne tenez qu'une petite minute. Songez alors à cette phrase prononcée par un grand maître yogi : « Mieux vaut une once de pratique qu'une tonne de théorie! »

DE MA FORMULE MAGIQUE A L'EDEN

Les « pense pas si bêtes »

Toute idée, si grande, si complexe soit-elle, doit pouvoir se formuler en un seul slogan. La publicité nous le confirme chaque jour. Plus le message est court, mieux la mémoire l'enregistre. Ce livre contient nombre d'informations et de renseignements que j'ai résumés pour vous en une formule : ma formule magique. La voici :

— *Éliminer*
— *S'alimenter sainement*
— *S'oxygéner*
— *Bouger*
— *Penser « positif ».*

Éliminer pour que nos cellules ne s'asphyxient ni ne s'empoisonnent, pour qu'elles fonctionnent correctement dans un espace vital propre.

S'alimenter sainement pour que ces mêmes cellules, les petites ouvrières de la vie, bénéficient d'un carburant de qualité suffisante pour réparer et reconstruire notre corps jour après jour.

MA FORMULE MAGIQUE

S'oxygéner pour apporter à nos cellules l'oxygène sans lequel la vie ne pourrait être.

Bouger pour accélérer notre circulation sanguine afin qu'elle irrigue la totalité de notre corps. Sans une bonne circulation, il est impossible de s'alimenter, de s'oxygéner ou d'éliminer ; c'est à elle que nous devons l'évacuation des déchets tout comme l'apport de l'oxygène et des aliments nutritifs qui nous sont indispensables.

Penser « positif » pour que les pensées « négatives » qui parfois nous habitent ne nous paralysent ni ne nous empoisonnent par leurs toxines. Laissons la place aux pensées « positives » qui nous guérissent grâce à leurs vibrations revitalisantes, porteuses de force et de dynamisme.

Chez moi, j'ai disposé ma formule magique partout : sur mon piano, sur ma table de travail, dans ma salle de bains et à l'intérieur de mes placards. Elle n'est d'ailleurs pas la seule. Parfois, mon œil accroche un autre ordre : « Respirer, c'est vivre » (cette maxime m'a aidée à m'oxygéner durant ma dépression nerveuse).

Vous le savez maintenant : j'adore les « pense-bêtes ». Je les écris au feutre noir sur des cartons blancs, poussant parfois le sens du détail jusqu'à varier les couleurs ou les arabesques décoratives.

Tout est bon pour la mémoire, et ne croyez pas que j'agis par oisiveté. En fait, j'investis beaucoup d'énergie dans mes activités graphiques car le jeu en vaut la chandelle. Sollicitée de tous côtés, j'oublie parfois mes bonnes résolutions. C'est pourquoi mes « pense-bêtes » sont autant de rappels à l'ordre amicaux, efficaces auxquels je me soumets docilement.

Agissez comme moi en recourant à l'incitation visuelle. Demandez à vos enfants de vous dessiner ma formule magique, ou encore à un ami décorateur de la graver sur un parchemin ou dans le marbre. Il s'agit là du meilleur investissement que vous puissiez faire : non seulement il ne se dévalue pas, mais en outre, il gagne chaque jour en plus-value.

A côté de ma formule magique et de divers autres ordres importants, j'ai disposé une très belle carte postale que je place souvent sur le pupitre de mon piano, en haut et à gauche afin de pouvoir la contempler facilement. Elle me rappelle un souvenir heureux. Laissez-moi vous prendre la main pour un petit voyage dont, à votre tour, vous tirerez bien des enseignements.

Une histoire pas si futile

Un matin (merveilleux matin), j'arrivai à Faàa, l'aéroport de Papeete, où je devais donner un concert le soir même. Auparavant, en début de soirée, M. Cousseran, le gouverneur de l'île, avait prévu d'offrir une réception en mon honneur. La fête aurait lieu dans sa propre maison, une superbe bâtisse coloniale (où se trouvait ma loge), face à la grand-place de Papeete où je devais chanter. Au cours de l'après-midi, je me promenai pieds nus sur les pelouses qui entourent la demeure, admirant la dextérité et le sens artistique avec lesquels une cinquantaine de Tahitiens décoraient le hall et les colonnades de milliers de fleurs baignant dans de

MA FORMULE MAGIQUE

larges bassines. Lorsque vint le soir, j'étais ébloui par cette tapisserie florale aux couleurs éclatantes, aux senteurs enivrantes, et je me demandais s'il restait encore une seule fleur dans l'île. La réception me rassura : le pays en comptait suffisamment pour embellir les invitées. Ah, les Tahitiennes! Je les appelle les « femmes-fleurs » : elles savent si bien se parer la chevelure, le cou, les hanches de toute sortes de fleurs, qu'elles en ont la sensualité et le parfum... Hôtesse d'honneur, je fus moi-même couronnée, par les autres invités de guirlandes de fleurs de « Tiaré maohi ». Seulement si une seule de ces fleurs m'attendrit, si dix me plongent dans l'extase, passée la centaine, je m'évanouis. Au bout de quelques instants, incommodée par tant de parfums, je dus sortir pour me reposer. Je revins à temps pour lever mon verre et lancer le traditionnel « Manouya » (« A votre santé »). Puis ce fut l'heure du spectacle.

Après que l'orchestre eut joué la composition musicale rythmée qui tenait lieu d'introduction, j'entrai en scène, en courant, sous les applaudissement d'un public enflammé. J'exultais. Cette place que j'avais vue l'après-midi indolente au soleil, calme, déserte et fleurie de frangipaniers, de flamboyants et de haies d'hibiscus, était envahie par une mer immense de visages et de regards, une marée chahutée par des cœurs battant à l'unisson. Les arbres étaient assaillis par des grappes d'enfants qui s'agitaient comme autant d'écureuils, heureux d'avoir pu transgresser tous les interdits. J'ai chanté ce soir-là de toute mon âme, de tout mon corps, comblée et magnifiquement heureuse. Il y a certains moments, dans la vie, que l'on ne peut oublier. Celui-là est du nombre.

Le lendemain, je décidai de faire une prome-

MA MÉDECINE NATURELLE

nade autour de l'île. Accompagnés par Marinette et François Audibert et un groupe de chanteurs folkloriques « Les Fetia », nous quittâmes, tôt le matin, la propriété de nos amis Tina et Henry Bontant. Ensemble nous rîmes et chantâmes toute la journée, depuis notre départ de la Pointe de Vénus et pendant tout le voyage autour de l'île. Le bonheur! Au point qu'après ces quelques heures, semblables à beaucoup d'autres, je n'éprouvais qu'un seul désir : rester. Tahiti m'avait envoûtée; j'en étais tombée amoureuse. Mon amie Tina était comblée :

– Si ton cœur bat si fort pour Tahiti, me dit-elle, viens donc sur l'île de Tétiaroa. Là, c'est l'Eden. Et, ajouta-t-elle avec un sourire malicieux, tu seras tellement conquise que je suis certaine de te revoir plus souvent.

Tétiaroa est l'île de Marlon Brando. Il l'acheta après avoir tourné une nouvelle version du célèbre film « Les Révoltés du Bounty ». Venu là, il ne voulut plus en repartir. Il épousa une belle Tahitienne et créa sa propre compagnie d'aviation afin de faire visiter son domaine. Tina m'expliqua que deux vols quotidiens ralliaient Faaa à l'île de Tétiaroa.

Nous partîmes donc, Tina, Henry, Jean-Pierre et moi. Nous découvrîmes d'abord l'hébergement, sommaire sinon folklorique. Au centre de l'île, a été construit un restaurant très simple. De là partent une terrasse qui descend jusqu'au lagon, et quelques allées menant à des bungalows implantés selon le goût et l'humeur des maçons locaux. Ces bâtisses constituent l'exacte réplique de la cabane de Robinson Crusoé. Elles sont façonnées dans des troncs d'arbre, et seules deux ouvertures en éclairent l'intérieur : une porte et une fenêtre en hayon qu'on

MA FORMULE MAGIQUE

lève ou abaisse grâce à une corde. Un énorme coquillage nacré tient lieu de lavabo. En l'observant, durant une fraction de seconde, je crus qu'en surgirait la Venus de Botticelli.

Lorsque nous y étions, l'île n'était habitée que par nous quatre, plus un serveur, le cuisinier du restaurant et son épouse, qui faisait office de femme de chambre. Nous commençâmes par déguster quelques papayes tout en buvant du jus d'ananas frais, puis nous découvrîmes le plus beau lagon du monde. Sans attendre, Tina, Henry et Jean-Pierre s'y plongèrent. Je préférai quant à moi contourner la lagune et marcher vers le récif. J'allai sur un sable d'une finesse, d'une blancheur comparables à celles de la neige, aveuglée par la réverbération du soleil. Mes pieds foulaient des coquillages immaculés, réduits en poudre par l'écoulement du temps. J'étais l'unique auditrice d'un orchestre splendide, composé de feuilles de cocotiers ployées vers moi, auxquelles le vent et la mer inspiraient une musique céleste. De temps à autre, j'apercevais entre les arbres un cochon noir jouant avec une noix de coco. L'animal faisait danser le fruit sur son groin comme un joueur de football l'eût fait d'un ballon. Je l'observais, charmée, souriant lorsqu'il la laissait choir et rouler sur le sable pour mieux l'attaquer ensuite.

Plus tard, je me laissai glisser dans l'eau turquoise et chaude du lagon. En harmonie profonde avec cette île, je me pénétrais des rayons du soleil, ayant perdu les rides de mon âme, les nœuds de mon corps. J'étais semblable à un enfant découvrant le paradis. Le monde, ses clameurs, ses fureurs... tout avait été englouti par l'océan. Protégé par le récif, ce lagon était resté en dehors du temps, suspendu dans l'Eden.

MA MÉDECINE NATURELLE

Il fallut bien repartir, cependant. A l'aéroport de Tétiaroa, Tina m'offrit une carte postale de l'île, accompagnant son cadeau d'une phrase prononcée avec son charmant accent, aux « R » éternels :
– Garde-la en souvenirrr!...
Pendant quelques mois, cette carte est restée enfermée parmi d'autres dans mon album photographique. Puis un beau jour, soudain, j'ai ressenti le désir furieux, immédiat de la retrouver. J'avais repris alors ma vie d'artiste, quittant une ville pour une autre, parcourant mon éternelle épreuve d'endurance aux quatre coins du monde.
Je rentrais ce soir-là de Londres. Dans l'avion qui me ramenait à Paris, je me sentis soudain lasse et épuisée. Je fermai les yeux. C'est alors que des brumes de ma mémoire, surgit l'image de « ma petite île », de cette félicité qui m'avait permis de croire que je pourrais tout donner et tout recevoir. Je ne saurais expliquer les raisons de cette fulgurance. Toujours est-il que lorsqu'Anita voulut me glisser un coussin sous la tête, je lui dis que ce dont j'avais le plus besoin, c'était seulement de la carte postale de Tétiaroa. Le soir même, je la découvrais sur mon bureau.
Depuis ce jour, lorsque ma vie m'emporte au-delà de la vitesse autorisée et que tout s'emballe autour de moi, je regarde cette carte. J'observe son atoll suspendu quelque part dans l'océan, les vagues d'un bleu profond moutonnant devant les récifs, l'eau claire du lagon, dépourvue du moindre pli. Les yeux mi-clos, j'imagine mon bungalow avec sa fenêtre-hayon ouverte, je joue avec l'eau tiède du lavabo-coquillage, puis, dans le sable blanc, je m'enfonce vers les cocotiers. C'est tout juste si je ne revois pas mon ami, le cochon footballeur, qui m'avait tant

MA FORMULE MAGIQUE

attendrie. Et je glisse, et je me berce de ce calme divin qui apaise mes cellules nerveuses et régularise la circulation de mon sang. L'Éden est là, présent, grâce à l'imaginaire. Peu à peu, rasséréné, mon organisme retrouve de nouvelles forces.

J'apprendrai plus tard qu'aucun avion ne se pose plus sur cette île; le restaurant a fermé ses portes, le lieu est à vendre. Qu'importe, puisque le paradis ne réside pas seulement aux antipodes. Parfois, il est tout près, alors que nous ne le voyons pas. Je suis sûre de pouvoir retrouver au Mont Saint-Michel, en Corse ou sur n'importe quel sentier de montagne les sensations qui furent les miennes à Tétiaroa : pour cela, il me suffirait de m'imprégner de la beauté des sites puis de les graver dans ma mémoire.

De cette expérience, j'ai tiré un enseignement. Pour reposer notre corps et permettre à nos organes de retrouver les forces nécessaires au combat contre les agressions de la vie, rien ne vaut ces surfaces de paix, d'harmonie, recréés par d'heureux souvenirs. Imitez-moi et immortalisez les instants privilégiés de vos vacances et de vos voyages. Faites développer ces photos et conservez celles qui vous évoquent les moments les plus harmonieux. Quand l'existence vous paraîtra dissonante, vous les contemplerez et y puiserez le calme et la sérénité nécessaires. Et comme je suis une adepte de l'affichage, je ne saurais trop vous conseiller d'accrocher ces souvenirs de bonheur aux côtés de ma « formule magique »... en espérant que vous l'avez déjà faite vôtre.

NOUS SOMMES UNIQUES AU MONDE

Combien de personnes de par le monde s'observent chaque jour dans le miroir, se découvrent trop grosses, trop vieilles, trop maigres ou trop laides? Le drame de l'humanité vient de ce que chacun ne remarque que ses défauts tout en ignorant ses qualités. Rien n'est plus dommage; car c'est en croyant en ses qualités que l'on parvient à se surpasser, alors que trop souvent, le poids de nos défauts nous entraîne au fond du caniveau. Comment ne pas s'émerveiller soi-même lorsqu'on se dévisage dans un miroir? Car qu'y voyons-nous sinon un être unique n'existant qu'à un seul exemplaire? En somme, un prototype... A elle seule, cette constatation devrait nous emplir de respect à l'égard de nous-même. Hélas, le plus souvent – sinon toujours –, cette fierté fait place au mécontentement et à la déception.

Estimez-vous donc qu'il soit si futile, si frivole de s'aimer? Et comment imaginer qu'un tel amour, aussi sain que possible, ait un rapport quelconque avec la suffisance, détestable et insupportable? Autant cette suffisance, souvent proche de l'égoïsme, est dangereuse, autant le fait de méconnaître ses qualités au point d'être excessivement humble ou complexé se révèle encore plus néfaste. Ne croyez pas que ces problèmes psychologiques n'ont aucun rapport avec le sujet de ce livre. Bien au contraire : souvent ils mettent notre santé en péril.

UNIQUES AU MONDE

Faute de découvrir des réponses à des questions intérieures, nous courons le risque de tomber malade. Rien n'est plus évident si l'on sait combien la déception, la tristesse et l'envie produisent de toxines qui nous empoisonnent, nous dévorent littéralement, faisant de nous la proie des infections les plus diverses.

Vous êtes complexé ? Avant même de vous laisser étouffer par ces complexes, redoutez-les, combattez-les comme votre pire ennemi. Sachez qu'ils sont à la fois facteurs d'inhibition, créateurs de toxines, agents de diminution et que, pour toutes ces raisons, il faut les vomir et les extirper à la racine. Prototype, être unique, au monde, vous devez refuser d'être dominé par eux et de souffrir. Plutôt que de les subir, faites de vos complexes des véhicules propulseurs que vous accueillerez avec joie car ils vous donneront des ailes pour être meilleur encore.

Impossible ? objecterez-vous. En ce cas, reportez-vous à cet ouvrage : « What makes Sammy run ? », dans lequel Tony Curtis explique de quelle façon ses complexes l'ont poussé à devenir l'acteur que nous aimons tous. Ou encore, songez à cette fameuse conférence de presse, au cours de laquelle Samy Davis Jr affirmait devoir sa réussite à trois atouts invincibles. « Je suis petit, borgne et noir », disait-il en substance. « Autant de handicaps transformés en atouts qui m'ont apporté une volonté indomptable : celle d'aller toujours plus loin et d'être le meilleur. »

De la même manière, n'a-t-on pas affirmé que Napoléon n'eût jamais été l'empereur qu'il fut s'il

MA MÉDECINE NATURELLE

avait été plus grand ? (Parenthèse : on prétend que Philippe Bouvard, lui aussi...) Et comme il faut bien de temps à autre revenir à soi-même, qui sait si avec un plus petit tour de hanche, j'eusse autant recherché l'amour du public ?

Je ne cesserai de me répéter : il faut s'efforcer de transformer nos handicaps en atouts et compenser, par exemple, une petite taille, des rides ou des kilos superflus par un regard lumineux, une conversation intéressante et... un charme fou.

Après avoir lu ces lignes, revenez donc à votre miroir et cherchez si, à travers l'image désagréable, le visage fatigué ou les bourrelets pesants, n'émerge pas un être unique, exceptionnel que vous n'avez pas encore su reconnaître. Dès lors que vous l'aurez démasqué, tout ira mieux. Comment voulez-vous, en effet, vous faire apprécier d'autrui si vous vous méprisez ? Comment réclamer amour et amitié si vous vous détestez ? Les autres se conduisent à notre égard de la même manière que nous nous traitons nous-mêmes. Pour être respecté, il convient avant tout de *se* respecter. Et pour être aimé il faut *s'*aimer.

Devant le miroir, répétez-vous donc que vous êtes un être unique, fabriqué en un seul exemplaire et que Dieu vous a fait mieux que vous ne paraissez. Hélas, des facteurs aussi divers que les pensées négatives, une mauvaise alimentation et le manque d'oxygène vous ont abîmé. Persuadez-vous que vous êtes désormais capable de redevenir le prototype que vous étiez à votre naissance. Pour cela, un seul moyen : aimez-vous d'un amour positif.

Qu'est-ce que cela signifie ? me direz-vous. Qu'en aucune manière vous ne devez vous profaner,

UNIQUES AU MONDE

vous dégrader ou vous avilir par les drogues, le sang d'encre, un mode de vie erroné ou des bassesses quelconques. Ne portez plus de jugements destructeurs sur le monde comme sur vous-même. Respectez votre être profond, lequel possède l'intelligence de votre subconscient, et n'oubliez jamais ce paradoxe saisissant : chauve comme un œuf, Yul Brynner a décidé de devenir irrésistible ; il est parvenu à séduire les plus belles femmes de la terre. A l'inverse, Marilyn Monroe, déesse si fascinante qu'elle fit rêver les hommes du monde entier est morte car, ne croyant plus en elle, elle ne se supportait plus.

Jeune ou vieux, beau ou laid, sachez que votre esprit habite la première merveille du monde – votre corps. A chaque seconde, la vie s'y manifeste par des réactions, des transformations et des actions sublimes. Jamais aucun laboratoire, aucun ordinateur ne pourra accomplir ce qu'accomplit naturellement et sans peine notre organisme. Lui seul est branché sur l'énergie cosmique ; lui seul capte la force infinie de la vie. Notre corps est inimitable car vivant. Pour toutes ces raisons, nous devons l'admirer et ne jamais brader cette responsabilité dont nous sommes les uniques dépositaires. D'où l'importance de nourrir ce corps avec des aliments nobles, énergétiques et constructueurs, qui ne le dégradent pas ; d'où, également, la nécessité de le purifier en respirant profondément.

Il ne s'agit pas, je vous le rappelle, de faire preuve d'un nombrilisme détestable en tombant amoureux de notre propre personne, superficiellement. L'amour dont je parle, l'amour positif, consiste en la découverte d'un sentiment profond et spirituel porté à notre être conscient et inconscient,

MA MÉDECINE NATURELLE

unité indissociable. Et lorsque, enfin, nous serons devenus les sentinelles de nos citadelles sacrées, lorsque nous serons capables de les défendre contre les dégradations et de les protéger contre les multiples profanations, nous serons indestructibles et magnifiques.

JUSQU'À CENT VINGT ANS

Moïse avait eu l'intelligence suprême de condenser en dix commandements essentiels l'instruction divine. Moins sage que lui, j'ai résumé en vingt prescriptions les règles et ordonnances que vous devrez apprendre par cœur pour vivre aussi longtemps que Moïse : cent vingt ans.

1. Alimentez-vous correctement. Commencez par découvrir les magasins de votre quartier ou de votre ville qui vendent des produits sains. Profitez de la loi, qui vous permet de connaître avec précision la composition, le contenu, la provenance et la fraîcheur des denrées que vous achetez : apprenez à lire les étiquettes. Groupez vos achats et faites-les le jour de la semaine où vous disposez d'un temps suffisant. Jetez vos anciens aliments afin de n'être plus tenté par leur consommation.

2. Au petit déjeuner, offrez-vous des céréales complètes : flocons d'avoine, de maïs ou de blé mêlés à des fruits secs ou frais : c'est le meilleur carburant pour la journée. Il supprimera les ongles cassants et les cheveux ternes, le manque d'énergie et le « coup de pompe » de onze heures.

MA MÉDECINE NATURELLE

3. Chez vous, ayez toujours du pain complet : sain, il ne rassit que modérément, en sorte qu'il vous suffit d'en acheter deux ou trois fois par semaine. Tartinez ce pain avec de la graisse végétale, du miel ou de la purée de sésame ou d'amande. Apprenez à vos enfants à vous imiter.

4. Remplacez chocolat, thé et café par une infusion de thym [1] ou de romarin. Avant de quitter la maison, préparez deux thermos de thym miellé. Vos enfants en profiteront à l'école ; il vous aidera quant à vous à bouder les distributeurs de café (le café emballe le cœur).

5. Une fois par semaine, en famille, préparez des petits sachets de fruits secs contenant chacun une dizaine d'amandes, de noisettes ou de cerneaux de noix accompagnés de quelques raisins secs, d'une figue sèche, de deux pruneaux, de deux dattes ou de deux abricots. Ne surchargez pas votre foie en absorbant à l'excès ces mines de substances indispensables à notre santé. Offrez ces aliments antifatigue à vos enfants... et à vous-même, par petite quantité.

6. Emportez de temps à autre quelques sandwiches de pain complet et un ou deux fruits frais à votre bureau. Remplacez avantageusement les repas pris à la cantine par ces denrées saines que vous mangerez tout en buvant du thym. Munissez-vous d'un petit

1. Reportez-vous au chapitre « La tisanothérapie ».

JUSQU'À CENT VINGT ANS

pot de miel, dont une demi-cuillérée efface lassitude, étourdissements et mauvaise humeur.

7. Abandonnez gâteaux et biscuits du commerce pour des pâtisseries-maison dépourvues de farine et de sucres blancs, de colorants et d'additifs chimiques redoutables pour vos dents comme pour votre organisme.

8. Si le temps vous manque pour préparer un dîner « conséquent », une bouillie de blé ou des côtelettes de froment feront très bien l'affaire à condition d'inclure dans votre repas une salade de légumes crus de votre choix, et de commencer par un fruit. De toute façon, prenez l'habitude de manger un ou deux fruits avant de dîner en ville : rassasié, vous n'avalerez pas n'importe quoi – et votre tour de taille vous en sera gré !

9. Évitez la complication quand la simplicité s'impose. Sachez qu'avec quelques fruits et légumes crus, des pâtes et du pain complet, du miel, du fromage et des œufs, votre organisme sera nourri au mieux, sans pollution interne ni fatigue des organes digestifs.

10. Respirer, c'est vivre. Aérez largement votre chambre ou votre bureau. Passez-vous de votre voiture. N'hésitez pas à vous rendre à la campagne. Emplissez vos poumons d'air pur et marchez à travers bois et champs.

MA MÉDECINE NATURELLE

11. Commencez vos journées par un court bain de siège froid [1] qui éveillera vos défenses naturelles en douceur.

12. Avant le petit déjeuner, faites quelques exercices de gymnastique de manière à accélérer votre circulation et à vous tonifier pour la journée.

13. N'hésitez pas à marcher. Ne prenez pas toujours l'ascenseur et habituez-vous à utiliser vos jambes. Par exemple : Faites à pied une partie du chemin qui vous conduit à votre travail.

14. Travaillez sans énervement, et ne vous laissez pas gagner par l'excitation ambiante. Ne croyez pas que l'on soit plus efficace en déplaçant beaucoup d'air ou en élevant la voix. Au contraire : on travaille mieux et plus rapidement dans le calme.

15. Dormez suffisamment, sur un support dur, dans une chambre aérée et chauffée sans excès. Couvrez-vous de couvertures chaudes mais légères.

16. Bannissez les substances qui empoisonnent vos cellules nerveuses, à commencer par le café, le

---

1. Reportez-vous au chapitre : « La tisanothérapie ».

JUSQU'À CENT VINGT ANS

thé, le chocolat, le tabac et l'alcool. Songez que votre système nerveux n'est pas interchangeable; ménagez-le.

17. De temps à autre, désintoxiquez-vous grâce à un week-end de jeûne, à un bain hyperthermique [1] ou à une séance de yoga [2]. Ainsi éliminerez-vous les toxines qui gênent le travail du foie et des reins.

18. Passionnez-vous pour la vie et intéressez-vous aux autres. Rendez-vous utile à la société, vous y gagnerez une meilleure opinion de vous-même... et dégoût des drogues et des médicaments.

19. Ouvrez-vous aux messages de beauté que le monde vous envoie. Arrêtez-vous pour contempler la nature, prenez le temps de caresser un animal. Ainsi votre jeunesse se prolongera-t-elle.

20. Ne vous laissez pas envahir par les soucis et les tracas. Ne permettez pas à la crainte et à l'angoisse de gâcher votre vie. Soyez optimiste et armez-vous de pensées positives; elles vous permettront de juger l'événement le plus dramatique avec le recul qu'autorise la sagesse.

---

1. Reportez-vous au chapitre « La tisanothérapie ».
2. Reportez-vous au chapitre « Voir le monde à l'envers ».

MA MÉDECINE NATURELLE

— Choisissez la vie!
— Recourez à l'alimentation saine.
— Oxygénez-vous au mieux
— et dirigez vos pensées vers un axe positif.
Alors, vous regagnerez les forces grâces auxquelles vous accomplirez ce que vous voulez, comme vous l'entendez!

SERONS-NOUS LES SANS-CULOTTES DE 1989 ?

Je suis en danger, vous êtes en danger, l'humanité entière est en danger. Taire ce problème, jouer à l'autruche revient à vivre sur un volcan sans se soucier des grondements et de la fumée qui s'échappe du cratère.

Alors que notre santé, notre survie même sont lourdement hypothéquées, nous chipotons et nous nous perdons dans des bagarres secondaires, comme celle de la semaine de trente-cinq heures. Nous agissons exactement comme s'il fallait à tout prix réparer un trou dans la moquette alors que la maison brûle...

Aucune époque de l'histoire humaine n'a autant été colonisée par le commerce de la maladie que la nôtre. Les dispensaires, hôpitaux et cliniques nous proposent des dizaines de milliers de médicaments et des examens réalisés grâce à des appareils coûteux.

Parallèlement, les hommes n'ont jamais autant souffert de maladies cardio-vasculaires, de rhumatismes, d'arthrites, de dépressions, de problèmes neurologiques et de cancers.

Quelles conclusions doit-on tirer de ce phénomène. Va-t-on encore et toujours demander à l'État de prendre en charge le coût de cette dégradation biologique qui nous envahit comme une marée montante ?

MA MÉDECINE NATURELLE

Bientôt, même les pays « riches » ne pourront plus assumer les dépenses de la santé – qu'il convient plutôt d'appeler « dépenses de la maladie! » Il existe pourtant une solution et une seule. Cessons donc d'accepter la maladie comme une fatalité inévitable; refusons de vivre aux crochets de la société en l'obligeant à nous payer des dépenses médicales inconséquentes; luttons pour reconquérir la santé, apprenons à la gérer correctement et contraignons l'État à consolider cette reconquête par la création de budgets attribués à la reconversion agro-alimentaire, à la dépollution de l'eau et de l'air et à la rééducation de la jeunesse. Si ce réveil se fait trop attendre, notre avenir lui-même sera menacé. Et ne croyez pas que j'aime faire souffler le vent de la défaite. Bien au contraire : ces quelques lignes sonnent l'ère de la victoire. Victoire sur la panique que nous éprouvons à l'aube de chaque journée lorsque nous nous demandons quelle maladies nous frappera encore; victoire sur les souffrances, l'épuisement et le découragement d'une vie emplie par de mauvaises habitudes.

Un matin, j'ai découvert mon bureau chargé de documents médicaux qui n'attendaient qu'à être remplis, témoins d'infections récentes. J'ai pris la décision de mettre fin à cet esclavage, de reconquérir mon indépendance et de recouvrer ma santé.

Mon histoire peut être la vôtre. Laissez-moi vous prendre par la main pour vous emmener jusqu'à votre... cuisine. Des humbles navets, des choux tout bêtes, des carottes et des betteraves cramoisis de timidité vous attendent. Je l'ai dit : ces légumes seront vos meilleurs aides de camp dans la

LES SANS-CULOTTES DE 1989 ?

lutte pour votre indépendance et votre nouveau bien-être; ils sont de véritables « faiseurs de miracles ». Ne remettez pas à demain ce que vous auriez dû entreprendre hier et que vous allez commencer aujourd'hui même.

Ne haussez pas les épaules, déjà découragé. Il faut agir! Alors que tout au long de cet ouvrage je vous ai mis en garde contre les sentiments négatifs, je vous recommande ici la sainte colère, celle qui débouche sur des résultats positifs.

Comment accepter en effet que seul un public averti recoure à la nourriture biologique? Comment tolérer que tous les aliments sains soient absents de la grande distribution, alors que la plupart des produits courants, ceux qui se trouvent à la portée de toutes les mains, sont toxiques? Et comment pardonner aux hommes politiques du monde entier d'esquiver le plus grave problème des humains, celui de la santé?

Bien que haïssant la guerre, je suis prête à revêtir l'uniforme d'une armée qui défendrait la vie sur la planète. Vous devriez en faire autant. Ensemble, nous pourrions exiger de ceux qui nous gouvernent un certain nombre de mesures urgentes : dépollution de l'air, nettoyage des mers et des rivières, développement de l'approvisionnement des produits indispensables (céréales et pains complets, légumes et fruits non traités, aliments correspondant aux normes biologiques) dans les circuits de grande diffusion.

Ne croyez pas que je défende le drapeau des « Verts » ou de tout autre formation existante. Les exigences de ces groupes ne me satisfont pas. Je vous présente la carte d'un parti imaginaire, qui pourrait s'appeler « le parti de l'humanité ». Sous sa bannière,

MA MÉDECINE NATURELLE

ensemble, nous devons agir avant qu'il ne soit trop tard, en posant, par exemple, une première question essentielle : comment peut-on nous parler sans cesse des dangers de l'atome alors que chacun des atomes de notre corps souffre de mauvaise alimentation et de manque d'oxygène ? Est-il si futile que de vouloir la régénérescence et la guérison de notre organisme ?

Bien au contraire. Personne ne devrait oublier que la tragédie nazie, celle des « Boat People », et tant d'autres encore furent le fait de gens malades, cruellement malades. Lorsque des êtres sains, tant au moral qu'au physique (l'adéquation est évidente), dirigeront le monde, sa face s'en trouvera changée. L'amélioration générale de la santé aura des répercutions politiques gigantesques tant il est vrai que des individus éclairés n'appuieront jamais sur le bouton déclencheur d'une guerre atomique (ou de tout autre conflit). Si nous voulons éviter la catastrophe finale et préserver l'avenir de nos enfants, il faut assainir notre espace vital.

Pour toutes ces raisons, il est nécessaire d'engager au plus vite une véritable bataille politique. Puisque nous vivons dans ces pays démocratiques où le poids de l'opinion publique est déterminant, usons de notre pouvoir pour exiger la protection de notre santé, seule garantie de l'avenir du monde. Il s'agit moins là d'une action égoïste que d'un geste responsable, accompli pour le bénéfice de notre société et des générations futures. Nous sommes les seuls à pouvoir faire démarrer ce mouvement. Aucun homme politique ne s'intéressera à ce problème sans subir la pression de la masse. Quand nos dirigeants comprendront que leurs chances d'être élus tiennent, pour une bonne part, à leur compréhension des

LES SANS-CULOTTES DE 1989 ?

questions de santé, croyez bien qu'ils deviendront rapidement experts en la matière. Lettres, pétitions et manifestations diverses leur prouveront que nous sommes devenus adultes et qu'il s'agit désormais de s'occuper des vrais réalités.

Dès lors, tout changera. Développé par les journaux, la radio et la télévision, ce problème se trouvera tout naturellement sous les feux de l'actualité, occupant une place aussi importante que les guerres et les atrocités dont malheureusement le monde ne cesse de souffrir.

Ne croyez pas que ces propos pèchent par passéisme. Si le progrès et le profit constituent le nerf de nos sociétés, il faut veiller à ce qu'ils ne se développent pas à notre détriment. C'est pourquoi nous devons formuler nos exigences et nous mobiliser pour obtenir des solutions réelles. Certains parleront peut-être d'une révolution. Pourquoi pas d'un nouveau 1789 ?

Les mots ne sont pas excessifs. Une réelle prise de conscience déboucherait sur des changements capitaux. Car la volonté assurée d'améliorer la santé de nos concitoyens bouleversera d'énormes intérêts.

Songez seulement à tous ces fabricants de produits dangereux tels que les conserves, les alcools, les tabac et les médicaments ! Comment admettre que leurs commerces soient si florissants alors que notre santé s'appauvrit de jour en jour ? Les publicités diverses affirment que notre nourriture est bonne alors que nous sommes gavés de poisons. Dans cette duperie gigantesque, les perdants sont les consommateurs.

Il s'en trouvera peut-être quelques-uns pour penser que je prône l'effondrement de l'agriculture,

MA MÉDECINE NATURELLE

la fermeture des usines et le chômage. Détrompez-vous. Mais si je souhaite à ces industriels de vivre bien, je ne tiens pas pour autant à me rendre malade. Est-il impossible de mener à bien ses affaires sans pour autant nuire à son voisin ? Il ne me paraît pas chimérique de rêver d'une Société aux marchés abondants qui n'offriraient que des aliments sains à ces concitoyens. Et d'ailleurs, à partir du moment où le public saura lui-même réclamer, choisir et acheter des aliments non nuisibles, les produits et les méthodes de travail changeront. Et alors...

Alors adieu aux poulaillers où les poules pondent plus vite grâce à des néons allumés vingt-quatre heures sur vingt-quatre. Adieu aux étables où l'on gave les bêtes d'hormones et d'aliments médicamenteux, en sorte qu'un veau de dix-huit mois pèse aussi lourd qu'une vache de trois ans. Adieu aux colorants et aux additifs chimiques !... C'est à nous d'agir pour que ces changements s'opèrent rapidement. Sans mobilisation, point d'espoir. Inutile de croire en ce bouleversement si chacun de nous ne décide pas de lancer sa propre vague. Une vague, plus une vague, plus une vague créeront une véritable lame de fond qui balaiera les difficultés et nous permettra de vivre mieux et plus longtemps.

Pour accomplir une telle révolution, point n'est besoin de parti, de banderoles ni de violence. La sérénité suffit. Conservons à ce vaste mouvement son caractère humain, sa vérité première et agissons de telle manière que notre agriculture, notre industrie et nos commerçants prospèrent tandis qu'enfin, nous gagnerons notre santé.

LES SANS-CULOTTES DE 1989 ?

La voix de la sagesse est infiniment moins coûteuse que celle de la maladie. Nous n'avons pas le droit d'anéantir le bagage vital de toute une génération – la nôtre –, car nos enfants, nos petits-enfants et leurs propres descendants en souffriraient pendant des siècles.

Il faut respecter la morale. Sans elle, l'humanité ne mériterait plus son nom.

MES REMÈDES

PREMIÈRE PARTIE

TISANOTHÉRAPIE
(les tisanes magiques)

Les plantes et les éléments naturels peuvent beaucoup pour vous. Encore faut-il se rappeler que, contrairement aux médicaments, chimiques et agressifs, leur action est douce et bienfaisante.

Pour obtenir de bons résultats, il convient de préparer les recettes avec précision et d'y recourir fréquemment. Associées à une alimentation naturelle, les plantes vous apporteront toute la mesure de leur action guérissante.

Les modes de préparation

— Les tisanes se préparent dans des récipients allant au feu : pyrex, émail, porcelaine, terre, inox (jamais d'aluminium !).

— Les quantités des remèdes sont indiquées en pincées, cuillerées ou poignées.

— Toutes les tisanes peuvent se préparer la veille. Ayant macéré pendant la nuit, elles n'en seront que plus actives. Les tisanes se gardent près d'une fenêtre ou sur une terrasse, dans un endroit non chauffé.

— Les quantités de plantes sont indiquées pour

MA MÉDECINE NATURELLE

deux jours d'utilisation, ceci pour économiser les efforts.

— Utiliser chaque fois la quantité de tisane nécessaire et laisser les plantes séjourner dans le récipient jusqu'à épuisement du liquide.

— Pour des carences ou infections aussi importantes que celles du foie ou de la constipation, plusieurs tisanes sont proposées. Il faut varier leur utilisation pour ne pas créer d'accoutumance.

— Chaque maladie demande une cure de trois semaines; ménager ensuite une semaine de repos avant de recourir éventuellement à une autre tisane.

La cure peut s'effectuer sur le lieu de travail : il suffit d'y apporter un Thermos contenant sa tisane passée au préalable.

— Les plantes sont vivantes tout comme l'argile, certaines d'entre elles s'accorderont peut-être mieux que d'autres avec notre organisme.
En variant les plantes, on détermine celles qui nous guérissent le mieux.

— En voyage, il est possible de préparer une tisane en recourant à une bouilloire électrique en inox (veiller à ce que son ouverture soit large).

— Les plantes se conservent pendant un an. Toutefois il est inutile de se les procurer en trop grande quantité chaque fois.

— Les plantes ou leur mélange se conservent au frais, dans des boîtes bien fermées sur lesquelles vous collerez une étiquette indiquant le nom de la tisane et son mode d'emploi.

TISANOTHÉRAPIE

TISANE DIURÉTIQUE

Une bonne cure à faire quatre fois dans l'année.

Composition :

Busserole *(feuilles)*	20 grammes
Bruyère *(fleurs)*	20 grammes
Chiendent *(Racine)*	20 grammes
Fraisier *(racine)*	20 grammes
Maïs *(stigmates)*	20 grammes
Pariétaire *(plante)*	20 grammes
Pissenlit *(feuilles et racine)*	20 grammes
Prêle *(plante)*	20 grammes
Reine des prés *(feuilles)*	20 grammes

Préparation pour deux jours :

— Mettre huit bonnes cuillerées à soupe de ce mélange dans un récipient allant au feu.
— Verser dessus huit grands verres d'eau.
— Amener à ébullition et faire bouillir doucement pendant trois minutes.
— Retirer du feu et couvrir.
— Laisser infuser pendant quinze minutes.
— Passer puis boire deux verres dans la journée loin des repas.

DRAINAGE DES REINS

Une tisane indispensable pour drainer les reins, évacuer les calculs et agir contre les rhumatismes.

Composition :

Aubier de tilleul sauvage   500 grammes

Préparation pour deux jours :

— Mettre huit bonnes cuillerées à soupe d'aubier de tilleul sauvage dans un récipient allant au feu.
— Verser dessus six grands verres d'eau.
— Amener à ébullition et faire bouillir doucement pendant quinze minutes.
— Retirer du feu et couvrir.
— Passer et boire, trois verres dans la journée (même pendant les repas).
— Faire cette cure pendant trois semaines.
— Renouveler dix jours par mois pendant trois mois.

TISANOTHÉRAPIE

CATAPLASME D'OIGNONS-CHOU-SON

Très efficace pour dégorger le foie et « débloquer » les reins.

Composition :

Chou	4 feuilles
Oignons	3
Son	250 grammes

Préparation :

— Mettre quatre feuilles de chou, trois oignons hachés et cinq poignées de son dans un récipient allant au feu.

— Ajouter assez d'eau pour faire une bouillie épaisse, et mélanger le tout.

— Faire cuire en remuant jusqu'à l'élimination totale de l'eau (dix minutes environ).

— Étaler le mélange sur une mousseline ; l'épaisseur doit être de deux centimètres et la surface plus large que la partie à traiter.

— Replier la mousseline et appliquer le cataplasme bien chaud, à la limite du supportable (mais sans se brûler).

— Bander avec une bande large, un peu élastique (pour le confort), et laisser en place au moins une heure et demie ; si le cataplasme est appliqué le soir au coucher, le garder toute la nuit.

— Ce cataplasme peut être appliqué à n'importe quel moment de la journée.

— Jeter le cataplasme après usage, car il ne peut servir qu'une fois.

MA MÉDECINE NATURELLE

TISANE SOUVERAINE DU FOIE

Une tisane remarquable à garder toujours près de soi.

Composition :

Busserole (feuilles)	10 grammes
Caille-lait (sommités fleuries)	10 grammes
Cassis (feuilles)	10 grammes
Centaurée (sommités fleuries)	10 grammes
Prêle (plante)	10 grammes
Romarin (sommités fleuries)	10 grammes
Souci (fleurs)	10 grammes
Artichaut (feuilles)	20 grammes
Aspérule odorante	30 grammes
Réglisse (racine)	30 grammes

Préparation pour deux jours :

— Mettre quatre bonnes cuillerées à soupe du mélange dans un récipient allant au feu.
— Verser dessus quatre grands verres d'eau bouillante.
— Faire bouillir pendant deux minutes.
— Retirer du feu et couvrir.
— Laisser infuser pendant quinze minutes.
— Passer puis boire un verre quinze minutes avant chaque repas principal.

TISANOTHÉRAPIE

HÉPATITE ET VÉSICULE

Une excellente tisane pour guérir l'hépatite et dissoudre les calculs biliaires.

Composition :

Absinthe (sommités fleuries)	20 grammes
Aigremoine (feuilles)	20 grammes
Arnica (fleurs)	20 grammes
Aunée (racine)	20 grammes
Centaurée (sommités fleuries)	20 grammes
Patience (feuilles)	20 grammes
Pissenlit (racine)	20 grammes
Verveine (plante)	20 grammes

Préparation pour deux jours :

– Mettre six cuillerées à soupe de ce mélange dans un récipient allant au feu.
– Verser dessus six grands verres d'eau.
– Amener à ébullition.
– Retirer du feu et couvrir.
– Laisser infuser pendant quinze minutes.
– Passer et boire trois verres par jour entre les repas.

MA MÉDECINE NATURELLE

FOIE FATIGUÉ

Une tisane qui tonifie le foie.

Composition :

Aigremoine (fleurs)	10 grammes
Aubépine (feuilles)	10 grammes
Gratiole (feuilles)	10 grammes
Réglisse (racine)	10 grammes
Romarin (feuilles)	10 grammes
Artichaut (feuilles)	20 grammes
Aspérule odorante (som. fleuries)	20 grammes
Boldo (feuilles)	20 grammes
Caille-lait (sommités fleuries)	20 grammes
Pissenlit (racine)	20 grammes
Souci (fleurs)	20 grammes
Combretum	30 grammes

Préparation pour deux jours :

— Mettre quatre bonnes cuillerées à soupe de ce mélange dans un récipient allant au feu.
— Verser dessus quatre grands verres d'eau.
— Amener à ébullition et faire bouillir doucement pendant trois minutes.
— Retirer du feu et couvrir.
— Laisser infuser pendant quinze minutes.
— Passer et boire un verre avant chaque repas principal.

TISANOTHÉRAPIE

CALCULS BILIAIRES
ENGORGEMENT DU FOIE
CONSTIPATION

Un remède aussi efficace pour chasser les calculs biliaires que pour dégorger le foie.

En lubrifiant leurs parois, il régularise le fonctionnement des intestins et combat la constipation.

Composition :

Un citron
Une cuillerée à soupe d'huile d'olive première pression à froid.

Préparation :

— Bien mélanger le jus d'un citron avec une cuillerée à soupe d'huile d'olive.
— Boire cette émulsion à jeun, quinze minutes avant de prendre le petit déjeuner.
— Faire cette cure pendant trois semaines.
— Se reposer une semaine.
— Reprendre la cure, trois matins par semaine, les autres matins étant consacrés à l'eau argileuse.

Le remède naturel est un remède doux. Pratiqué avec patience et assiduité, il donne toujours d'excellents résultats.

ULCÈRES

Tisane très utile pour la cicatrisation des ulcères.

Composition :

Calament	20 grammes
Marjolaine (plante)	20 grammes
Mélisse	20 grammes
Menthe pouliot	20 grammes
Oranger (feuilles et fleurs)	20 grammes
Origan (sommités fleuries)	20 grammes
Pervenche (plante)	20 grammes
Sauge (feuilles et fleurs)	20 grammes
Verveine	20 grammes

Préparation pour deux jours :

— Mettre quatre bonnes cuillerées à soupe de ce mélange dans un récipient allant au feu.
— Verser dessus quatre grands verres d'eau.
— Amener à ébullition et faire bouillir doucement pendant trois minutes.
— Retirer du feu et couvrir.
— Laisser infuser pendant quinze minutes.
— Passer puis boire un verre après chaque principal repas.

TISANOTHÉRAPIE

AÉROPHAGIE

Tisane incomparable pour évacuer les gaz intestinaux.

Composition :

Calament (feuilles)	10 grammes
Mélisse (feuilles)	10 grammes
Angélique (semence)	25 grammes
Anis vert (semence)	25 grammes
Coriandre (semence)	25 grammes
Cumin (semence)	25 grammes
Fenouil (semence)	25 grammes

Préparation pour deux jours :

— Mettre quatre bonnes cuillerées à café de ce mélange dans un récipient allant au feu.
— Verser dessus quatre grands verres d'eau.
— Amener à ébullition et faire bouillir doucement pendant trois minutes.
— Retirer du feu et couvrir.
— Laisser infuser pendant quinze minutes.
— Passer et boire un verre, une heure après chaque repas principal.
— Cette cure est à faire chaque fois que nécessaire; on peut également y recourir dans l'année, pendant une période de 10 jours.

MA MÉDECINE NATURELLE

DIGESTION LOURDE ET ACIDITÉ

Une tisane pour alléger les digestions lourdes et atténuer les renvois acides.

Composition :

Badiane (fruits)	20 grammes
Boldo (feuilles)	20 grammes
Marjolaine (sommités fleuries)	20 grammes
Matricaire (fleurs)	20 grammes
Mélisse (feuilles)	20 grammes
Menthe Pouliot (som. fleuries)	20 grammes
Orange amère (écorce)	20 grammes
Réglisse (racines)	20 grammes
Sauge (feuilles et fleurs)	20 grammes
Verveine (feuilles)	20 grammes

Préparation pour deux jours :

— Mettre quatre cuillerées à soupe de ce mélange dans un récipient allant au feu.
— Verser dessus quatre grands verres d'eau.
— Amener à ébullition et faire bouillir doucement pendant trois minutes.
— Retirer du feu et couvrir.
— Laisser infuser pendant quinze minutes.
— Passer et boire un verre après chaque repas principal.

TISANOTHÉRAPIE

CITRONNADE CHAUDE

La citronnade chaude est un précieux auxilliaire de la digestion : elle réduit les gaz et les fermentations, protège des refroidissements et assouplit les vaisseaux sanguins.

Composition :

Du miel
Un citron

Préparation :

— Mettre une cuillerée à café de miel dans une tasse à thé.
— Verser dessus un demi-tasse d'eau chaude.
— Remuer pour dissoudre le miel dans l'eau.
— Presser un citron et verser son jus dans la tasse.
— Remuer et boire aussitôt, sans hâte, en dégustant la préparation.
— A prendre après les deux repas principaux à la place du café.

MA MÉDECINE NATURELLE

TISANE LAXATIVE ET DÉPURATIVE DU SANG

Une très bonne tisane laxative qui agit également contre les éruptions et les démangeaisons.

Composition :

Bourrache (feuilles)	10 grammes
Prêle	10 grammes
Salsepareille	10 grammes
Séné (folioles)	10 grammes
Serpolet	10 grammes
Garance (racine)	15 grammes
Réglisse (racine)	15 grammes
Millepertuis (sommités fleuries)	20 grammes
Saponaire	20 grammes
Bourdaine (écorce)	30 grammes

Préparation pour deux jours :

— Mettre quatre bonnes cuillerées à soupe de ce mélange dans un récipient allant au feu.
— Verser dessus deux grands verres d'eau.
— Amener à ébullition et faire bouillir doucement pendant trois minutes.
— Retirer du feu et couvrir.
— Laisser infuser pendant quinze minutes.
— Passer puis boire un verre le soir au coucher.

TISANOTHÉRAPIE

CONSTIPATION 1

Cette tisane combat efficacement la constipation.

Composition :

Bourdaine (écorce)	20 grammes
Cassis (feuilles)	20 grammes
Chicorée sauvage (feuilles)	20 grammes
Douce amère (tiges)	20 grammes
Guimauve (feuilles)	20 grammes
Mauve (fleurs)	20 grammes
Ortie piquante (racine)	20 grammes
Rhubarbe (rhizome)	20 grammes
Tilleul (fleurs)	20 grammes

Se procurer en pharmacie : une boîte de folioles de séné.

Préparation pour deux jours :

— Mettre deux bonnes cuillerées à soupe de ce mélange dans un récipient allant au feu.
— Verser dessus deux grands verres d'eau.
— Amener à ébullition et faire bouillir doucement pendant deux minutes.
— Retirer du feu.
— Ajouter deux cuillerées à café de folioles de séné et remuer le tout.
— Couvrir.
— Laisser infuser pendant quinze minutes.
— Passer puis boire un verre le soir au coucher (ajouter éventuellement une cuillerée à café de miel).

CONSTIPATION 2

Une tisane salutaire qui facilite l'évacuation intestinale.

A alterner avec la tisane constipation 1 (voir page précédente).

Composition :

Mauve (fleurs et feuilles)	10 grammes
Rhubarbe (racine)	10 grammes
Bourdaine (écorce)	20 grammes
Chicorée sauvage (feuilles)	20 grammes
Chiendent (racine)	20 grammes
Fenouil (semence)	20 grammes
Frêne (feuilles)	20 grammes
Pariétaire (feuilles)	20 grammes
Réglisse (racine)	20 grammes
Saponaire (feuilles ou racine)	20 grammes

Préparation pour deux jours :

— Mettre deux bonnes cuillerées à soupe de ce mélange dans un récipient allant au feu.
— Verser dessus deux grands verres d'eau.
— Amener à ébullition et laisser bouillir doucement pendant trois minutes.
— Retirer du feu et couvrir.
— Laisser infuser pendant quinze minutes.
— Passer et boire un verre le soir au coucher.

TISANOTHÉRAPIE

PRÉPARATION LAXATIVE

Une agréable préparation qu'il convient d'alterner avec les tisanes laxatives pour ne pas créer d'accoutumance.

Composition :

Bourdaine (écorce)   100 grammes
Des pruneaux moelleux

Préparation :

– Mettre deux cuillerées à café de bourdaine dans un récipient allant au feu.
– Verser dessus un grand verre d'eau.
– Amener à ébullition et faire bouillir doucement pendant deux minutes.
– Retirer du feu et couvrir.
– Laisser infuser pendant dix minutes.
– Passer la tisane dans un récipient et y faire tremper toute la nuit une dizaine de pruneaux.
– Le lendemain matin, à jeun, manger les pruneaux et boire le jus.

MA MÉDECINE NATURELLE

DIABÈTE

Un vrai soulagement pour les diabétiques.

Composition :

Aigremoine (feuilles)	20 grammes
Eucalyptus (feuilles)	20 grammes
Galéga	20 grammes
Géranium Robert	20 grammes
Haricot (cosses)	20 grammes
Myrtilles (feuilles)	20 grammes
Prêle (plante)	20 grammes
Renouée	20 grammes

Préparation pour deux jours :

— Mettre quatre cuillerées à soupe de ce mélange dans un récipient allant au feu.
— Verser dessus quatre grands verres d'eau bouillante.
— Amener à ébullition et faire bouillir doucement pendant trois minutes.
— Retirer du feu et couvrir.
— Laisser infuser pendant quinze minutes.
— Passer et boire deux verres dans la journée.
— Faire cette cure pendant trois mois à raison de trois semaines consécutives suivie d'une semaine de repos. Recommencer ensuite.

TISANOTHÉRAPIE

CHOLESTÉROL

Une tisane qui réduit la surcharge de cholestérol dans le sang.

Composition :

Saponaire (feuilles ou racine)	10 grammes
Souci (fleurs)	10 grammes
Bardane (racine)	20 grammes
Busserole (feuilles)	20 grammes
Chicorée sauvage (feuilles ou racine)	20 grammes
Haricot (cosses)	20 grammes
Pariétaire (plante)	20 grammes
Piloselle (plante)	20 grammes
Artichaut (feuilles)	25 grammes
Reine des prés (feuilles)	25 grammes

Préparation pour deux jours :

– Mettre quatre cuillerées à soupe de ce mélange dans un récipient allant au feu.
– Verser dessus quatre grands verres d'eau.
– Amener à ébullition et faire bouillir doucement pendant trois minutes.
– Retirer du feu et couvrir.
– Laisser infuser pendant quinze minutes.
– Passer et boire deux verres dans la journée.

MA MÉDECINE NATURELLE

ARTHRITE ET RHUMATISMES

Pour un bon nettoyage de l'organisme...

Composition :

Genêt (fleurs)	15 grammes
Genévrier (baies)	15 grammes
Myrtille (feuilles)	15 grammes
Prêle (plante)	15 grammes
Sureau (fleurs)	15 grammes
Réglisse (racine)	20 grammes
Ulmaire (sommités fleuries)	20 grammes
Ortie (fleurs)	30 grammes
Saponaire (feuilles)	30 grammes

Préparation pour deux jours :

— Mettre huit cuillerées à soupe de ce mélange dans un récipient allant au feu.
— Verser dessus six grands verres d'eau.
— Amener à ébullition.
— Retirer du feu et couvrir.
— Laisser infuser jusqu'au complet refroidissement de la tisane.
— Passer puis boire trois verres dans la journée.
— Faire cette cure pendant un mois.
— Au besoin, la répéter quatre fois par an, aux changements de saisons.

TISANOTHÉRAPIE

ABCÈS, ARTHRITE DENTAIRE

Un remède capable de soulager rapidement les douleurs provoquées par les abcès et l'arthrite dentaire.

Composition :

Une figue sèche
Un peu de lait.

Préparation :

— Mettre une figue sèche coupée en deux dans un récipient allant au feu.
— Verser le lait dessus en sorte qu'il la recouvre, et faire cuire pendant quelques minutes.
— Appliquer la partie coupée de la figue bien chaude sur l'abcès, et la garder pendant deux heures.
— Renouveler l'application aussi souvent que nécessaire.

RHUMATISMES, DOULEURS ET DÉPRESSION

Une huile de massage apaisante qui rend de grands services.

Composition :

Huile camphrée
Ail.

Préparation :

— Vider le tiers d'un flacon d'huile camphrée et remplacer le liquide par l'ail râpé. Bien mélanger le tout en remuant le flacon.
— Pendant la dépression nerveuse, masser le dos ou la partie douloureuse avec ce mélange. Les massages se font en direction du cœur.
— Renouveler l'ail de temps en temps, après avoir transvasé l'huile.

TISANOTHÉRAPIE

DÉCALCIFICATION, FATIGUE, DÉPRESSION NERVEUSE
(Macération œuf-citron)

Une macération d'une exceptionnelle efficacité. Y recourir aussi souvent que nécessaire.

Composition :

Un œuf cru dans sa coquille
Deux citrons.

Préparation :

Le soir :
– Mettre l'œuf entier (dans sa coquille, laquelle devra être bien nettoyée) dans une tasse à thé.
– Presser deux citrons.
– Verser le jus des citrons sur l'œuf en sorte qu'il le recouvre entièrement.
– Laisser macérer toute la nuit.

Le matin à jeun :
– Retirer l'œuf (qui pourra être utilisé normalement pour la cuisine) de la tasse à thé.
– Bien remuer le citron et boire la macération (ne pas craindre les dépôts blancs et la coloration brunâtre du jus de citron).

ONGLES CASSANTS, CARIES DENTAIRES, DÉCALCIFICATION
(Huile de pépins de courge)

Un remède actif dont la cure peut être répétée plusieurs fois dans l'année.

Composition :

Huile de pépins de courge.

Préparation :

— Prendre chaque matin à jeun une cuillerée à café d'huile de pépins de courge.
— Faire cette cure pendant un mois.
— Renouveler la cure aux époques charnières : automne-hiver, hiver-printemps, printemps-été, été-automne.

TISANOTHÉRAPIE

ANÉMIE, FAIBLESSE, DÉPRESSION

Un « remontant » et un minéralisant de l'organisme.

Composition :

Cassis (feuilles)	15 grammes
Germandrée (sommités fleuries)	15 grammes
Houblon (cônes)	15 grammes
Patience (racine)	15 grammes
Ache (racine)	20 grammes
Aunée	20 grammes
Lavande	20 grammes
Centaurée (sommités fleuries)	25 grammes
Lamier blanc	25 grammes
Prêle	25 grammes
Romarin (sommités fleuries)	25 grammes

Préparation :

— Mettre quatre bonnes cuillerées à soupe de ce mélange dans un récipient allant au feu.
— Verser dessus quatre grands verres d'eau.
— Faire bouillir pendant trois minutes.
— Retirer du feu et couvrir.
— Laisser infuser pendant vingt minutes.
— Passer et boire un verre au cours des repas principaux ou quinze minutes avant.

MA MÉDECINE NATURELLE

INSOMNIE-NERFS

Cette tisane tempère l'excitation, apaise les nerfs et permet un bon sommeil.

Composition :

Aspérule odorante (sommités fleuries)	10 grammes
Lavande (fleurs)	10 grammes
Oranger (bouton, feuilles ou fleurs)	10 grammes
Saule (châtons)	10 grammes
Amande (feuilles)	20 grammes
Aubépine (fleurs)	20 grammes
Marjolaine (feuilles)	20 grammes
Mélisse (feuilles)	20 grammes
Passiflore (feuilles)	20 grammes
Serpolet (feuilles)	20 grammes
Valériane (racine)	20 grammes

Préparation pour deux jours :

— Mettre quatre bonnes cuillerées à soupe de ce mélange dans un récipient allant au feu.
— Verser dessus quatre grands verres d'eau.
— Amener à ébullition et faire bouillir doucement pendant trois minutes.
— Retirer du feu et couvrir.
— Laisser infuser pendant quinze minutes.
— Passer et boire deux verres dans la journée.

TISANOTHÉRAPIE

CATAPLASME SON-LIERRE

Il décongestionne, calme les douleurs et apaise l'angoisse.

On l'applique :
— Sur le foie et l'estomac : pour tous les troubles digestifs et l'aérophagie.
— Sur le bas-ventre : pour soulager les douleurs, des règles et des fibromes.
— Sur les reins : pour calmer les douleurs et augmenter le volume urinaire.
— Sur la poitrine ou le dos : pour soigner les bronchites ou soulager les points douloureux.
— Sur le cœur : pour apaiser l'excitation, calmer les douleurs et réduire les palpitations.
— Sur le plexus solaire : pour chasser l'angoisse.

Composition :

Son	250 grammes
Lierre grimpant (feuilles)	250 grammes

Préparation :

— Mettre cinq poignées de son et trois bonnes poignées de feuilles de lierre grimpant dans un récipient allant au feu.
— Ajouter assez d'eau pour faire une bouillie épaisse, et mélanger le tout.
— Faire cuire en remuant jusqu'à l'élimination totale de l'eau (dix minutes environ).

MA MÉDECINE NATURELLE

– Étaler le mélange (épaisseur : deux centimètres) sur une mousseline beaucoup plus large que la partie à traiter.

– Replier la mousseline et appliquer le cataplasme bien chaud, à la limite du supportacle (mais sans se brûler).

– Bander avec une bande large et un peu élastique (pour le confort), et laisser en place au moins une heure et demie ; si le cataplasme est appliqué le soir au coucher, le garder toute la nuit.

– Ce cataplasme peut être appliqué à n'importe quel moment de la journée.

– Jeter le cataplasme après usage : il ne sert qu'une fois.

TISANOTHÉRAPIE

SCIATIQUE

Une tisane qui donne de très bons résultats pendant les crises aiguës.

Composition :

Marrube blanc	60 grammes
Busserole (feuilles)	80 grammes

Préparation pour deux jours :

— Mettre trois bonnes cuillerées à soupe de marrube blanc et quatre bonnes cuillerées à soupe de busserole dans un récipient allant au feu.
— Verser dessus six grands verres d'eau bouillante et couvrir.
— Laisser infuser jusqu'au complet refroidissement.
— Passer et boire trois verres, dans la journée entre les repas.
— Faire cette cure chaque jour pendant la crise et la renouveler ensuite deux jours par semaine jusqu'à stabilisation.

TENSION ÉLEVÉE - CONGESTION DE LA FACE

Un cataplasme précieux à appliquer en cas de tension élevée ou pour écarter la menace d'une hémorragie cérébrale.

Composition :

Des oignons blancs.

Préparation :

— Hacher un kilo d'oignons blancs.

— Étaler la préparation en deux parts égales sur deux toiles ou deux mousselines de la taille d'un pied.

— Appliquer à même la peau sous chaque pied au coucher.

— Bander les pieds pour maintenir les cataplasmes en place.

— Conserver les cataplasmes toute la nuit.

TISANOTHÉRAPIE

CŒUR – HYPERTENSION

Ce remède tonifie le cœur, fluidifie la circulation et agit sur l'hypertension.

Composition :

Aubépine (fleurs)	10 grammes
Busserole (feuilles)	10 grammes
Muguet	10 grammes
Genêts (fleurs)	15 grammes
Grateron (feuilles)	15 grammes
Olivier (feuilles)	15 grammes
Pissenlit (racine)	15 grammes
Bourse à pasteur	20 grammes
Gui (feuilles)	20 grammes
Vigne rouge (feuilles)	25 grammes

Préparation pour deux jours :

— Mettre six bonnes cuillerées à soupe de ce mélange dans un récipient allant au feu.
— Verser dessus quatre grands verres d'eau.
— Amener à ébullition et faire bouillir doucement pendant trois minutes.
— Retirer du feu et couvrir.
— Laisser infuser pendant trente minutes ou mieux toute la nuit.
— Passer puis boire deux verres dans la journée, entre les repas.

MA MÉDECINE NATURELLE

MÉNOPAUSE, BOUFFÉES DE CHALEUR ET SUÉES

Cette tisane fait disparaître les bouffées de chaleur et les suées avec énergie.

Composition :

Aubépine (fleurs)	10 grammes
Bourdaine (écorce)	10 grammes
Gui (feuilles)	10 grammes
Mille-feuille (plante)	10 grammes
Bourse à pasteur	20 grammes
Hamamélis (feuilles)	30 grammes
Noyer (feuilles)	30 grammes
Sauge (feuilles)	30 grammes
Vigne rouge (feuilles)	40 grammes

Préparation pour deux jours :

— Mettre quatre bonnes cuillerées à soupe de ce mélange dans un récipient allant au feu.
— Verser dessus quatre grands verres d'eau.
— Amener à ébullition et faire bouillir doucement pendant trois minutes.
— Retirer du feu et couvrir.
— Laisser infuser pendant quinze minutes.
— Passer et boire un verre à jeun le matin, et un verre au coucher.
— Faire cette cure pendant un mois.

TISANOTHÉRAPIE

HÉMORROÏDES ET VARICES

Ce remède améliore la circulation et réduit hémorroïdes et varices.

Composition :

Aubépine (fleurs)	10 grammes
Bardane (racines)	10 grammes
Matricaire (semence)	10 grammes
Bourse à pasteur	20 grammes
Gui (feuilles)	20 grammes
Hamamélis (feuilles)	20 grammes
Hysope	20 grammes
Mille-feuille (sommités fleuries)	20 grammes
Pensée sauvage	20 grammes
Vigne rouge (feuilles)	20 grammes

Préparation pour deux jours :

— Mettre douze bonnes cuillerées à soupe de ce mélange dans un récipient allant au feu.
— Verser dessus six grands verres d'eau.
— Amener à ébullition et faire bouillir doucement pendant trois minutes.
— Retirer du feu et couvrir.
— Laisser infuser pendant quinze minutes.
— Passer et puis boire à volonté trois verres dans la journée même pendant les repas.

HÉMORROÏDES GÊNANTES
(BAINS)

Formidable pour résorber les hémorroïdes gênantes.

Composition :

Écorce de chêne   1 kilo

Préparation pour trois bains :

— Mettre cinq poignées d'écorce de chêne dans un récipient allant au feu.
— Verser dessus huit grands verres d'eau.
— Amener à ébullition et faire bouillir doucement pendant quinze minutes.
— Retirer du feu et couvrir.
— Laisser refroidir.
— Passer un tiers de la décoction puis la verser dans l'eau froide du bain de siège (laisser le reste macérer avec l'écorce dans un récipient couvert).
— Prendre le bain de siège à jeun (pour préparation reportez-vous à la page 393).

TISANOTHÉRAPIE

VARICES

Excellent pour ceux qui souffrent de varices.

Composition :

Gui (feuilles)	10 grammes
Bourse à pasteur	20 grammes
Cyprès	20 grammes
Hamamélis (feuilles)	20 grammes
Marron d'Inde	20 grammes
Mille feuilles	20 grammes
Noisetier	20 grammes
Noyer	20 grammes
Séneçon	20 grammes
Vigne rouge	20 grammes

Préparation pour deux jours :

— Mettre quatre bonnes cuillerées à soupe de ce mélange dans un récipient allant au feu.
— Verser dessus quatre grands verres d'eau.
— Amener à ébullition et faire bouillir doucement pendant trois minutes.
— Retirer du feu et couvrir.
— Laisser infuser pendant quinze minutes.
— Passer puis boire deux verres dans la journée.

ASTHME

Recourir à cette tisane à chaque crise ou en traitement continu de prévention.

Composition :

Marjolaine (sommités fleuries)	10 grammes
Menthe (feuilles)	10 grammes
Pouliot (plante)	10 grammes
Bouillon blanc (fleurs)	20 grammes
Capillaire	20 grammes
Coquelicot	20 grammes
Eucalyptus (feuilles)	20 grammes
Hysope (sommités fleuries)	20 grammes
Lichen gris	20 grammes
Lierre terrestre	20 grammes
Pin (bourgeons)	20 grammes
Pulmonaire	20 grammes
Thym	20 grammes

Préparation pour deux jours :

— Mettre quatre bonnes cuillerées à soupe de ce mélange dans un récipient allant au feu.
— Verser dessus quatre grands verres d'eau.
— Amener à ébullition et faire bouillir doucement pendant trois minutes.
— Retirer du feu et couvrir.
— Laisser infuser pendant quinze minutes.
— Passer puis boire deux verres dans la journée loin des repas ou davantage en cas de crise.

TISANOTHÉRAPIE

MALADIES A VIRUS, FIÈVRE, CICATRISATION DES PLAIES (Le Buis)

La tisane de buis est aussi active par voie interne que par voie externe : elle cicatrise les plaies, provoque la transpiration et constitue le meilleur agent antiviral connu à ce jour.

Composition :

Buis (feuilles)   400 grammes

Préparation :

— Mettre trois bonnes cuillerées à soupe de feuilles de buis dans un récipient allant au feu.
— Verser dessus trois grands verres d'eau.
— Amener à ébullition et laisser bouillir doucement pendant quinze minutes.
— Retirer du feu et couvrir.

Pour déclencher la transpiration : Passer puis boire la tisane en trois fois à quinze minutes d'intervalle.
Se mettre au lit sous des couvertures et avec des bouillottes pour se réchauffer.

Pour combattre les maladies à virus comme la grippe, l'hépatite, le zona, etc. : Passer puis boire trois verres de cette tisane dans la journée (loin des repas) tant que dure l'infection.

Pour désinfecter et cicatriser une plaie : Utiliser en compresses ou en bains locaux.

MA MÉDECINE NATURELLE

TOUX ET RHUMES

Excellent pour faire disparaître la toux et adoucir l'irritation des bronches.

Composition :

Bouillon blanc *(fleurs)*	15 grammes
Pin *(bourgeons)*	15 grammes
Capillaire	15 grammes
Coquelicot *(fleurs)*	15 grammes
Eucalyptus *(feuilles)*	15 grammes
Hysope *(sommités fleuries)*	15 grammes
Lichen d'Islande	15 grammes
Lierre terrestre *(feuilles)*	15 grammes
Pulmonaire de chêne	15 grammes
Tussilage *(fleurs)*	15 grammes
Thym *(feuilles)*	15 grammes

Préparation pour deux jours :

— Mettre quatre bonnes cuillerées à soupe de ce mélange dans un récipient allant au feu.
— Verser dessus quatre grands verres d'eau.
— Amener à ébullition et faire bouillir doucement pendant deux minutes.
— Retirer du feu et couvrir.
— Laisser infuser pendant quinze minutes.
— Passer et boire deux verres dans la journée.

TISANOTHÉRAPIE

INFUSION DE THYM

Le thym est un excellent désinfectant des voies digestives et un incomparable remède contre le rhume de cerveau.

A prendre au petit déjeuner et pendant la journée.

Hors de chez soi, emporter un Thermos avec une infusion de thym, formidable arme anti-café.

Composition :

*Des branches de thym frais
ou
Des feuilles de thym séché.*

Préparation :

— Mettre une cuillerée à soupe de thym séché (acheté dans une herboristerie) ou deux petites branches de thym frais du jardin dans une théière.
— Verser dessus deux grands verres d'eau bouillante.
— Laisser infuser dix minutes.
— Passer et ajouter du miel ou du sucre de canne.
— Boire au déjeuner ou dans la journée.

MA MÉDECINE NATURELLE

FUMIGATION AU THYM

Puissante contre la sinusite, le coryza et les rhumes.

Composition :

*Des branches de thym frais
ou
Des feuilles de thym séché.*

Préparation :

— Mettre une cuillerée à soupe de thym séché (on en trouve dans les herboristeries) ou deux branches de thym frais du jardin dans un inhalateur acheté en pharmacie.
— Verser dessus un grand verre et demi d'eau bouillante.
— Se placer au-dessus de l'inhalateur et se couvrir la tête d'une serviette éponge.
— Inhaler pendant que l'eau est chaude.
— Renouveler cette fumigation deux fois par jour.
— Veiller à ne pas prendre froid après la fumigation.

TISANOTHÉRAPIE

TISANE AMAIGRISSANTE

Cette tisane permet de « fondre » à vue d'œil. Surtout, ne mangez pas de chocolat pendant la cure !

Composition :

Réglisse	10 grammes
Chiendent (racine)	20 grammes
Saponaire (fleurs)	20 grammes
Varech vésiculeux	20 grammes
Cochléaria (feuilles)	30 grammes
Fumeterre (plante)	30 grammes
Reine des prés (sommités fleuries)	30 grammes
Sauge (fleurs)	30 grammes
Vigne rouge	30 grammes
Bourdaine (écorce)	40 grammes

Préparation pour deux jours :

— Mettre huit cuillerées à soupe de ce mélange dans un récipient.
— Verser dessus six grands verres d'eau bouillante.
— Couvrir.
— Laisser macérer pendant toute la nuit.
— Passer puis boire trois verres dans la journée.

TISANE CONTRE LA CELLULITE ET L'EMBONPOINT

Une tisane amaigrissante qui fait disparaître la cellulite.

Composition :

Bruyère (sommités fleuries)	25 grammes
Sureau (deuxième écorce)	25 grammes
Buis (feuilles)	30 grammes
Busserole (feuilles)	30 grammes
Romarin	30 grammes
Saule blanc (écorce)	40 grammes

Préparation pour deux jours :

— Mettre huit cuillerées à soupe de ce mélange dans un récipient allant au feu.
— Verser dessus six grands verres d'eau.
— Amener à ébullition et faire bouillir doucement pendant quinze minutes.
— Retirer du feu et couvrir.
— Laisser infuser pendant trente minutes.
— Passer et boire trois verres à volonté pendant la journée.
— Faire cette cure de deux jours quatre fois dans le mois.
— Recommencer quatre fois dans l'année.

TISANOTHÉRAPIE

HUILE ANTI-CELLULITE, AMINCISSANTE

Une huile de massage remarquable pour faire mincir et gommer la cellulite.

Composition :

Sureau (fleurs)	20 grammes
Lierre grimpant (feuilles)	50 grammes
Reine des prés (plante)	50 grammes
Varech vésiculeux	50 grammes

Préparation :

— Mettre toutes les plantes dans un récipient allant au feu.
— Verser dessus quatre grands verres d'huile d'olive de première pression à froid et bien mélanger le tout.
— Faire chauffer le récipient au bain-marie.
— Amener à ébullition et laisser bouillir doucement pendant deux heures en remuant de temps en temps.
— Sortir le récipient du bain-marie, ajouter deux bonnes poignées de pétales de roses et bien mélanger.
— Couvrir et laisser macérer au frais (mais pas au réfrigérateur) pendant une semaine.
— Filtrer la macération, verser le liquide huileux dans une bouteille qu'il conviendra de bien fermer.
— Masser régulièrement les endroits atteints par la cellulite avec cette huile.

MA MÉDECINE NATURELLE

CHUTE DES CHEVEUX

Une excellente macération pour arrêter la chute des cheveux et pour en activer la repousse.

Composition :

Buis (feuilles)	20 grammes
Romarin (feuilles)	20 grammes
Bardane (racines)	50 grammes
Capucine (semence)	50 grammes
Ortie piquante (feuilles)	50 grammes
Thym (feuilles)	50 grammes

Préparation pour trois jours :

— Mettre cinq cuillerées à soupe de ce mélange dans un récipient allant au feu.
— Verser dessus trois verres d'eau.
— Amener à ébullition et faire bouillir doucement pendant quinze minutes.
— Retirer du feu et couvrir.
— Masser matin et soir le cuir chevelu avec un demi-verre de cette macération filtrée.
— Pincer et faire bouger le cuir chevelu sur la boîte crânienne, puis le marteler avec les poils d'une brosse à cheveux [1].

---

[1]. Reportez-vous au chapitre : « Pour ceux qui perdent leurs cheveux. »

TISANOTHÉRAPIE

MASQUE DE BEAUTÉ AU MIEL

Efficace pour effacer les rides.

Composition pour peau sèche ou normale :

Carotte – le jus.
Miel – une bonne cuillerée à café.
Œuf – le jaune.
Huile d'olive – quelques gouttes.

Composition pour peau grasse :

Concombre – le jus.
Miel – une bonne cuillerée à café.
Farine de seigle – deux cuillerées à café.
Œuf – le jaune.
Demi-citron – le jus.

Préparation :

– Se démaquiller soigneusement.
– Lotionner les peaux sèches ou normales avec le jus de la carotte.
– Laisser sécher quelques minutes.
OU
– Lotionner la peau grasse avec le jus du concombre.
– Laisser sécher quelques minutes.

– Mêler intimement les ingrédients du masque

pour peau sèche ou ceux du masque pour peau grasse.
— Appliquer l'un ou l'autre des deux masques en couche uniforme sur le visage, sous les yeux et sur le cou.
— Garder le masque pendant trente minutes et se décontracter.
— Humecter un gant avec de l'eau à peine tiède et enlever le masque.
— Appliquer sur le visage une légère couche de crème hydratante.
— Renouveler cette application chaque semaine.

TISANOTHÉRAPIE

MASQUE DE BEAUTÉ À L'ARGILE

Précieux pour tonifier la peau du visage.

Composition pour peau sèche ou normale :

*Jus de raisin – cinq cuillerées à café
Argile en poudre – deux cuillerées à café*

Composition pour peau grasse :

*Jus de concombre – cinq cuillerées à café
Argile en poudre – deux cuillerées à café*

Préparation :

— Verser le jus de raisin (l'hiver remplacez-le par le jus d'une tomate) ou le jus de concombre dans un bol.
— Verser dessus l'argile en poudre et, sans remuer, laissez-la se dissoudre seule dans le liquide.
— Après cinq minutes d'attente, remuer pour rendre le mélange homogène. S'il est trop compact, ajouter un peu d'eau; s'il est trop clair, ajouter un peu d'argile en poudre.
— Se démaquiller soigneusement.
— Étaler l'un ou l'autre masque en couche lisse et uniforme sur le visage et le cou.
— Garder le masque tant qu'il ne « tire » pas.
— Humecter avec un gant mouillé et laver le tout à l'eau à peine tiède.
— Appliquer une légère couche de crème hydratante sur le visage.

MA MÉDECINE NATURELLE

UNE « MERVEILLEUSE HUILE BRONZANTE »

Adoucit et protège la peau contre les rougeurs et irritations.

Préserve la peau des rides et du flétrissement.

Composition :

Lavande (plante et fleurs)	10 grammes
Mauve (feuilles)	10 grammes
Menthe	10 grammes
Sureau (fleurs)	10 grammes
Bouillon blanc (fleurs)	20 grammes
Chiendent (racine)	20 grammes
Églantine (baies)	20 grammes
Guimauve (racine et feuilles)	20 grammes
Ortie (plante)	20 grammes
Rose de Provins (pétales)	20 grammes
Sauge (feuilles et fleurs)	20 grammes
Tilleul (fleurs)	20 grammes
Bruyère (fleurs)	30 grammes
Cerfeuil	30 grammes

Préparation pour les jours ensoleillés :

— Mélanger soigneusement toutes ces plantes.
— Mettre la moitié de ce mélange dans un récipient allant au bain-marie.
— Verser dessus deux verres d'huile d'amandes douces et deux verres d'huile de germes de blé (achetés dans des maisons de produits biologiques).

TISANOTHÉRAPIE

– Placer le récipient au bain-marie bien chaud et l'y laisser pendant deux heures. Remuer souvent les plantes dans l'huile avec une cuillère en bois.
– Retirer du bain-marie, couvrir et placer dans un endroit frais.
– Laisser macérer pendant dix jours.
– Filtrer l'huile dans un flacon prêt à l'emploi, ou laisser les plantes dans le récipient et ne filtrer à chaque fois que la quantité d'huile désirée (au choix).
– S'enduire le visage et le corps avant chaque exposition solaire.

MA MÉDECINE NATURELLE

UN « DENTIFRICE FORTIFIANT »

Un remarquable dentifrice qui agit aussi bien sur les dents, sur les gencives et sur les muqueuses buccales.

Composition :

Thym séché
Argile en poudre
Menthe séchée

Préparation :

— Dans un moulin à café, pulvériser du thym séché et quelques feuilles de menthe séchée.
Mélanger soigneusement (à parts égales) avec de l'argile verte en poudre.
— Verser dans un joli verre.
— Tremper la brosse à peine humide dans ce mélange fortifiant et brosser les dents verticalement (intérieurement et extérieurement).

TISANOTHÉRAPIE

BAINS DE SIÈGE À L'EAU FROIDE

Rien de mieux pour drainer les déchets, fortifier l'organisme et réveiller les défenses naturelles !

Composition :

Une bassine en émail, en zinc ou en plastique.

Préparation :

— Remplir la bassine avec de l'eau froide (laisser couler le robinet jusqu'à ce que l'eau soit vraiment froide avant de remplir le récipient).
— Chauffer la salle d'eau et se couvrir d'un lainage si on souffre du froid.
— S'asseoir dans la bassine (l'eau doit arriver à l'aine) pendant quatre ou cinq minutes.
— Prendre ce bain chaque matin à jeun.
— Sortir du bain, s'essuyer et s'habiller.
— Faire une marque à l'intérieur de la bassine indiquant avec précision la hauteur de l'eau nécessaire au bain, pour éviter des inondations désagréables.

MA MÉDECINE NATURELLE

BAIN COMPLET HYPERTHERMIQUE : FEUILLES DE NOYER-SON

— Un excellent tonifiant du système nerveux
— Remarquable pour combattre la dépression nerveuse
— Fortifiant de l'organisme
— Très utile pour calmer les enfants hypertendus

Composition :

Noyer (feuilles)	1 kilo
Son	3 kilos
Sel marin non raffiné	6 kilos

Préparation :

— Mettre cinq bonnes poignées de feuilles de noyer et un kilo de son dans une pochette en coton (fermée par un lacet) et placer celle-ci dans un grand récipient allant au feu.
— Verser dessus vingt grands verres d'eau.
— Amener à ébullition et faire bouillir doucement pendant quinze minutes.
— Verser le tout dans l'eau du bain.
— Ajouter à l'eau du bain deux kilos de sel marin non raffiné.
— Commencer le bain à 38°, puis porter sa température à 40° (en ajoutant de l'eau chaude).

TISANOTHÉRAPIE

— Prendre ce bain pendant vingt à vingt-cinq minutes, non loin d'une personne capable de porter secours en cas de malaise.

— Sortir du bain et s'emmitoufler dans un gros peignoir pour ne pas prendre froid et pour pouvoir transpirer.

— Transpirer pendant quinze à vingt minutes puis se lotionner avec un gant, se couvrir avant de se reposer ou de dormir.

MA MÉDECINE NATURELLE

BAINS DE PIEDS OU DE MAINS FEUILLES DE NOYER-SON

Ce bain tonifie les nerfs et combat la transpiration.

Composition :

Noyer (feuilles)	300 grammes
Son	300 grammes

Préparation :

— Mettre deux poignées de son et deux bonnes poignées de feuilles de noyer dans une pochette en coton (fermée par un lacet) et placer celle-ci dans un grand récipient allant au feu.
— Verser dessus douze grands verres d'eau.
— Amener à ébullition et faire bouillir doucement pendant quinze minutes.
— Verser dans une bassine destinée au bain.
— Ajouter de l'eau froide jusqu'à ce que la température du bain soit supportable.
— Prendre de bain pendant vingt minutes et le renouveler trois semaines durant.
— Chaque bain peut servir deux fois de suite : il suffit de le réchauffer.

TISANOTHÉRAPIE

BAINS DE PIEDS À LA VIGNE ROUGE

Ce bain accélère remarquablement la circulation du sang et stimule les échanges.

En cas d'hypertension, en décongestionnant la partie supérieure du corps il contribue à éviter les accidents.

Il est recommandé lors des retards de règles.

Il diminue les crampes, les fourmillements et les engourdissements.

Composition :

    Vigne rouge (feuilles)   400 grammes

Préparation :

— Mettre deux poignées de feuilles de vigne rouge dans une pochette en coton et placer celle-ci dans un grand récipient allant au feu.

— Verser dessus douze grands verres d'eau.

— Amener à ébullition et faire bouillir doucement pendant quinze minutes.

— Verser dans une bassine destinée au bain.

— Ajouter de l'eau froide pour que la température de l'eau soit supportable.

— Prendre ce bain chaud pendant vingt minutes, chaque jour ou en cas d'urgence (ce bain peut servir deux fois de suite : il suffit de le réchauffer).

MA MÉDECINE NATURELLE

BAINS DE PIEDS OU DE MAINS À L'ÉCORCE DE CHÊNE

Parfait pour fortifier les tissus flasques et resserrer les pores.
Très utile pour réduire la transpiration des pieds ou des mains.

Composition :

Chêne (écorce)	500 grammes

Préparation :

— Mettre quatre poignées d'écorce de chêne dans une pochette en coton (fermée par un lacet) et placer celle-ci dans un grand récipient allant au feu.
— Verser dessus douze grands verres d'eau.
— Amener à ébullition et faire bouillir doucement pendant quinze minutes.
— Verser dans une bassine destinée au bain.
— Ajouter de l'eau froide jusqu'à ce que la température du bain soit supportable.
— Prendre ce bain pendant vingt minutes chaque jour, trois semaines durant.
— Chaque bain peut servir deux fois : il suffit de le réchauffer.

DEUXIÈME PARTIE
FICHES SANTÉ
(pour nous résumer...)
COMBATTRE L'ANGOISSE

A l'époque où les crises d'angoisse m'assaillaient, j'ai cherché un traitement simple, capable de m'aider.

Après forces tâtonnements, avec leurs échecs et leurs réussites, j'ai fini, parallèlement à la réforme alimentaire, par le trouver.

Depuis lors les crises d'angoisse ont quitté ma vie.

Si vous en souffrez aussi, la première des choses à faire est de vous isoler, enfermez-vous pour ne pas être dérangé. Puis faites en sorte d'aérer largement l'endroit où vous vous êtes retiré.

Maintenant à vous de jouer :

A. – Bien assis, étirez votre colonne vertébrale et votre tête vers le plafond tout en abaissant vos épaules. *Parlons des épaules, précisément. Regardez les vôtres : ne sont-elles pas relevées? Abaissez-les, et redressez la tête, (prenez l'habitude, dans la journée, de vérifier leur position). Représentez-vous votre tête comme un vase fragile posé en équilibre sur la dernière vertèbre de votre colonne vertébrale, sans oublier de grandir votre dos sans tension et sans efforts. Devenez tout à la fois solide et léger.*

MA MÉDECINE NATURELLE

B. – Poser vos deux mains sur votre giron, paumes en l'air.

C. – Concentrez-vous sur les bruits ambiants s'ils vous dérangent, jusqu'à ce qu'ils disparaissent de votre champ de conscience. *Dans la pièce où vous vous êtes enfermé, il se peut qu'un bruit vous gêne : le calme, en effet, n'est pas toujours au rendez-vous, surtout si vous vous trouvez en plein restaurant ou dans un aéroport. En ce cas, ne rejetez pas ces bruits mais, au contraire, apprenez à vivre avec eux. Concentrez-vous sur les décibels les plus puissants et les plus agressifs. Peu à peu, vous le constaterez, ces bruits ne vous dérangeront plus. De vous-même, vous les aurez relégués au fond de votre champ d'attention, où ils existeront sans être véritablement présents. Alors, et alors seulement, vous pourrez vous attacher à votre concentration et au bon accomplissement de l'exercice.*

D. – Prenez votre force dans votre bassin (assis solidement), et décontractez-vous du sommet de la tête au bas ventre. *Suivez cet ordre : le front, le tour des yeux, les tempes, les narines, les plis de la bouche, la bouche et enfin la langue.*

Pensez donc, une langue! Rien n'est plus traître! C'est inconsciemment qu'on la contracte! Voyez la vôtre : comment est-elle en ce moment? Et que vous a-t-elle donc fait pour que vous la crispiez à ce point? Elle n'en peut plus.

E. – Respirez du ventre, car seule cette respiration vous apaisera – (les angoissés s'épuisent à respirer seulement par le haut de leur cage thoraci-

COMBATTRE L'ANGOISSE

que). *Si comme pour moi jadis, ces explications n'agissent pas rapidement sur vous, procédez comme je le fis : Je m'obligeais à répéter ces mots à haute voix : « respirer, c'est vivre... Respirer, c'est vivre... » Attardez-vous sur chaque mot en les prononçant lentement, même si au départ vous n'en comprenez pas le sens.*

F. – Sentez bien l'air passer, sans effort, par vos deux narines.

G. – Respirez le plus « amplement » possible, en trois mouvements continus et sans efforts :
– le ventre
– les côtes
– le haut de la poitrine

Peu à peu le calme vous gagnera. *Pour obtenir ce calme, faites la « respiration carrée » :*
– Expirer lentement en comptant mentalement : 1, 2.
– Arrêtez-vous, poumons vides (sans effort) en comptant : 3, 4.
– Inspirez lentement en comptant mentalement : 1, 2.
– Arrêtez-vous, poumons pleins (sans blocage), en comptant : 3, 4.
Les moments de repos sont situés à chaque intervalle : 3, 4.
Renouvelez cette respiration rythmée autant de fois que nécessaire afin de vous débarrasser des gaz, des toxines et des pensées empoisonnantes. Ainsi nourrirez-vous les cellules de votre corps avec un oxygène vivifiant et tonifiant. N'oubliez jamais qu'une bonne respiration permet au corps de s'épu-

MA MÉDECINE NATURELLE

rer tout en renforçant ses immunités naturelles. A l'expiration, nous vidons nos poumons des gaz, des oxydations et des graisses accumulées; à l'inspiration, nous nous chargeons d'oxygène, partie essentielle de la nourriture de nos organes.

H. – Trouvez quelque part de l'eau froide et mouillez longuement l'intérieur de vos coudes, vos avant-bras, vos mains et votre visage, jusqu'à temps que vous sentiez le froid vous pénétrer. Essuyez-vous sommairement.

I. – Parcourez une centaine de mètres en marchant vite et sans cesser d'expirer vigoureusement, bruyamment si possible, comme si vous vouliez cracher toute l'agressivité accumulée en vous.

J. – Enfin, nourrissez-vous correctement et sainement. Dormez suffisamment et accordez-vous chaque jour quelques minutes de marche et de respiration profonde. (Et si malgré vos efforts, les crises d'angoisse se renouvellent trop souvent, reportez-vous au chapitre intitulé : « De la solitude à la dépression ».)

Le souffle est réellement magique, même sans y croire, quelques minutes de cette respiration vous apporteront soulagement et courage.
Dans notre lutte anti-détresse, l'air respiré est le cordon ombilical qui nous relie à la vie. A chaque respiration ce cordon devient plus puissant; il est comme un pont qui nous conduit vers la santé. Renforcez-le en respirant souvent.

FICHES SANTÉ

GUÉRIR L'HÉPATITE

— Arrêter toute alimentation solide tant que dure la fièvre pour laisser les organes digestifs au repos.

— Boire beaucoup d'eau citronnée [1] ou d'eau argileuse [2] pour rincer le foie, les reins et le sang.

— Faire des bains de siège froid pour se soulager de l'excès de fièvre [1].

— Prendre pendant toute une semaine une tisane de buis (le buis est le meilleur agent antiviral) [3].

— Avec le buis, alterner une tisane spécifique pour l'hépatite : « Hépatite et vésicule [1] ». Boire trois verres de chacune de ces tisanes dans la journée entre les repas.

— Dégorger le foie en appliquant un cataplasme oignons-chou-son [1].

— Alterner avec l'application sur le bas-ventre d'un cataplasme d'argile [4] qui réveillera les défenses de l'organisme.

— Prendre le soir au coucher une tisane laxative afin de libérer le corps des déchets et toxines accumulés : constipation 1 [1].

— Se réalimenter progressivement
  - au départ : salades, fruits et légumes crus.
  - ensuite : yaourts, compotes et légumes cuits.
  - puis : féculents, fromages et œufs.

---

1. Reportez-vous au chapitre : La tisanothérapie.
2. Reportez-vous au chapitre : Soignez-vous par l'argile.
3. Reportez-vous au chapitre : La tisanothérapie : Maladie à virus.
4. Reportez-vous au chapitre : L'argilothérapie.

GUÉRIR LA JAUNISSE

– Cesser de s'alimenter tant que dure la fièvre.

– Boire beaucoup d'eau citronnée [1], d'eau argileuse [2] ou de tisanes.

– Faire des bains de siège froid [1] pour se soulager de l'excès de fièvre.

– Boire deux fois par jour la « tisane souveraine du foie [1] ».

– Appliquer pendant la journée, un « cataplasme oignons-chou-son » sur le foie [1].

– Appliquer au coucher un cataplasme d'argile [3] sur le bas-ventre.

– Prendre une tisane laxative au coucher « Constipation 2 [1] ».

– Reprendre l'alimentation progressivement :
au départ : salades, fruits et légumes crus
ensuite : yaourts, compotes et légumes cuits.
puis : féculents, fromages et œufs.

---

1. Reportez-vous au chapitre : La tisanothérapie.
2. Reportez-vous au chapitre : Soignez-vous par l'argile.
3. Reportez-vous au chapitre : L'argilothérapie.

FICHES SANTÉ

COMBATTRE LA FIÈVRE

– Cesser de s'alimenter.

– Boire beaucoup d'eau, d'eau citronnée [1], d'eau argileuse [3] et de tisanes.

– Faire des bains de siège froids [1] autant de fois que nécessaire pour se soulager de l'excès de fièvre.

– Provoquer la transpiration à l'aide d'une tisane de buis [2] si la fièvre persiste.

– Prendre une tisane laxative [1] au coucher.

---

1. Reportez-vous au chapitre : La tisanothérapie.
2. Reportez-vous au chapitre : La tisanothérapie : Maladie à virus.
3. Reportez-vous au chapitre : Soignez-vous par l'argile.

MA MÉDECINE NATURELLE

GUÉRIR LA DÉPRESSION

A) – Faire à jeun une cure de « macération œuf-citron [1] ».
 – Prendre chaque matin « un bain de siège froid [1] ».
 – Nourrir les cellules nerveuses d'aliments sains et non encrassants.
 – Commencer chaque repas par un fruit.
 – Consommer « du blé germé [2] » pendant les repas.
 – Boire entre les repas des « cocktails-santé » en jus de légumes [3].
 – Absorber avant les deux repas une « tisane » pour améliorer le fonctionnement du foie [1].
 – Faciliter une évacuation quotidienne (ou, mieux, bi-quotidienne) à l'aide d'une tisane [1].
 – Prendre au coucher une tisane contre l'insomnie et la dépression [1].
 – Se faire masser la colonne vertébrale, le soir au coucher avec une « préparation huile camphrée-ail [4] ».

B) – Respirer profondément le plus souvent possible : la respiration rythmique dissipe la dépression.

C) – Cultiver et faciliter le passage des « pensées positives » dont les ondes vitalisantes aident à retrouver la sérénité.

---

1. Reportez-vous au chapitre : La tisanothérapie.
2. Reportez-vous au chapitre : 17 000 ans nous contemplent.
3. Reportez-vous au chapitre : Alleluia pour les végétaux - Cocktails-santé.
4. Reportez-vous au chapitre : La tisanothérapie – Rhumatismes, douleur, dépression.

FICHES SANTÉ

D) – Prendre trois fois par semaine des douches toniques (chaudes, puis très chaudes, jet d'eau glacée pour finir)...
– ... et des bains calmants (39° ou 40°) une ou deux fois par semaine « au son et aux feuilles de noyer [1] ».
– Marcher chaque jour et ne pas négliger la gymnastique.
F) – Accomplir ce programme sans faiblir en ayant soin de ne pas placer la barre trop haut mais à un niveau simple que l'on pourra respecter.
G) – Malade ou déprimé, appeler une personne proche à la rescousse (dans les premiers temps, on agit difficilement seul).

---

1. Reportez-vous au chapitre : La tisanothérapie.

MA MÉDECINE NATURELLE

GUÉRIR LE RHUME ET LES REFROIDISSEMENTS

● Prendre aussitôt que vous sentez des « picotements » dans la gorge :
— deux ampoules de cuivre (oligo-éléments en vente en pharmacie) deux fois par jour.

— de la belladona 5ch - deux granules
— Férum phosporicum 5ch - deux granules
} chaque deux heures prendre deux granules de l'une ou l'autre en alternance.

● Recourir à un bain complet hyperthermique pour bien transpirer [1].
● Rincer le nez et les sinus avec de l'eau argileuse, de l'eau salée ou du thym (voir : Guérir la grippe).
● Boire pendant trois jours six tasses de thym au miel (mettre dans une théière trois branches de thym frais ou une cuillère à soupe de thym séché; verser dessus trois verres d'eau bouillante et laisser infuser dix minutes.)
● Alterner au bout de trois jours le thym avec des citronnades chaudes au miel [1].
● Poser de minces cataplasmes d'argile (1 cm d'épaisseur) sur le front; alterner avec les joues et les ailes du nez si le rhume se transforme en sinusite [2].

Pour s'immuniser contre les refroidissements et éveiller les défenses de l'organisme :
— Prendre chaque jour une douche bien chaude en finissant par un jet d'eau froide.
— Mâcher deux fois par jour un morceau (lavé) d'écorce de citron pendant la période froide.

---

1. Reportez-vous au chapitre : La tisanothérapie.
2. Reportez-vous au chapitre : L'argilothérapie.

FICHES SANTÉ

GUÉRIR LA GRIPPE

— Cesser toute l'alimentation « solide » tant que dure la grippe.

— Prendre des bains de siège d'eau froide [1] pour se soulager de l'excès de fièvre.

— Prendre un bain complet hyperthermique [1] pour bien transpirer.

— Boire immédiatement la « tisane laxative et dépurative du sang [1] » pour accélérer l'évacuation intestinale.

— Recourir pendant trois jours à la tisane de buis [2] qui est le meilleur agent antiviral. En boire trois verres chaque jour.

— Absorber le soir la tisane « foie fatigué [1] ».

— Se rincer le nez ou les sinus (au choix), avec :
- de l'eau argileuse [3],
- de l'eau salée (une cuillerée à soupe de sel marin non raffiné dans un verre d'eau chaude non bouillie),
- une décoction de thym (une cuillerée à soupe de thym séché pour deux verres d'eau bouillante).

— Reprendre l'alimentation progressivement, en commençant toujours par les fruits et les légumes crus.

---

1. Reportez-vous au chapitre : La tisanothérapie.
2. Reportez-vous au chapitre : La tisanothérapie : maladie à virus.
3. Reportez-vous au chapitre : Soignez-vous par l'argile.

MA MÉDECINE NATURELLE

GUÉRIR L'ARTHRITE DENTAIRE

(Reportez-vous au chapitre intitulé « Sauvez vos dents »).

— Se brosser les dents et les gencives avec un dentifrice « fortifiant [1] ».

— Mâcher souvent de la racine de raifort qui agit efficacement contre le déchaussement des dents.

— Sucer chaque soir avant de s'endormir quelques petits morceaux d'argile concassée dont s'impreigneront les gencives.

Et aussi :
— Faire des cures de tisanes qui combattent l'arthrite « arthrite et rhumatismes [1] ».

— Alterner avec des cures de tisanes qui défatiguent le foie « Foie fatigué [1] ».

— Faire à chaque changement de saison une cure d'aubier de tilleul sauvage [1].

---

[1]. Reportez-vous au chapitre : La tisanothérapie.

FICHES SANTÉ

COMBATTRE LA DÉCALCIFICATION

— Chaque matin à jeun, boire une « macération œuf-citron [1] »; celle-ci accélère la calcification de manière exceptionnelle.

— Au petit déjeuner, absorber une cuillerée à café d'huile de pépins de courge [1].

— Avant les deux repas principaux, boire un cocktail-santé [2] riche en divers minéraux et composé de navets, de carottes et de choux.

— Avant les deux repas principaux, boire « la tisane souveraine du foie [1] » qui agit aussi bien sur le foie que sur le vésicule biliaire.

— Pendant la journée, absorber des jus de citrons ou des citronnades [1] qui calcifient tout en assouplissant les artères.

— Chaque soir, appliquer un cataplasme d'argile [3] sur l'endroit à calcifier afin d'activer en profondeur la mise en forme.

— Chaque jour, saupoudrer les potages, les crudités et les yaourts de cinq cuillerées à café de blé germé [4], qui améliore l'état général et comble les carences en matériaux de construction.

— Manger beaucoup de fruits, de légumes crus, de céréales complètes, de miel, d'œufs, de fruits secs et d'aromates.

---

1. Reportez-vous au chapitre : La tisanothérapie.
2. Reportez-vous au chapitre : Alleluia pour les végétaux : cocktails-santé.
3. Reportez-vous au chapitre : L'argilothérapie.
4. Reportez-vous au chapitre : 17 000 ans nous contemplent.

VAINCRE LA CELLULITE

— Éliminer de l'alimentation les substances azotées.

— Se nourrir biologiquement.

— Respirer profondément pendant dix minutes plusieurs fois par jour.

— Faire quinze minutes, au moins, de gymnastique par jour.

— Activer la circulation sanguine avec des massages à l'huile anti-cellulite [1].

— Faire des cures consécutives (de dix jours chacune) de tisanes décrassantes : « Arthrite et Rhumatismes [1] » et « la cellulite et l'embonpoint [1] ».

— Faire quatre fois dans l'année une cure d'aubier de tilleul sauvage [1].

---

1. Reportez-vous au chapitre : La tisanothérapie.

FICHES SANTÉ

SURMONTER LES LENDEMAINS DE FÊTES

Pour effacer la migraine, le teint brouillé, les cernes sous les yeux, les boutons disgracieux et le manque d'énergie, il convient de redonner au foie les moyens de mieux fonctionner.

— S'alimenter pendant trois jours avec des fruits et des légumes exclusivement.
— Recourir aux cocktails-santé « fortifiants [1] ».
— Boire beaucoup d'eau, d'eau citronnée, de tisanes et de thym (celui-ci désinfecte les intestins [2]).
— Prendre un bain complet hyperthermique [2] pour bien transpirer.
— Accélérer les évacuations avec la « tisane laxative et dépurative du sang [2] ».
— Faire pendant une semaine une cure pour décongestionner le foie « tisane souveraine du foie [2] ».
— Suivre pendant l'autre semaine une cure diurétique pour épurer les reins « tisane diurétique [2] ».

Une fois l'organisme décrassé, nous avons de l'énergie à revendre et un teint éclatant.

---

[1]. Reportez-vous au chapitre : Alleluia pour les végétaux - Les cocktails-santé « fortifiants ».
[2]. Reportez-vous au chapitre : La tisanothérapie.

MA MÉDECINE NATURELLE

RÉUSSIR UN BEAU BRONZAGE

— « Faire peau neuve » avant le début du bronzage à l'aide d'une bonne crème gommante.

— Avant chaque exposition solaire, s'enduire le visage et le corps avec la « merveilleuse huile bronzante [1] ».

— S'habituer au soleil progressivement.

— S'alimenter sainement pour défatiguer le foie.

— Boire les cocktails de la cure de bronzage [2].

— Pendant dix jours, faire une cure de tisanes pour le foie (maltraité, le foie se venge en vous donnant un teint brouillé, des tâches, des boutons et des rougeurs qui gâchent les vacances) « tisane souveraine du foie [1] ».

Bien traité le foie permet de « cuivrer » sans faille.

---

1. Reportez-vous au chapitre : La tisanothérapie.
2. Reportez-vous au chapitre : Alleluia pour les végétaux : cocktails-santé.

TROISIÈME PARTIE

ARGILOTHÉRAPIE
(Les Miracles de l'Argile)

QUELQUES AFFECTIONS ET MALADIES SOIGNÉES PAR L'ARGILE

L'argile, on l'a vu, constitue un merveilleux remède qui agit dans d'innombrables domaines. A condition de bien l'employer [1].

● **Insuffisance hépatique et biliaire.** Chaque soir, avant de vous coucher, appliquez sur le foie-vésicule un épais cataplasme (deux centimètres environ) que vous laisserez toute la nuit, sinon deux heures au moins. Si vous ne supportez pas le cataplasme froid (de loin le meilleur), tiédissez-le ou réchauffez-le. Pendant la crise, appliquez deux cataplasmes par jour, loin des repas. Massez souvent le foie et la vésicule avec de l'huile d'olive. Ces massages se font par des mouvements circulaires, dans le sens des aiguilles d'une montre.

---

1. Reportez-vous au chapitre : « Soignez-vous par l'argile ».

MA MÉDECINE NATURELLE

● **Maux d'estomac, gastrites, ulcères, brûlures.** Une demi-heure avant chacun des trois repas, buvez de l'eau argileuse (une demi-cuillerée à café d'argile dans un verre d'eau [1]).

En outre, au moment des douleurs, sucez quelques morceaux d'argile concassée et appliquez deux heures après ou une heure avant les repas (jamais au moment de la digestion) un cataplasme d'argile froide. Si vous recourez à l'argile chaude une heure d'attente après les repas suffira.

● **Néphrites, coliques néphrétiques, lithiases.** Pendant une semaine, à jeun, faites la cure d'eau argileuse préparée la veille [1]. La semaine suivante, faites à jeun une cure « jus de citron-huile d'olive [2] » (mélangez le jus d'un citron à une cuillerée d'huile d'olive de première pression à froid). Chaque jour, appliquez sur les reins deux cataplasmes d'argile froide pendant deux heures chacun. Si l'argile froide est mal supportée faites-la tiédir.

Pour vous soulager, un massage « d'huile camphrée et d'ail pilé [1] » s'impose.

● **Névrose et dépressions.** Appliquez alternativement sur la nuque, le front et la colonne vertébrale des cataplasmes d'argile légèrement tiédis. Pendant un mois, à jeun, alternez une cure mixte d'eau argileuse [1] (préparée la veille) et la macération œuf-citron [2].

1. Reportez-vous au chapitre : « Soignez-vous par l'argile ».
2. Reportez-vous au chapitre : « La tisanothérapie ».

ARGILOTHÉRAPIE

● **Fatigue.** Je ne saurais trop vous recommander de vous détendre et de vous reposer.

Pendant trois semaines, à jeun, faites une cure d'eau argileuse [1] et, parallèlement, une cure antifatigue choisie parmi les cocktails-santé [2].

● **Arthrite.** Lors des crises aiguës, appliquez sur les zones douloureuses trois cataplasmes d'argile par jour. Les compresses doivent être larges et épaisses. Celle du soir peut être conservée toute la nuit. Si l'arthrite vous fait souffrir d'une manière chronique, recourez d'abord à un cataplasme froid (une fois par jour). Si le cataplasme froid est mal supporté, réchauffez-le. Complétez ce traitement externe par un traitement interne : le matin à jeun et une demi-heure avant le repas du soir, buvez un verre d'eau argileuse [1]. Pour renforcer l'action de l'argile et soulager la douleur, frictionnez les zones atteintes avec un mélange « huile camphrée-ail pilé [3] » (deux tiers d'huile camphrée pour un tiers d'ail pilé).

● **Migraines.** Alternez les cataplasmes d'argile sur le front et la nuque. Sur le front : appliquez un mince cataplasme d'argile froide (un centimètre à peine) pendant une heure.

Sur la nuque : appliquez un épais cataplasme

---

1. Reportez-vous au chapitre : « Soignez-vous par l'argile ».
3. Reportez-vous au chapitre : « Alléluia pour les végétaux - les cocktails-santé ».
3. Reportez-vous au chapitre : « La tisanothérapie ».

d'argile froide (ou chaude si vous supportez mieux) pendant deux heures ou plus.

Bandez la nuque avec le front et non pas avec le cou, pour éviter l'étouffement.

● **Grippe.** Pendant la journée, appliquez sur le bas-ventre, deux ou trois cataplasmes d'argile, épais et froids, chacun pendant deux heures. En cas de fièvre, cessez toute alimentation mais buvez beaucoup et prenez des bains de siège froids [1].

● **Angine.** Pendant la journée appliquez sur la gorge, deux ou trois cataplasmes d'argile épais et froids (deux centimètres d'épaisseur). Les laisser pendant deux heures chacun. Après la disparition de la crise aiguë, poursuivez le traitement d'entretien. Un cataplasme le matin (pendant une heure) et un autre le soir (à conserver toute la nuit). Si vous travaillez, n'oubliez pas d'appliquer le cataplasme de la nuit.

Plusieurs fois par jour, faites un gargarisme d'eau salée (une cuillerée à soupe de sel marin non raffiné dans un verre d'eau chaude non bouillie) ou d'eau argileuse (une cuillerée à café d'argile dans de l'eau tiède).

● **Bronchite.** Chaque jour, appliquez un cataplasme d'argile chaude sur la poitrine et un autre sur le dos. Parallèlement, faites des frictions d'huile camphrée-ail [1] ainsi que des fumigations au thym [1].

---

1. Reportez-vous au chapitre : « La tisanothérapie ».

ARGILOTHÉRAPIE

● **Rhume, sinusite, enrouements, rinçage de nez.** Pour prévenir ou guérir un rhume ou une sinusite, pour recouvrer la voix, rien ne vaut le remède consistant à se rincer le nez et les sinus avec de l'eau argileuse. J'en ai fait l'expérience : sans voix le matin, je me suis retrouvée sur scène le soir, où j'ai chanté comme à l'accoutumée.

Dans un quart de verre d'eau (du robinet), ajoutez une bonne cuillerée à café d'argile en poudre. Laissez reposer au moins quinze minutes. Ensuite, remplissez le verre avec de l'eau tiède ou chaude, afin que la température du liquide convienne à votre nez. Remuez la solution avec une cuillère en bois. Placez-vous au-dessus d'un lavabo, le verre à la main, la tête penchée. A l'aide de votre doigt, fermez une narine. Plongez le nez dans le verre et inspirez doucement par une narine. Vous devez sentir monter l'eau argileuse dans la narine puis redescendre un peu dans la gorge (ceci est normal).

Expirez cette eau dans le lavabo, en maintenant toujours l'autre narine bouchée. Recommencez une dizaine de fois, puis renouvelez l'opération avec l'autre narine. Concluez par un gargarisme de la gorge avec de l'eau argileuse.

● **Lumbago, sciatique.** Chaque jour, disposez sur le bas du dos deux à trois cataplasmes d'argile froide ou tiède que vous garderez pendant trois ou quatre heures chacun. Restez couché au chaud.

Avant d'appliquer les cataplasmes, faites-vous masser doucement avec un mélange « huile camphrée-ail pilé [1] ».

1. Reportez-vous au chapitre : « La tisanothérapie ».

MA MÉDECINE NATURELLE

● **Eczéma.** Chaque matin, buvez de l'eau argileuse préparée la veille. Faites des cures de tisanes « laxative et dépurative du sang [1] » pendant dix jours.

Appliquez sur les plaques d'eczéma une mince couche de pâte d'argile. Laissez sécher à l'air et lavez à l'eau salée (sel marin non raffiné). Si vous souffrez d'une forte démangeaison permanente, appliquez sur la peau une pommade faite d'un mélange à proportions égales d'argile en poudre fine, d'huile d'amande douce ou d'huile d'olive. De temps à autre, frottez les plaques d'eczéma avec un demi-citron.

● **Mycose des ongles.** Les mycoses étant rebelles et tenaces, il faut souvent les traiter pendant plusieurs mois. Disposez de la pâte d'argile sur les parties atteintes et alternez avec l'application d'essence de lavande. Faites-la pénétrer minutieusement entre la chair et l'ongle avec un bâtonnet entouré d'un coton.

Frottez l'intérieur et l'extérieur des ongles avec du jus de citron. Enfin, faites des bains et lotionnez souvent les parties atteintes avec une décoction de buis [2].

● **Verrues.** Disposez sur la verrue un emplâtre d'argile, et laissez-le agir pendant une heure et demie. Renouvelez l'opération aussi souvent que possible et sans vous impatienter. Suivez le

---

1. Reportez-vous au chapitre : « La tisanothérapie ».
2. Reportez-vous au chapitre : « La tisanothérapie : maladie à virus ».

ARGILOTHÉRAPIE

traitement pendant plusieurs semaines ou même plus. Si les verrues sont proéminentes (en ce cas, on les appelle des « poireaux »), frottez-les plusieurs fois par jour avec une gousse d'ail coupée en deux – ceci entre les applications d'argile.

- **Abcès (furoncle, panaris).** Appliquez sur l'abcès un cataplasme épais de deux centimètres environ; faites en sorte qu'il recouvre le point central ainsi que les parties périphériques de l'inflammation. Laissez agir une heure et demie. Si la sensation de chaleur devient excessive, n'attendez pas et remplacez le pansement par un autre, plus frais. Pour accélérer le mûrissement de l'abcès, il est recommandé, d'une part de suivre un traitement ininterrompu (jour et nuit), de l'autre d'alterner le cataplasme d'argile avec le cataplasme d'oignons cuits au four et appliqué bien chaud. Le cataplasme d'oignons doit rester sur la plaie pendant une heure. Peu à peu, le pus sera éliminé. Quand il aura totalement disparu, il vous faudra poursuivre les applications en les laissant plus longtemps en place et en les espaçant. N'arrêtez le traitement qu'après la fin de la cicatrisation, et soutenez le combat contre l'infection en mangeant des fruits et des crudités et en buvant de l'eau argileuse [1] chaque matin à jeun.

- **Abcès dentaire.** En attendant votre rendez-vous chez le dentiste, apaisez la douleur en appliquant sur la joue d'épais cataplasmes d'argile

---

1. Reportez-vous au chapitre : « Soignez-vous par l'argile ».

MA MÉDECINE NATURELLE

froide. Changez le pansement toutes les deux heures. Parallèlement, pressez sur la gencive infectée la moitié d'un « figue sèche cuite quelques minutes dans du lait [1]. » Le fruit doit être très chaud, à la limite du supportable. Le changer toutes les heures.

● **Arthrite dentaire.** Lavez-vous les dents en vous servant d'argile en poudre comme dentifrice. Faites plusieurs bains de bouche d'eau argileuse et d'eau salé (une cuillerée à soupe de sel marin non raffiné dans une tasse d'eau tiède ou chaude mais non bouillie).

Sucez le plus souvent possible des morceaux d'argile concassée.

● **Varices.** Préparez cette décoction :
— Mettre dans un récipient allant au feu cinquante grammes d'écorce de chêne et cinquante grammes de feuilles de plantin.
— Verser dessus quatre grands verres d'eau et faite bouillir doucement pendant trente minutes.
— Retirer du feu et ajouter cinquante grammes de feuilles d'argentine.
— Laisser infuser pendant trente minutes.
Utilisez cette décoction (à la place de l'eau) pour préparer l'argile. Prenez l'argile froide avec la main et étalez-la en couche légère sur une grande partie de la jambe (l'argile doit tenir seule sans pansement). Après une heure et demie de pose, lavez

---

1. Reportez-vous au chapitre : « La tisanothérapie ».

ARGILOTHÉRAPIE

le cataplasme et recommencez aussi souvent que possible.

Pendant la nuit, appliquez sur la jambe des compresses humides de cette décoction, et persévérez.

● **Hémorroïdes.** Appliquez de petits cataplasmes d'argile froide, maintenus avec une serviette hygiénique ou en bandage en T.

Laissez en place une heure et demie et recommencez.

● **Égratignures et blessures diverses.** L'argile soigne efficacement les petites blessures et fait disparaître les cicatrices éventuelles. Avant de l'appliquer, lavez la plaie sous le jet d'eau froide afin de faire partir le maximum d'impuretés. Puis, en tapotant sur le flacon, disposez de l'argile en poudre à même la peau et laissez sécher. Augmentez la dose si le sang continue de couler (la poudre l'absorbera). Après quoi, appliquez un cataplasme d'argile froide sans tenter d'extraire les débris qui pourraient demeurer dans la blessure : l'argile les fera remonter à la surface avant de les absorber. Et s'il en reste quelques-uns après la première application, ne vous inquiétez pas : ils disparaîtront avec le deuxième ou le troisième pansement. Pour éviter que la blessure ne frotte un corps étranger (vêtement ou objet), protégez-la avec une compresse sèche ou, mieux, avec un mince cataplasme d'argile. Ne vous inquiétez pas si après le début du traitement, l'aspect de la plaie semble s'aggraver : ce phénomène indique que le processus de désinfection est en cours. Poursuivez les soins jusqu'à l'apparition de nouvelles chairs et la fin de la cicatrisation.

- **Blessures infectées.** Posez sur la blessure des cataplasmes épais que vous laisserez une heure. La nuit, recouvrez la plaie d'un pansement imbibé d'une décoction de buis [1]. Poursuivez ce double traitement jusqu'à ce que la plaie soit complètement refermée : ainsi vous protègerez-vous contre les cicatrices.

- **Coupures, bosses, petites plaies.** Saupoudrez ces blessures d'argile en poudre. Renouvelez l'opération plusieurs fois par jour après avoir sommairement lavé la plaie pour la débarrasser de l'ancienne argile.

- **Brûlures.** Je ne saurais trop vous recommander de conserver chez vous de l'argile prête à l'emploi. En effet, son efficacité est souvent liée à la rapidité de l'intervention, notamment dans le cas de brûlures : appliquée immédiatement elle supprime la douleur, les cloques et autorise une guérison sans séquelle ni cicatrice.

Recouvrez la zone brûlée par une fine gaze et appliquez dessus des cataplasmes épais d'argile

---

[1]. Reportez-vous au chapitre : « La tisanothérapie : Les maladies à virus ».

ARGILOTHÉRAPIE

froide pendant une heure. Changez-les plus souvent si la douleur est trop forte. Si la gaze colle à la brûlure, n'essayez pas de la retirer. Laissez-la en place et ne changez que l'argile que vous appliquerez souvent durant la journée et même la nuit.

Lorsque les tissus se seront reconstitués, espacez les cataplasmes (trois ou quatre par jour) et continuez jusqu'à ce que la cicatrice ait disparu. Si les mains ou les pieds sont atteints, vous pouvez les plonger directement dans un bain de boue argileuse où vous les laisserez une heure chaque fois.

- **Entorses (foulures, contusions).** Appliquez un cataplasme épais d'argile froide afin d'enrayer l'état congestif ; au bout de deux heures, le changer pour un autre et poursuivre ainsi tout au long de la journée. Si l'argile sèche, changez l'emplâtre aussitôt.

Le soir, placez un cataplasme épais que vous garderez jusqu'au matin.

- **Acné.** Préparez une pâte faite d'argile et d'eau, dont vous enduirez les poils d'une petite brosse douce. Badigeonnez les points infectés et laissez sécher. Retirez l'argile en vous rinçant le visage à l'eau pure, puis appliquez une lotion de jus de citron. Si vous sentez que la peau « tire », ajoutez au jus de citron quelques gouttes d'huile d'olive. Je vous recommande d'alterner les masques d'argile avec les compresses désinfectantes de décoction de buis [1].

---

[1]. Reportez-vous au chapitre : « La tisanothérapie : Les maladies à virus ».

MA MÉDECINE NATURELLE

Très efficace, ce traitement doit néanmoins être accompagné d'une cure interne : le matin à jeun, buvez de l'eau argileuse [1] préparée la veille au soir, et veillez à vous nourrir sainement.

● **Boutons, rides, taches et poches sous les yeux.** Appliquez l'argile à même la peau, en couches épaisses mais localisées, pendant une heure et demie ; lavez et recommencez aussi souvent que possible. Appliquée au coucher, l'argile peut rester posée toute la nuit. Ce traitement donne de très bons résultats.

● **Séquelles opératoires.** L'argile efface remarquablement bien les cicatrices. Elle aide également à résorber les adhérences résultant des accidents ou des opérations chirurgicales.
Commencez le traitement à l'argile, six semaines après une intervention, et appliquez-la froide de préférence, sur la zone opérée. Si le froid est mal supporté, tiédissez l'argile et débutez le traitement par un cataplasme mince dont vous augmenterez progressivement l'épaisseur (jusqu'à deux centimètres et plus).

---

1. Reportez-vous au chapitre : « Soignez-vous par l'argile ».

BIBLIOGRAPHIE

Végétarisme et occultisme : Dr Ed. Bertholet.
L'énergie nutritive : Dr M. Bircher-Benner.
Les fruits : Pr Th. Bondouy.
L'homme, cet inconnu : Dr Alexis Carrel.
Enseignement naturiste : les trois aliments meurtriers : Dr Paul Carton.
L'énergéisme : Dr Chambas.
Hygiène et cancer : introduction à la médecine : Pr Pierre Delore.
A table : Jeannette Dextreit.
Cuisine simple : Jeannette Dextreit.
La méthode harmoniste : Raymond Dextreit.
La cure végétale : Raymond Dextreit.
Vivre sain : Raymond Dextreit.
L'argile : Raymond Dextreit.
L'art de vivre longtemps : Dr G. Durville.
Sport et santé : Dr Ph. Encausse.
L'alimentation et la vie : Dr P. Gyorgy.
Comment vous vieillissez : Dr J. M. Kalmar.
Science et cuisine : Dr Jean Nussbaum.
La conquête de la santé : Dr Oudinot.
Précis d'alimentation rationnelle : Dr Pascault.
Utilisation thérapeutique des oligo-éléments : Dr Picard.
Le naturisme et la vie : Dr J. Poucel.
Comment on nous empoisonne par les aliments chimiques : L. G. Rancoule.
Manger pour vivre : Dr J. Trémolières.
Pranayama : André Van Lysebeth.
J'apprends le yoga : André Van Lysebeth.

TABLE DES MATIÈRES

INTRODUCTION

A la découverte de la médecine naturelle 9
   Un certain 9 novembre – Rika s'en va-t-en guerre – Pour une bonne calcification – La symphonie de l'espoir – Les petits pas – Balapapa – Le miracle de la médecine naturelle.

BIEN DANS SON CORPS

La médecine naturelle : Une pharmacie dans la cuisine 31
   Le hit parade des aliments.
Alleluia pour les végétaux 39
   Les « docteurs-végétaux » – Les cures de jus de fruits et de légumes – Les cocktails-santé.
17 000 ans nous contemplent ou les bienfaits du pain complet 63
   « Black is beautiful » – Le pain complet – Quelques conseils... – Les céréales, aliment millénaire.
Nos amis protides et glucides 83
   Du rapport entre la viande et les bons protides – Du rapport entre les sucres et les bons glucides.
Ils courent, ils courent les lipides 96
   L'huile : une amie qui ne nous veut pas toujours du bien – Au bon beurre – Sésame, ouvre-toi : la tahina – Ah, les amandes! – Olives : noires de préférence – Œufs : d'où vient la poule – Fromages : empêchez-les de courir.
Il n'y a que le foie qui sauve 108
   Les neuf propriétés du foie – Les amis du foie sont nos amis. Quant à ses ennemis... – Table des lois

Le code de la vie saine 122
    Les règles d'or du marché – Les règles d'or de la cuisine – Les règles d'or de la table – Menu d'une bonne journée d'alimentation.
Menus et recettes pour l'année 131

GUÉRIR

Comment rester irrésistible après 12 heures de travail? 183
    Vive le thym au miel – Trois programmes de mise en forme : Avec une petite demi-heure devant soi; Avec quarante-cinq minutes devant soi; Avec une heure devant soi...
Sauver vos dents! 194
Pour ceux qui perdent leurs cheveux 198
    Faites circuler! – Les cheveux : en exercice!
Comment vaincre la transpiration? 207
Bains de pieds antitranspiration
Faire tomber la fièvre 210
    La fièvre : nettoyage de printemps – La panoplie antifièvre.
Guérir la jaunisse et l'hépatite 218
    Le foie, « cerveau viscéral » – La preuve par neuf : l'hépatite.
A bas la constipation 228
    De la maladie en général à la constipation en particulier – Constipation : causes et remèdes.
Soignez-vous par l'argile 237
    Le miracle de l'argile – Quelle argile choisir, où l'appliquer, de quelle manière et contre quelles maladies? – L'argile en cure interne – L'argile en usage externe. (Cataplasmes, emplâtres, pansements)
Les vitamines : Piles de l'existence 251
    Vitamine et provitamine A – Vitamine B – Vitamine

C – Vitamine D – Vitamine E – Vitamine F – Vitamine K – Vitamine P – Vitamine U.
Respirer, c'est vivre 259
L'air, votre cordon ombilical – Les règles de la bonne respiration

BIEN DANS SA TÊTE

SOS, Solitude 271
Jérusalem-Paris – Les antidotes contre la solitude – La vie à l'américaine.
Le sang d'encre 281
L' « héritage santé ».
De la solitude à la dépression 287
La répétition générale – fermé, pour cause de toxines – Comment guérir d'une dépression nerveuse – Pour nous résumer.
Vive le monde à l'envers 302
Yoga et médecine naturelle – Les merveilles de la « chandelle » – La chandelle : mode d'emploi.
De ma formule magique à l'Eden 310
Les « pense pas si bête » – Une histoire pas si futile.
Nous sommes uniques au monde 318

JUSQU'A CENT VINGT ANS	323
SERONS-NOUS LES SANS-CULOTTES DE 1989?	331
MES REMÈDES	341
La tisanothérapie (les tisanes magiques)	343
Les fiches-santé	399
L'argilothérapie (les miracles de l'argile)	415
Bibliographie	427

ACHEVÉ D'IMPRIMER
SUR LES PRESSES DE
L'IMPRIMERIE HÉRISSEY
À ÉVREUX (EURE)
LE 27 FÉVRIER 1985
Pour le compte des
éditions CARRERE-Michel LAFON

Direction technique : Claude Fagnet
Direction artistique : Dominique Jehanne

N° d'éditeur : 2452
N° d'Imprimeur : 36763
ISBN 2-86804-060-3
Imprimé en France